D. Tafrali, S. Barus

MedAT Lernskript für KFF, TV, SEK (Band 2)

Für Nero

Deniz Tafrali, Sinan Barus

MedAT Lernskript für KFF, TV, SEK (Band 2)

Kognitive Fähigkeiten und Fertigkeiten, Textverständnis und sozial-emotionale Kompetenzen

1. Auflage

Basierend auf Tafrali, Barus: MedAT 2024/25 – Band2: Das Lernksript für kognitive Fähigkeiten und Fertigkeiten, Textverständnis und sozial-emotionale Kompetenzen (inkl. manuelle Fähigkeiten) für Human- und Zahnmedizin, 3.A.

ELSEVIER

Elsevier GmbH, Bernhard-Wicki-Str. 5, 80636 München, Deutschland
Wir freuen uns über Ihr Feedback und Ihre Anregungen an kundendienst@elsevier.com

ISBN 978-3-437-41361-2 eISBN 978-3-437-06445-6

Aus Gründen der Barrierefreiheit sind die Bilder in elektronischen Ausgaben dieses Buches mit Alt-Text-Beschreibungen versehen, die von Elsevier bereitgestellt werden. Mehr Informationen erhalten Sie unter https://www.elsevier.com/about/accessibility.

Bücher und Zeitschriften, die von Elsevier veröffentlicht werden, entsprechen den geltenden Produktsicherheitsanforderungen. Für etwaige Bedenken oder Fragen zur Produktsicherheit wenden Sie sich bitte an unseren autorisierten Vertreter, Elsevier B.V., productsafety@elsevier.com.

Elsevier nimmt eine neutrale Position in Bezug auf territoriale Meinungsverschiedenheiten oder Zuständigkeitsansprüche in seinen veröffentlichten Inhalten ein, einschließlich Landkarten und institutionellen Zugehörigkeiten.

1. Auflage 2026

Wichtiger Hinweis: Die medizinischen Wissenschaften unterliegen einem sehr schnellen Wissenszuwachs. Der stetige Wandel von Methoden, Wirkstoffen und Erkenntnissen ist allen an diesem Werk Beteiligten bewusst. Sowohl der Verlag als auch die Autorinnen und Autoren und alle, die an der Entstehung dieses Werkes beteiligt waren, haben große Sorgfalt darauf verwandt, dass die Angaben zu Methoden, Anweisungen, Produkten, Anwendungen oder Konzepten dem aktuellen Wissensstand zum Zeitpunkt der Fertigstellung des Werkes entsprechen.
Der Verlag kann jedoch keine Gewähr für Angaben zu Dosierung und Applikationsformen übernehmen. Es sollte stets eine unabhängige und sorgfältige Überprüfung von Diagnosen und Arzneimitteldosierungen sowie möglicher Kontraindikationen erfolgen. Jede Dosierung oder Applikation liegt in der Verantwortung der Anwenderin oder des Anwenders. Die Elsevier GmbH, die Autorinnen und Autoren und alle, die an der Entstehung des Werkes mitgewirkt haben, können keinerlei Haftung in Bezug auf jegliche Verletzung und/oder Schäden an Personen oder Eigentum, im Rahmen von Produkthaftung, Fahrlässigkeit oder anderweitig übernehmen.
Dieses Buch enthält Links zu externen Webseiten Dritter, auf deren Inhalte wir keinen Einfluss haben. Deshalb können wir für diese fremden Inhalte auch keine Gewähr übernehmen. Für die Inhalte der verlinkten Seiten ist stets der jeweilige Anbieter oder Betreiber der Seiten verantwortlich. Eine Überprüfung der Inhalte der von uns verlinkten externen Seiten ohne tatsächliche und konkrete Anhaltspunkte für einen Rechtsverstoß leisten wir nicht. Falls uns aber entsprechende Hinweise bekannt werden, werden wir unverzüglich eine Überprüfung, soweit möglich, einleiten und die dabei erzielten Ergebnisse bei Neuauflagen berücksichtigen.

Für die Vollständigkeit und Auswahl der aufgeführten Medikamente übernimmt der Verlag keine Gewähr.
Geschützte Warennamen (Warenzeichen) werden in der Regel besonders kenntlich gemacht (®). Aus dem Fehlen eines solchen Hinweises kann jedoch nicht automatisch geschlossen werden, dass es sich um einen freien Warennamen handelt.

Bibliografische Information der Deutschen Nationalbibliothek
Die Deutsche Nationalbibliothek verzeichnet diese Publikation in der Deutschen Nationalbibliografie; detaillierte bibliografische Daten sind im Internet über https://www.dnb.de abrufbar.

26 27 28 29 30 5 4 3 2 1

In ihren Veröffentlichungen verfolgt die Elsevier GmbH das Ziel, genderneutrale Formulierungen für Personengruppen zu verwenden. Um jedoch den Textfluss nicht zu stören sowie die gestalterische Freiheit nicht einzuschränken, wurden bisweilen Kompromisse eingegangen. Selbstverständlich sind **immer alle Geschlechter** gemeint.

Planung: Veronika Rojacher; Projektmanagement: Elisabeth Märtz, Martina Gärtner, Andreas Rumpf
Redaktion, Bildredaktion und Herstellung: Hildegard Graf, Germering
Rechteklärung: Katja Sieger-Schauer, München
Satz: Thomson Digital, Noida/Indien
Druck und Bindung: EGEDSA, Sabadell (Barcelona)/Spanien
Umschlaggestaltung: SpieszDesign, Neu-Ulm; Titelfotografie: © JFL Photography/stock.adobe.com

Aktuelle Informationen finden Sie im Internet unter **www.elsevier.de**

Vorwort

Liebe Leserinnen und Leser,

sieben Jahre nach Erscheinen des ersten *Lernskripts für den BMS* haben wir uns dazu entschieden, unser Angebot für den MedAT auszubauen. Dieses Buch ist Teil von insgesamt vier Bänden, die euch eine umfassende, kongruente und hocheffektive Vorbereitung für den MedAT bieten sollen.

Der Inhalt der Bände gestaltet sich wie folgt:

- **Band 1:** Das umfassendste Buch für den Lernstoff des BMS-Testteils des MedAT.
- **Band 2:** Tiefergehende Inhalte und hocheffiziente Bearbeitungsstrategien für die KFF, SEK und TV sowie MF (MedAT-Z)*.
- **Band 3:** 1000 Übungsaufgaben für den BMS-Teil sowie 60 altfragentypische Übungen und 40 extrem schwere Aufgaben.
- **Band 4:** Vollständige Testsimulationen und Lehrtexte mit allen Informationen zum MedAT, Best Practices in der Vorbereitung, Informationen zu Bewerbern etc. Auch hier gibt es spezielle Testsimulationen für den MedAT-Z.*

Dieses Kompendium wird durch einen Lernplan gebündelt, den wir aus 13 Jahren Erfahrung mit dem MedAT erarbeitet haben. Ihr findet ihn sowohl gedruckt in den Büchern als auch als Poster, wenn ihr das Kompendium gekauft habt.

Wie funktioniert die Vorbereitung mit unserem Kompendium?

Die inhaltliche Vorbereitung auf den MedAT beginnt im April mit dem Durchlesen des Informationsteils aus Band 4 am ersten Tag, damit ihr alle notwendigen Informationen für eure Vorbereitung erhaltet. Am nächsten Tag folgt eine Testsimulation aus demselben Band, wie im Lernplan eingetragen, damit ihr einen Startpunkt für euren Gesamtwert habt. Anschließend arbeitet ihr täglich die Informationen aus Band 2 durch und beginnt dann mit den Themen des BMS aus Band 1.

Bis Anfang/Mitte Mai konzentriert ihr euch ganztags auf den wichtigsten Lernteil des MedAT, den Biologie-Teil des BMS. Kurz bevor ihr mit Chemie beginnt, solltet ihr morgens BMS lernen und nachmittags entsprechend dem Ablauf des MedAT Übungen zu KFF, SEK und TV (bzw. MF bei MedAT-Z) machen. Ende Mai absolviert ihr dann eine zweite Testsimulation mit Band 4, um euren Lernfortschritt zu überprüfen. Bis Anfang/Mitte Juni solltet ihr alle Themen des MedAT durchgearbeitet haben. Danach bearbeitet ihr morgens nur noch BMS-Aufgaben mit Band 4, bis ihr Ende Juni die letzte Testsimulation absolviert. Dadurch habt ihr drei Testwerte und könnt euren Lernfortschritt über drei Monate klug beurteilen. In der letzten Woche solltet ihr dann, sofern noch nötig, an euren Schwächen arbeiten.

Eine weitere Neuerung unserer Bände ist, dass wir Lösungen, Antwortbögen und Erklärungen als PDF zum Download bereitstellen werden. Wir glauben, dass es für euch einfacher ist, eure Lösungs- oder Antwortbögen auszudrucken und sie neben euren Übungs- und Testheften zu haben, statt im Buch immer nach hinten blättern zu müssen. Die Lösungen und Erklärungen für die Bände 3 und 4 bieten wir deshalb als PDFs an, damit ihr euch beim hochkonzentrierten Bearbeiten der Übungen und Testsimulationen weder an der Dicke des Buches stört noch aus Versehen die Erklärungen lest, wenn ihr das Buch durchblättert.

Natürlich sind die Bände auf dem neuesten Stand

Das *Lernskript für den BMS* enthält natürlich wieder die neuesten Altfragen aus dem Jahr 2025. Die Inhalte sind dieses Mal sogar komplett aktualisiert, teilweise neu geschrieben und selbstverständlich auf dem aktuellsten Stand. Auch die Statistiken wurden aktualisiert. Darüber hinaus haben wir die neuen Figuren bei *Figuren zusammensetzen* eingefügt und die Anzahl der Fragen des MedAT-Z angepasst. Auf Wunsch vieler Lernender haben wir dieses Mal sogar einen Index am Ende des Buches eingefügt (und vieles mehr).

Ein Wort an die, die möglicherweise zweifeln

Seit 2018 nutzen junge Medizininteressierte unsere Texte zur Vorbereitung auf den MedAT und das Medizinstudium. Inzwischen gibt es die ersten Jahrgänge, die mit unseren Texten gelernt haben und ihr Studium sowie ihre Approbation abgeschlossen haben. Meine Chancen, Medizin zu studieren, waren 2013 sehr gering, und niemand in meinem Umfeld glaubte, dass ich einen Studienplatz für dieses stark umkämpfte Studium bekommen würde. Trotzdem habe ich es mit starkem Willen und Disziplin geschafft, den ersten MedAT zu bestehen, Medizin zu studieren und während des Studiums mein erstes Buch zu schreiben sowie ein Unternehmen zu gründen. Wie habe ich das alles hinbekommen? Weil ich an mich geglaubt habe. Auch wenn es manchen von euch möglicherweise desillusioniert erscheinen mag: Versucht, daran zu glauben, dass ihr es schaffen könnt – ihr würdet euch wundern, was dabei herauskommen kann.

Deniz Tafrali
im Herbst 2025

* Wichtig: Auch für Zahnmediziner haben wir alle Testinhalte in diesem Gesamtpaket – Teile daraus sind jedoch an entsprechenden Stellen online per QR-Code verfügbar.

Danksagung

Zunächst möchte ich mich bei allen Mitarbeitern von Elsevier bedanken, die die Erstellung dieser Bände ermöglicht haben. Vielen Dank an Frau Gärtner für Ihre Unterstützung und die Koordinierung aller vier Bände. Vielen Dank an Herrn Rumpf für das Umformatieren und Anpassen meiner seit 2014 gesammelten Übungsaufgaben zum BMS – ohne Sie wäre dieser Band nicht entstanden. Vielen Dank auch an Frau Graf, die mittlerweile seit sieben Jahren unsere Redakteurin ist und meiner Meinung nach mittlerweile mit Leichtigkeit den MedAT bestehen würde sowie wahrscheinlich (vielleicht ungewollt?) auch eine Expertin in Sachen Zulassung zum Medizinstudium geworden ist. Ein sehr großes Dankeschön gilt natürlich wie bei jedem unserer gemeinsamen Projekte Frau Veronika Rojacher. Sie war das Gehirn hinter diesem Großprojekt. Ich finde die Zusammenarbeit mit Ihnen sehr angenehm, effizient und ertragreich und danke Ihnen herzlich für sieben Jahre tolle Zusammenarbeit.

Ich möchte an dieser Stelle ganz herzlich meinen Eltern danken für ihre Unterstützung und ihre Liebe über all die Jahre. Meinen Schwestern für ihre tollen Persönlichkeiten, mit denen sie mich täglich stolz machen. Darüber hinaus gilt mein Dank meinem lieben Freund Sinan Barus, der neben seiner Co-Autorenschaft in unseren Büchern ein elementar wichtiger Bestandteil meines Lebens und meiner persönlichen Entwicklung war und dessen Freundschaft ich seit mittlerweile 17 Jahren sehr schätze. Ein großer Dank gilt auch Alexander Schöllkopf, ebenfalls Co-Autor und früher Mitarbeiter bei get-to-med, jetzt sehr geschätzter Medizinerkollege. Ein großes Dankeschön geht auch an Lena Dax, meiner fleißigsten Mitarbeiterin ebenfalls bei get-to-med, die im ersten Semester ihres Medizinstudiums begonnen hat, bei uns zu arbeiten, und nun neben der Co-Autorenschaft beim Lernskript auch ihr Medizinstudium beendet hat und Ärztin ist. Ich danke auch meinem lieben Freund Sebastian Schatz, den ich seit unserer gemeinsamen Zeit beim VfR Aalen stets aufgrund seines Mutes, seiner Unbeugsamkeit und seinem Durchhaltevermögen bewundere, und das mittlerweile seit fast 20 Jahren. Mein größter Dank jedoch gilt meiner wunderschönen Frau Aylin, die meinem Leben im Alleingang Freude, Schönheit und Liebe gegeben hat.

Deniz Tafrali
im Herbst 2025

Die Autoren

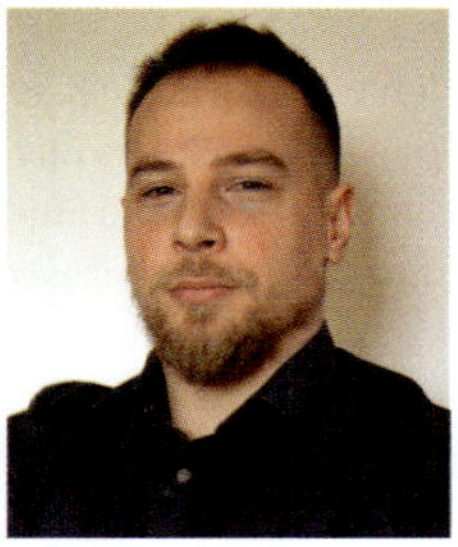

Deniz Tafrali
studierte bis 2019 Humanmedizin an der Medizinischen Universität Graz. Er ist seit 2017 erfolgreicher Autor zahlreicher Werke bei der Elsevier GmbH und arbeitet derzeit als Assistenzarzt in der Neurologie im Kantonsspital St. Gallen.

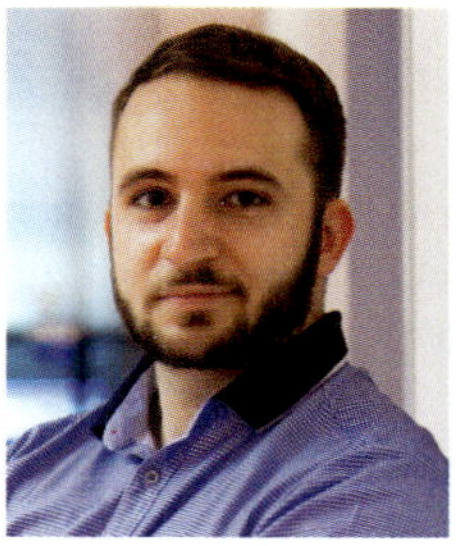

Sinan Barus
studierte bis 2022 Humanmedizin an der Eberhard-Karls-Universität in Tübingen und ist seit einigen Jahren Lehrbuchautor für Elsevier. Zurzeit ist er als Assistenzarzt an der Klinik für Diagnostische und Interventionelle Radiologie am Universitätsklinikum Freiburg tätig.

3-Monats-Lernplan

So verlierst du nicht den Überblick. Um den Lernstoff für 3 Monate Lernen zu strukturieren, kannst du dir hier einen Lernplan herunterladen und ausdrucken.

https://www.elsevier.com/books-and-journals/book-companion/9783437413612

Videokurs zum MedAT

Deniz Tafrali hat neben seinen Büchern auch einen übersichtlichen Videokurs zu den Themen des MedAT (Allgemeines, BMS, TV, KFF und SEK) sowie Aufnahmen seiner beliebten MedAT- und BMS-Webinare auf Youtube bereitgestellt. Der QR-Code bzw. der Link daneben führen euch direkt hin.*
Aber Achtung: Dieser Link wird regelmäßig aktualisiert. Suche daher auf youtube.com nach "Mission MedAT", um zu den aktuellsten Inhalten zu kommen.

https://www.youtube.com/@mission.medat2025

* Link zu externer Seite

Unser Service

Immer auf aktuellem Stand

Die offiziellen Stichwörter werden vor dem MedAT im Frühling hin und wieder ergänzt oder es kommt zu Streichungen.
Bleib auf dem Laufenden und erfahre hier, was sich getan hat. Der Autor Dr. Deniz Tafrali wird neue Themen vorstellen und erklären. Zeitnah zur Veröffentlichung stellen wir hier seine Ausführungen für dich bereit:

https://www.elsevier.com/books-and-journals/book-companion/9783437413612

Erfahrungsberichte – und wie geht es dir gerade?

An manchen Tagen kommt es dir so vor, als ob du dem Druck kaum noch standhalten kannst? Damit bist du nicht allein, was auch die hohen Anmeldezahlen jährlich beweisen. Angst und Selbstzweifel begleiten viele MedAT-Teilnehmerinnen und -Teilnehmer in dieser Phase, wo nur eines zählt: den langersehnten Traum vom Medizinstudium zu erreichen.
Wir haben einige interessante Erfahrungsberichte gesammelt. Hier erfährst du, wie es anderen in deiner Situation ergangen ist. Dein Traum vom Studienplatz soll Wirklichkeit werden und hier liest du, wie das funktionieren kann!

Unentbehrlich: 10 Tipps zum MedAT vom Autor Deniz Tafrali

https://www.elsevier.com/de-de/connect/10-tipps-und-tricks-des-autors-von-medat

Sebastian hat die stressige Lernphase gemeistert und am MedAT mit Erfolg teilgenommen. Hier liest du wie:

https://www.elsevier.com/de-de/connect/erfahrungsbericht-zum-medat-2022-und-die-stressige-lernphase-davor

Tutorials

Viktoria aus Österreich, Humanmedizinstudentin im ersten Jahr, teilt in Videotutorials ihre Erfahrungen und spricht über Lernpläne, -material und ihre Vorbereitungsphase sowie über MedAT-Anmeldung, Testtag und Studienbeginn. Sie gibt sehr persönliche Einblicke in die stressige Lernphase, verrät, wie sie gut durch diese anstrengende Zeit kam, und motiviert alle künftigen Teilnehmer und Teilnehmerinnen. Wir hoffen auch dich!
Hinter der Kamera ist Sebastian, ebenfalls Student der Humanmedizin in Wien. Er erzählt euch seine MedAT-Erfahrungen in einem persönlichen Bericht im nächsten Abschnitt.

https://www.elsevier.com/books-and-journals/book-companion/9783437413612

Viktoria erzählt, wie ihr Testtag in Wien ablief:

https://www.elsevier.com/de-de/connect/vor-dem-medizinstudium/meine-medat-erfahrung

„How to survive MedAT" – Lisa berichtet, wie sie den MedAT „überlebt" hat:

https://www.elsevier.com/de-de/connect/vor-dem-medizinstudium/how-to-survive-medat

Weitere informative und motivierende Blogbeiträge von MedAT-Teilnehmerinnen und -Teilnehmern findest du fortlaufend hier:

https://www.elsevier.com/de-de/promotions/alles-rund-um-den-medizinertest

Wir wünschen allen viel Erfolg bei der Teilnahme am MedAT!
München, im Herbst 2025
Euer Autoren- und Elsevier-Team

Benutzerhinweise

Diejenigen unter euch, die sich auf den MedAT Zahnmedizin vorbereiten, müssen statt dem „Textverständnis" einen Test zu „Manuellen Fertigkeiten" absolvieren. Speziell für euch haben wir daher einen alternativen Test „Manuelle Fertigkeiten" vorbereitet. Ihr könnt ihn hier herunterladen:

https://www.elsevier.com/books-and-journals/book-companion/9783437413612

Weil wir euch den Fokus auf besonders wichtige Themen aufzeigen, komplizierte Themen verständlich erklären und darüber hinaus beim Lernen auch unterhalten möchten, haben wir über das gesamte Lernskript verteilt verschiedene Lernkästen eingesetzt. Ihr findet rechts in der Spalte, was sie bedeuten.

EMPFOHLENER ZEITPUNKT
Empfohlene Zeitpunkte oder Zeiträume für Handlungen in Bezug auf den MedAT.

DEFINITIONEN & INFORMATIONEN Definitionen und wichtige Informationen zu den Rahmenbedingungen des MedAT oder den einzelnen Testteilen, auf die ein besonderes Augenmerk gelegt werden sollte.

FUN FACT Umfangreiche Informationen zu interessanten Themen, die nicht unbedingt für die Zulassung, jedoch für andere wichtige Sachverhalte wie das Medizinstudium, das spätere Praktizieren als Arzt etc. wichtig sind.

TRICKKISTE Hervorzuhebende schlaue Tricks und Tipps vor und während des MedAT.

AUFGEPASST! Sehr wichtige Informationen zu Testteilen, Untertests und Lösungsstrategien.

Abbildungsnachweis

Der Verweis auf die jeweilige Abbildungsquelle befindet sich bei allen Abbildungen im Werk am Ende des Legendentextes in eckigen Klammern.

G839 Plutchik R. Emotions and Life: Perspectives from Psychology, Biology, and Evolution. American Psychological Association, 2002

J787 Colourbox.com

L138 Martha Kosthorst, Borken

P604 Sinan Barus, Freiburg

P605 Deniz Tafrali, St. Gallen (CH)

Fehler gefunden?

An unsere Inhalte haben wir sehr hohe Ansprüche. Trotz aller Sorgfalt kann es jedoch passieren, dass sich ein Fehler einschleicht oder fachlich-inhaltliche Aktualisierungen notwendig geworden sind.

Sobald ein relevanter Fehler entdeckt wird, stellen wir eine Korrektur zur Verfügung. Mit diesem QR-Code gelingt der schnelle Zugriff.

https://else4.de/9783437413612

Wir sind dankbar für jeden Hinweis, der uns hilft, dieses Werk zu verbessern. Bitte richten Sie Ihre Anregungen, Lob und Kritik an folgende E-Mail-Adresse: kundendienst@elsevier.com

Literatur

zu Kapitel 2

- Heyse, V. & Schircks, A. D. (2010). Kompetenzprofile in der Humanmedizin: Konzepte und Instrumente für die Ausrichtung von Aus- und Weiterbildung auf Schlüsselkompetenzen. Münster: Waxmann Verlag.

zu Kapitel 3

- Blonna, D. & Zarkadas, P. C. (2017). Effects of 2-D vs. 3-D stimulus presentation on mental rotation performance. [Publikationsdetails unklar.]
- Collins, D. W. & Kimura, D. (1992). A large sex difference on a two-dimensional mental rotation task. Behavioural Brain Research, 53(1), 1–10. https://doi.org/10.1016/S0166-4328(05)80284-6
- Debelak, R., Gittler, G. & Arendasy, M. (2013). On gender differences in mental rotation processing speed. Learning and Individual Differences, 29, 8–17. https://doi.org/10.1016/j.lindif.2013.10.008
- Meneghetti, C. & Cardillo, R. (2017). Mental rotation training: Transfer and maintenance effects on spatial abilities. Psychological Research, 81, 687–696. https://doi.org/10.1007/s00426-016-0774-0
- Neubauer, A. C., Bergner, S. & Schatz, M. (2010). Two- vs. three-dimensional presentation of mental rotation tasks: Sex differences and effects of training on performance and brain activation. Intelligence, 38(5), 529–539. https://doi.org/10.1016/j.intell.2010.05.002
- Peters, M. (2005). Sex differences and the factor of time in solving Vandenberg and Kuse mental rotation problems. Brain and Cognition, 57(2), 176–184. https://doi.org/10.1016/j.bandc.2004.08.052
- Peters, M. & Herbenick, D. (2011). [Titel nicht eindeutig identifiziert – möglicherweise: Sex differences and cognitive strategies in mental rotation tasks. [Publikationsdetails unklar.]
- Pietsch, S. & Jansen, P. (2012). Different mental rotation performance in students of music, sport and education science. Learning and Individual Differences, 22(1), 159–163. https://doi.org/10.1016/j.lindif.2011.11.012
- Moreau, D., Clerc, J., Mansy-Dannay, A. & Guerrien, A. (2012). Enhancing spatial ability through sport practice: Evidence for an eff ect of motor training on mental rotation performance. Journal of Individual Diff erences, 33 (2), 83–88. https://doi.org/10.1027/1614-0001/a000075

zu Kapitel 4

- Gathercole SE, Willis C, Baddeley AD (1991). Differentiating phonological memory and awareness of rhyme: Reading and vocabulary development in children. British Journal of Psychology, 82(3), 387–406. https://doi.org/10.1111/j.2044-8295.1991.tb02407.x

zu Kapitel 10

- Affektsystem nach Krause
  - „Allgemeine psychoanalytische Krankheitslehre. Band 1“, Rainer Krause (1997)
  - „Allgemeine psychoanalytische Krankheitslehre. Band 2“, Rainer Krause (1998)
- Emotion/Komponenten der Emotionen
  - „Zum Forschungsstand der Emotionspsychologie – eine Skizze“, Ulrich Mees in: Rainer Schützeichel (Hrsg.): „Emotionen und Sozialtheorie“ (2006)
- Plutchiks Theorie der Basisemotionen
  - „Emotion: A Psychoevolutionary Synthesis“, Robert Plutchik (1980)
  - „The Emotions“, Robert Plutchik (1991)
- James-Lange-Theorie
  - „What is an Emotion?“, William James (1884)
  - „Ueber Gemüthsbewegungen: Eine psycho-physiologische Studie“, Carl Lange (1887)
- Cannon-Bard-Theorie
  - Cannon, W.B. (1927): The James-Lange theory of emotions: A critical examination and an alternative theory. The American Journal of Psychology 39 (1/4)
  - Cannon, W.B. (1931): Again the James-Lange and the thalamic theories of emotion. Psychological Review 38 (4)
- Zwei-Komponenten-Theorie der Emotion nach Marañón
  - Marañón, Greogorio (1924): Contribution a l‘étude de l’action emotive de l‘adrenaline. Revue Francaise d‘Endocrinologie, Vol. 2
- Zwei-Faktoren-Theorie der Emotion (Schachter)
  - Schachter, Stanley: The interaction of cognitive and physiological determinants of emotional states. In: L. Berkowitz (Hrsg.) Advances in experimental social psychology. Academic Press, New York (1964)

zu Kapitel 11

- Variante des SJT zur Zulassung zum Medizinstudium in Belgien
  - Lievens, F, Sackett, P.R. (2006): Video based versus written situational judgement tests: A comparison in terms of Predictive Validity. J. Appl. Psychology 91, 1181–1188
- Piaget: Moralentwicklung, Offenes System Mensch, Stufenmodell der kognitiven Entwicklung, Stufenmodell der moralischen Entwicklung
  - „Die Psychologie des Kindes“, Jean Piaget und Bärbel Inhelder (1966)
  - „Nachahmung, Spiel und Traum: Die Entwicklung der Symbolfunktion beim Kinde“, Jean Piaget (1951)
  - „Das Weltbild des Kindes“, Jean Piaget (1926)
  - „Der Aufbau der Wirklichkeit beim Kinde“, Jean Piaget (1937)
  - „Das moralische Urteil beim Kinde“, Jean Piaget (1932)
- Piaget: „Hans und Heinz“ (wörtl. Zitat)
  - „Das moralische Urteil beim Kinde“, Jean Piaget (1932)
- Stufentheorie der Moralentwicklung nach Kohlberg
  - Kohlbergs Dissertation: „Th e Development of Modes of Moral Thinking and Choice in the Years 10 to 16“ (1958)
  - „Die Psychologie der Moralentwicklung“, Lawrence Kohlberg (1981, deutsch: 1995)
  - „Moral stages: A current formulation and a response to critics“, Lawrence Kohlberg, Charles G. Levine, Alexandra Hewer (1983)
  - „A Longitudinal Study of Moral Judgement“, Anne Colby, Lawrence Kohlberg, John Gibbs, Marcus Lieberman, Kurt Fischer, Herbert D. Saltzstein in Monographs oft he Society for Research in Child Development Vol. 48 No. 1/2 (1983)
  - „Stages of Moral Development“, Lawrence Kohlberg (1971)
  - „Zur kognitiven Entwicklung des Kindes“, Lawrence Kohlberg (1974)
  - „Die Psychologie der Lebensspanne“, Lawrence Kohlberg (2000)
- Kohlberg: „Heinz-Dilemma“ (wörtl. Zitat)
  - „Die Psychologie der Moralentwicklung“, Lawrence Kohlberg (1981, deutsch: 1995)

Inhaltsverzeichnis

Notizen

Einführung

Dieses Buch bringt euch die Testteile **Textverständnis (TV)**, **Kognitive Fähigkeiten und Fertigkeiten (KFF)** sowie **Sozial-Emotionale Kompetenzen (SEK)** des medizinischen Aufnahmetests in Österreich (MedAT) in großer Ausführlichkeit und mit sowohl theoretischem als auch praktischem Hintergrund näher.
Anders als in üblichen Übungs- und Lernheften für den Aufnahmetest haben wir den Fokus nicht auf Übungsaufgaben gelegt, sondern auf den Versuch, euch ein **tiefes Verständnis** der einzelnen Untertests der oben erwähnten Testteile zu geben.

EMPFOHLENER ZEITPUNKT

Entsprechend der Strategie des Lernplans, den wir für euch erstellt haben, empfehlen wir die Inhalte dieses Buches **vor** der eigentlichen Übungsphase und **nach** dem Einarbeiten der Einführungskapitel und der **ersten Testsimulation** aus Band 4 unserer Reihe durchzuarbeiten.

Warum überhaupt einen Lernplan haben?

Für jede gute Prüfungsvorbereitung ist es essenziell, seine Lernzeit intelligent zu strukturieren. Wer sich nicht vermerkt, was er schon gelernt hat, wo er noch Defizite hat und was er schon im Vorhinein konnte, verliert schnell mal die Übersicht über den Lernstoff – besonders bei sehr lernintensiven Angelegenheiten. Und wer seine Zeit nicht richtig einteilt, verpasst die Gelegenheit auf eine effiziente Vorbereitung und fühlt sich am Testtag nicht so selbstsicher wie jemand, der seine Lernziele erfüllt hat. Wir haben euch den größten Teil der Arbeit abgenommen und einen Lernplan erstellt, den ihr anwenden könnt. Ihr findet ihn entweder (wenn ihr das Gesamtpaket gekauft habt) als gedrucktes Poster oder gleich hier als PDF unter dem nebenstehenden QR-Code bzw. Link.

https://www.elsevier.com/books-and-journals/book-companion/9783437413612

Anpassen des Lernplans an die eigenen Bedürfnisse

Zu diesem Thema zwei Punkte, die durch wissenschaftliche Studien belegte Erfolgsfaktoren von Elitestudenten sind.
Zum einen müsst ihr bei der Anpassung eines Lernplans an euren Alltag zuallererst die wichtigste Sache planen: eure **Freizeit**.
Der Hauptgrund, warum Schüler und Studenten ihren Zeitplan verwerfen, ist nämlich der, dass sie sich einfach mit Arbeit überladen und nach maximal drei bis vier Tagen einfach keine Lust mehr auf Lernen haben. Top-Studenten planen deshalb immer erst ihre Freizeit, haben Spaß und bauen Stress ab, bevor sie sich wieder an die Arbeit machen.
Der zweite wichtige Geheimtipp erfolgreicher Studenten ist der, dass sie sehr, sehr viele **Prüfungssimulationen** durchführen. Das ergibt auch Sinn, denn je öfter man die Prüfungssituation schon erlebt hat, desto einfacher fällt einem der echte Prüfungstag.
Ein weiterer Tipp, den wir uns überlegt haben: Wenn ihr mehrere unterschiedliche Untertests hintereinander lernt, organisiert den zeitlichen Ablauf so, dass er an den Ablauf des MedATs angepasst ist. Wenn ihr zum Beispiel ein Testset *Gedächtnis und Merkfähigkeit* absolviert, dann bearbeitet zwischen Lern- und Reproduktionphase immer erst je ein Testset *Zahlenfolgen* und *Wortflüssigkeit* – damit gewöhnt ihr euch von vornherein schon kontinuierlich an den Ablauf des Testes und die Prüfungssituation.

Mit diesem Buch arbeiten

Ein Merkmal dieses Buches, auf das wir besonders stolz sind, ist die Struktur der Kapitel. Die Kapitel jedes Untertests sind dreigeteilt: Sie beginnen mit einem allgemeinen Teil, in dem viele grundlegende Informationen zu dem Untertest angeführt werden, gehen weiter mit den Lehrkapiteln und schließen mit den Übungsaufgaben ab.
Die Lehrkapitel haben wir besonders strukturiert: Sie orientieren sich nämlich an einem klassischen **Arztbrief**. Man beginnt mit dem *Status praesens*, bei dem ihr euren derzeitigen Kenntnisstand abcheckt. Danach erhebt ihr eure ganz eigene *Anamnese*, indem ihr anhand des Status praesens eure Stärken und Schwächen feststellt. Als nächstes wird eine umfassende *Diagnostik* des Untertests durchgeführt, in der wir alle Einzelheiten, Eigenheiten und versteckte Fallen des jeweiligen Untertests beleuchten. Danach

Notizen

werden wir euch anhand des *Therapie*-Kapitels zeigen, wie wir die Aufgaben des jeweiligen Untertests mit Lösungsstrategien, Tipps und Lerntechniken lösen können. Das weitere *Prozedere*, also wie ihr am besten nach Durcharbeiten des jeweiligen Kapitels weitermacht, erfahrt ihr jedes Mal bei den *Empfehlungs*-Abschnitten.

Jetzt habt ihr alle notwendigen Informationen und könnt mit dem Lernen loslegen.

I Textverständnis

Zahnmediziner aufgepasst:
Ein alternatives Kapitel 1 für die „Manuellen Fertigkeiten“ im MedAT-Z findet ihr unter:
https://www.elsevier.com/books-and-journals/book-companion/9783437413612

oder hinter diesem QR-Code:

KAPITEL

1 Textverständnis

Sinan Barus

1.1 Allgemeines

„Richtiges Auffassen einer Sache und Mißverstehen der gleichen Sache schließen einander nicht vollständig aus."

aus „Der Process" von Franz Kafka

EMPFOHLENER ZEITPUNKT: TAG 1
Nach dem Lernplan steht dieses Kapitel für **Tag 1** an. Ihr solltet Euch hierfür **einen ganzen Tag** Zeit nehmen.

Der Untertest „Textverständnis" soll prüfen, in welchem Maße der Prüfling das zügige Bearbeiten und Verstehen von komplexen Texten beherrscht. Das Textverständnis ist mit insgesamt **12 Aufgaben** und 10 % Anteil am Gesamttest ein eher kleinerer Teil des MedAT. Ihr werdet im Test vorrangig mit kürzeren, wissenschaftlich orientierten Texten konfrontiert sein, die ihr in **35 Minuten** lesen, bearbeiten und verstehen sollt. Diese Zeit schließt auch das Beantworten der 12 Fragen zu den jeweiligen Texten mit ein.
Der Begriff *Textverständnis* scheint ein einfacher und klarer Begriff zu sein. Doch es ist damit nicht nur die triviale Fähigkeit gemeint, Texte lesen zu können. Vielmehr muss er sehr viel stärker vor dem Hintergrund der Kognition verstanden werden, als wir auf Anhieb vermuten würden. Viele Aspekte tragen zum Textverständnis bei, und zahlreiche, unheimlich komplizierte und komplexe Kognitionsprozesse müssen zusammenwirken, um das, was wir unter Textverständnis verstehen und mit dem wir alltäglich arbeiten müssen, zusammensetzen zu können. Wir werden uns im Folgenden unter anderem auch hiermit beschäftigen.
Auch wenn das Textverständnis kein so überdurchschnittlich großer Testteil ist wie zum Beispiel der BMS, so ist die Aneignung der damit verbundenen Fähigkeiten doch tatsächlich sinnvoll – sie können euch nicht nur beim Test und während des Studiums, sondern auch weit darüber hinaus im weiteren Leben von großem Nutzen sein. Wir nehmen immer und überall **sehr viele Informationen** über das Lesen auf, sei es beim Durcharbeiten eines Lehrbuchs oder der eigenen Notizen, beim Schmökern im Internet, beim gemütlichen Lesen eines Buchs auf dem Sofa oder sogar beim (manchmal unbewussten) Lesen von Werbung, Plakaten oder Parolen.
Um einen ersten Eindruck vom Untertest und der Theorie dahinter zu bekommen, wollen wir uns zunächst ein wenig den Hintergründen dieses durchaus interessanten Testteils widmen.

Wie viele Aufgaben muss man in welcher Zeit absolvieren?

- **12 Aufgaben** in **35 Minuten**
- Pro Aufgabe knapp **3 Minuten**

Welche Fähigkeiten werden geprüft?

- Fähigkeit zum **Extrahieren von Informationen** aus einem Text
- **schnelles, effektives Lesen**
- **Merkfähigkeit**

Wie sehen die Aufgaben aus?

Aufgabenstellung

Die Aufgabenstellung sieht mehr oder weniger kurze Texte zu meist naturwissenschaftlichen Themen vor, zu denen Fragen gestellt werden, die nach dem Lesen des Textes beantwortet werden sollen.

Antwortmöglichkeiten

Der Antwortmöglichkeiten werden im **Multiple-Choice-Modus** mit **einer richtigen** Antwortmöglichkeit abgeprüft. Es werden zunächst **Aussagen** vorgestellt, von denen entschieden werden muss, ob sie aus dem Text ableitbar sind oder nicht. In den Antwortmöglichkeiten kommen auch **Kombinationen** der Aussagen vor.

Beispiel

Eine Aufgabe dieses Untertests (wohlgemerkt nach dem Text) könnte folgendermaßen aussehen:

Welche der folgenden Aussagen lassen sich aus dem Inhalt dieses Textes ableiten?

1. Die Hämgruppe besteht aus vier Polypeptidketten mit je einer Farbstoffkomponente, die den Sauerstoff im Blut transportiert.
2. Legt man einen Erythrozyten in eine hypotone Lösung, so strömt Wasser aus dem Erythroyzten heraus, da die Lösung teilchenärmer ist als das Plasma und sich so ein nach außen gerichteten Druckgradient bildet.
3. Erythrozyten entstehen aus Retikulozyten und enthalten keine Mitochondrien.
4. Der Hämatokrit entspricht dem Anteil der Erythrozten im Blut.

(A) 3. und 4. sind richtig.
(B) 1., 3. und 4. sind richtig.
(C) 2., 3. und 4. sind richtig.
(D) Alle sind richtig.
(E) 4. ist richtig.

Was muss man bei den Aufgaben beachten?

1. Es können Kombinationen von Aussagen, nur eine Aussage oder auch keine Aussage richtig sein.
2. Oftmals sind nur einzelne Wörter oder kleine, vermeintlich unwichtige Fakten in den Aussagen falsch, hier muss **genau gelesen** werden.
3. Des Öfteren werden gegenteilige Aussagen gemacht, um euch in die Irre zu führen, da diese auf den ersten Blick schlüssig erscheinen.
4. **Grundwissen** zu den in den Texten behandelten Themen können helfen, die Fragen zu beantworten, **manchmal sogar ohne Text.** Verlasst euch jedoch nicht hierauf, sondern prüft, ob euer Wissen mit den im Text gemachten Aussagen übereinstimmt – im Zweifelsfall sind nämlich diese das Maß der Dinge.

1.2 Lehrkapitel

1.2.1 Status praesens

Bevor wir mit den Bearbeitungsstrategien des Untertests *Textverständnis* beginnen, möchten wir euch bitten, den ersten Text der Beispielaufgaben aus ➢ Kap. 1.3.1 zunächst ganz **ohne Zeitdruck und Uhr** zu lesen und zu bearbeiten. Lasst euch hierbei so viel Zeit, wie ihr wollt, bzw. lest und bearbeitet den Text so, wie ihr es bisher gewohnt seid. So könnt ihr ein erstes Gefühl für den Testteil entwickeln.
Im nächsten Schritt schlagen wir euch vor, euch einen Timer auf **35 Minuten** einzustellen und das erste Testset zum Textverständnis aus ➢ Kap. 1.3 in dieser Zeit zu bearbeiten. Dies dient dazu, euch einen ersten Überblick über eure Leistungen zu verschaffen. So könnt ihr später, nach dem Lernen, Durcharbeiten der Kapitel und Üben euren Lernfortschritt verfolgen.
Fertig? Dann schreibt euch hier euer Ergebnis auf: ________ (von 12)

1.2.2 Anamnese

Solltet ihr zur Gruppe der schnellen Leser mit schneller Auffassungsgabe und guter textbezogener Lern- und Merkfähigkeit gehören, so könntet ihr ein relativ gutes Ergebnis erzielt haben. Sicherlich gibt es aber auch einige von euch, die sich beim Durcharbeiten der Aufgaben an der ein oder anderen Stelle etwas schwergetan haben. Für euch ist es nun besonders wichtig, genau zu reflektieren und euch genau und akribisch zu überlegen, an welcher Stelle ihr welche Schwierigkeiten hattet und warum ihr sie hattet. Konkretisiert dies am besten dadurch, dass ihr es in der Randspalte, dem Notizbereich dieses Buches, aufschreibt. Habt ihr eventuell schon Ideen, wie ihr Dinge besser machen könntet? Schreibt auch die auf. So habt ihr immer einen Überblick über eure Stärken und Schwächen und könnt euch gezielter damit auseinandersetzen.
Auch fertig? Gut. Von diesem Punkt an solltet ihr die nächsten Kapitel stets mit dem Fokus auf das **Verbessern eurer Schwächen** bearbeiten.

1.2.3 Diagnostik

In diesen Kapiteln wollen wir uns sowohl mit den Grundlagen des Textverständnisses und der Lesekompetenz beschäftigen, als auch mit den Strategien, die diese Fähigkeit trainieren können.
Es wird euch freuen zu hören, dass alle Fähigkeiten und Fertigkeiten in diesem Bereich auf jeder Stufe des Textverständnisses (➢ Tab. 1.1) **erlernbar, trainierbar und evaluierbar** sind. Dementsprechend können überprüfbare Kompetenzen zum Umgang mit Texten vermittelt bzw. erlernt und eine grundlegende methodisch-strategische Herangehensweise an die Bearbeitung der Testaufgaben entwickelt werden.

Tab. 1.1 Stufen der Lesekompetenz

Lesekompetenz	Fähigkeit
Stufe I	Oberflächliches Verständnis einfacher Texte
Stufe II	Herstellen einfacher Verknüpfungen
Stufe III	Integration von Textelementen und Schlussfolgerungen
Stufe IV	Detailliertes Verständnis komplexer Texte
Stufe V	Flexible Nutzung unvertrauter, komplexer Texte

Auf den folgenden Seiten sollen daher Techniken und Strategien vermittelt werden, die in Hinblick auf den Zeitdruck im Test einerseits die Erhöhung der Arbeitsgeschwindigkeit und damit die Steigerung der Effizienz des Lesens zum Ziel haben, andererseits allerdings auch das Textverständnis selbst nicht vernachlässigen.

Hintergründe und Grundlagen

Das Zitat am Beginn der Einleitung stammt aus Franz Kafkas „Process" und es soll den Leser im Kontext einer Parabel zu philosophischen Gedankengängen anregen. Es kann bei näherer Betrachtung jedoch auch eine andere, weiterreichende Bedeutung haben. Wir wollen es an dieser Stelle zur Erörterung der Frage benutzen, was mit Textverständnis denn eigentlich gemeint ist und warum es für uns eine solche Bedeutung hat. Hierzu müssen wir uns der Begriffe *Auffassen* und *(Miss-)Verstehen* annehmen.

DEFINITIONEN & INFORMATIONEN Mit dem **Auffassen** soll hier das bloße **Aufnehmen** der Information, also das Lesen gemeint sein, das den ersten und fundamentalen Bestandteil des Textverständnisses bildet. Hierauf folgt das **Verstehen,** also das **inhaltliche Verständnis** des Aufgenommenen. Gelegentlich passiert es, dass Information zwar richtig aufgenommen wird, jedoch dann im Missverstehen endet. Das (richtige) Verständnis des Gelesenen bildet also den zweiten wichtigen Baustein auf dem Weg zu gutem Textverständnis.

Dieser stufenweise Aufbau spiegelt sich auch in der Entwicklung dieser Fähigkeiten wider, die jeder der Sprache mächtige Mensch durchläuft. Wenn wir uns an die ersten eigenen Gehversuche auf dem Gebiet des Lesens und des Schreibens zurückerinnern, stoßen wir zunächst auf das **Buchstabieren.** Lange bevor Wörter oder gar Sätze und Texte flüssig gelesen werden können, müssen wir das Lesen auf einzelne Buchstaben beschränken. Die einzelnen Buchstaben müssen erkannt und einem vorher gelernten Laut zugeordnet werden. Diese Abfolge wird einem Wort zugeordnet und gesprochen. Dabei können zahlreiche Schwierigkeiten auftreten, außerdem ist das Buchstabieren mit maximal 30 Wörtern pro Minute ein **sehr langsamer Vorgang.**
Nach einiger Zeit und mit zunehmender Übung können Wörter richtig erkannt werden, auch wenn nur ein Teil der Buchstaben fixiert wurde. Der Vorgang des Lesens wird effizienter, da **Wörter als Ganzes** erfasst werden können und nun nicht mehr mühsam buchstabiert werden müssen. Beispielsweise werden kurze und häufige Wörter wie „oder", „ist" oder „und" gar nicht mehr bewusst fixiert, sondern überflogen und schnell erfasst. Dies ist auch der Grund dafür, dass uns Buchstabendreher in Wörtern nicht so leicht auffallen. Es werden auf diese Weise Lesegeschwindigkeiten von 120 bis 150 Wörtern pro Minute erreicht. Diese Fähigkeit ist also der Schlüssel zu den ersten Schritten zum schnellen Lesen.

FUN FACT Die Erkenntnisse einer linguistischen Studie, die der englische Sprachwissenschaftler Graham Rawlinson 1976 an der Universität von Nottingham als Dissertation unter dem Titel „The Significance of Letter Position in Word Recognition" veröffentlichte, legen nahe, dass es zum flüssigen Lesen eines Texts vor allem der Richtigkeit des ersten und letzten Buchstaben eines Worts bedarf. In etwa so:
„Luat enier Sidtue an eienr elgnhcsien Uvrsnäiett, ist es eagl, in wcheler Rhnfgeeloie die Bstuchbaen in eniem Wrot snid. Das eniizg whictgie ist, dsas der etrse und der lztete Bstuchbae am rtigeichn Paltz snid. Der Rset knan tatol deiuranchnedr sien und man knan es imemr ncoh onhe Porbelme lseen. Das legit daarn, dsas wir nhcit jeedn Bstuchbaen aeilln lseen, srednon das Wrot als Gzanes."
Eigentlich ganz einfach, oder?

Nun gewährleistet das Erreichen dieser Lesestufe noch nicht das Textverständnis. Parallel und nach und nach anwachsend muss sich zunächst das **Erfassen des Sinns auf Satzebene** entwickeln. Dazu müssen die einzelnen Wörter, denen jeweils eine Bedeutung zugeordnet wurde, im Gefüge des Satzes in einen Kontext eingeordnet werden. Dieser Konstruktion wiederum muss **im Gesamten ein Sinn** verliehen werden. Das Sinnerfassen auf Satzebene ist abhängig von Lesegeschwindigkeit und Satzlänge. Je höher die Lesegeschwindigkeit und je kürzer der Satz, desto besser und schneller kann ein Satz theoretisch verstanden werden. Dies liegt daran, dass die Speicherkapazität des menschlichen Kurzzeitgedächtnisses begrenzt ist. Um den Sinn eines Satzes erfassen zu können, darf die Dauer, die benötigt wird, um ihn zu lesen, die Kapazität des Kurzzeitgedächtnisses von rund zwei Sekunden nicht überschreiten. Um einen Satz mit einer Länge von zehn Wörtern zu lesen und zu verstehen, muss also mit mindestens 5 Wörtern pro Sekunde gelesen werden. Dies sind 300 Wörter pro Minute. Liegt die Lesegeschwindigkeit darunter, ist der Anfang des Satzes bereits vergessen, ehe das Ende erreicht wurde.
Als höchste Entwicklungsstufe gilt schließlich das **Erfassen eines Sinns auf thematischer Ebene,** also das Verstehen des Zusammenhangs von Satzteilen, Bemerkungen und komplexeren Wortbedeutungen sowie das **Einordnen des Gelesenen in einen größeren Kontext.** Durch das Verbessern dieser Fähigkeit kann die Lesegeschwindigkeit noch weiter gesteigert werden, indem der Inhalt des Gelesenen durch besseres Verständnis „komprimiert" wird (➤ Abb. 1.1).

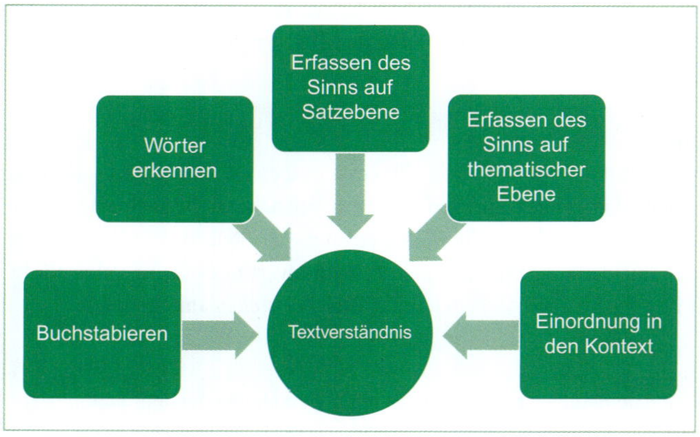

Abb. 1.1 Textverständnis [P604]

Zusammenfassen und weiterführen lassen sich diese Erkenntnisse auch unter dem Begriff **Lesekompetenz,** auch Lesefähigkeit oder Leseverstehen genannt. Auch die Lesekompetenz kann analog zu den gerade besprochenen Entwicklungsstufen unterteilt werden.
Lesekompetenz stellt laut OECD (*Organisation für wirtschaftliche Zusammenarbeit und Entwicklung*) die Fähigkeit dar, „geschriebene Texte zu verstehen, zu nutzen und über sie zu reflektieren, um eigene Ziele zu erreichen, das eigene Wissen weiterzuentwickeln und am gesellschaftlichen Leben teilzunehmen." Klingt vertraut, nicht wahr? In leicht verändertem Wortlaut sind dies genau die Fähigkeiten, die von den Medizinischen Universitäten Österreichs als Ziele formuliert wurden und im MedAT geprüft werden sollen. Mag sich uns in der Universitätslandschaft auch der Sinn manch rätselhafter Prüfung nicht auf den ersten Blick erschließen, mit dem richtigen Blickwinkel auf das zu Lernende kann daraus fast immer ein Mehrwert gezogen werden.

Vorüberlegungen und Strukturieren von Texten

Bevor wir uns dem eigentlichen Lesen und dem Inhalt des Textes widmen, sollten wir einige Vorüberlegungen anstellen, die die ganze Zeit über immer im Hinterkopf bleiben sollten:

- Gibt es Hinweise in der **Textstruktur** selbst, die mir weiterhelfen könnten?
- Kann ich mir eine Strukturierung erarbeiten, die mir helfen könnte, den **Text besser zu verstehen?**
- Existiert eine Strukturierung, die mir helfen könnte, den **Text schneller zu lesen?**
- Gibt es sinnvolle **Markierungen,** die ich einfügen könnte?
- Lässt sich der Text sinnvoll **gliedern** oder aufteilen?
- Lassen sich Abschnitte **zusammenfassen?**

Fast alle Texte sind so strukturiert, dass sich alle obigen Fragen mit „Ja" beantworten lassen – wenn man denn bereit ist, die Antworten zu suchen.
Zunächst eine kurze Vorbemerkung, die generell beim Arbeiten mit Texten gilt: Von immenser Hilfe für das Textverständnis und für alles, was daraus folgen soll, ist das wirkliche Arbeiten *mit* dem Text: Markieren, Anstreichen, Unterstreichen, Gliedern, Ordnen, Nummerieren und noch viele weitere Möglichkeiten, sich intensiv mit dem Text zu befassen, sind viel hilfreicher als das bloße, vielleicht oberflächliche Lesen. Wie im großen Präparierkurs im Medizinstudium kann man auch hier einen größeren Lernerfolg verbu-

chen, wenn man sich „die Hände schmutzig macht", um im wahrsten Sinne des Wortes zu *be-greifen*. Dies ist besonders wichtig bei den Texten des MedAT, da diese meist vollgepackt sind mit Informationen, zu denen dann Fragen gestellt werden.

FUN FACT Analog zu allem Lernen besitzt Konfuzius' Sprichwort auch hier seine Gültigkeit:
„Erkläre es mir, und ich werde es vergessen.
Zeige es mir, und ich werde mich erinnern.
Lass es mich selber tun, und ich werde es verstehen."

Wir wollen uns nun der Beantwortung der obenstehenden Fragen widmen. Das Ziel ist dabei immer, den Text so zu bearbeiten, dass die wichtigsten Informationen aus dem Text regelrecht „herauskondensiert" werden. Die unseres Erachtens hilfreichsten Tipps wollen wir im Folgenden gemeinsam erörtern.

Markierungen

Eine der sinnvollsten Regeln beim Arbeiten mit Texten lautet: Überlegt euch ein System für Markierungen und wendet es systematisch an. Ein wohlüberlegtes System von Markierungen bildet eine solide Basis für jedes Arbeiten mit und an einem Text. Dabei gibt es nicht „das eine" oder „das beste" System, keinen Masterplan. Es bietet sich erheblicher **Gestaltungsfreiraum** für ein eigenes System, mit dem individuell gut gearbeitet werden kann. Ihr müsst also für euch herausfinden, was *für euch* am besten funktioniert. Wichtig für das erfolgreiche Arbeiten ist dann allerdings, dass ihr das vorher ausgearbeitete System beim Bearbeiten eines und vor allem mehrerer Texte auch wirklich **konsequent** anwendet. Hilfreich kann dafür eventuell auch die Erstellung einer **Legende** sein. Hierzu ein paar Anregungen:

- **Unterstreichen** wichtiger Schlüsselwörter im Text
- **Ausklammern** von eher unwichtigen Textstellen, Füllwörtern oder auch Nebensätzen
- **Durchstreichen** von definitiv irrelevanten Stellen, wie zum Beispiel nichtssagenden Einführungen oder Vorworten oder -reden. Dies dient zugleich auch als psychologische Stütze, da Durchgestrichenes eher aus dem Sinn geht und somit keine wertvolle gedankliche Kapazität mehr beansprucht. Allerdings ist deshalb auch Vorsicht geboten, nicht unüberlegt durchzustreichen.
- Nutzen von eckigen Klammern zur **Gliederung von Abschnitten** oder zum Zusammenfassen von Sätzen
- **Rahmung** eines Abschnitts
- **Umkreisen** von Schlagwörtern
- Zeichnen von **Pfeilen oder Doppelpfeilen** zur Verdeutlichung von Folgerungen oder Schlussfolgerungen
- **Zusammenfassungen** eines Abschnitts oder Satzes: Beispielsweise könntet ihr zu jedem Abschnitt ein oder zwei Stichworte aufschreiben, die beschreiben, worum es im Abschnitt geht.
- Farbliches Codieren von Textstellen unterschiedlicher Kategorien, beispielsweise gelb für Definitionen, blau für Fakten, grün für Schlussfolgerungen, etc. (Dies ist leider im MedAT nicht möglich, da ihr keinen Textmarker benutzen dürft, soll hier der Vollständigkeit halber aber trotzdem erwähnt werden.)

Eurer Fantasie sind kaum Grenzen gesetzt. Ihr solltet jedoch stets darauf achten, eure Markierungen nicht zu zahlreich, zu kompliziert oder zu unübersichtlich werden zu lassen. Wählt auf jeden Fall Markierungen, die euch ein sinnvolles Strukturieren des Texts ermöglichen und arbeitet mit dem Text!

TRICKKISTE Stellt euch den Text bildlich als eine Art unerschlossene **Landkarte** vor, für das ihr ein Navigationssystem, nämlich eure Markierungen, braucht, um euch zurechtzufinden. Je gründlicher und besser die Untersuchung des Terrains, desto schneller findet ihr euch darin zurecht. Außerdem gelangt ihr so viel schneller an einen Ort zurück, an dem wichtige Informationen stehen, wenn ihr sie einmal braucht!

Textstruktur

Nachdem wir uns im vorangegangenen Abschnitt mit Markierungen auseinandergesetzt haben, wollen wir uns nun damit beschäftigen, woran man sich hierbei orientieren könnte und was für Anhaltspunkte im Text gegeben sind. Die meisten Texte sind in aller Regel **vorstrukturiert.** Das bedeutet in diesem Zusammenhang, dass Absätze, Leerzeilen, Umbrüche und Satzzeichen so gewählt sind, dass ihre Platzierung bereits erste Rückschlüsse auf die Art, Struktur und den Informationsgehalt einzelner Abschnitte zulässt. Bei den Texten des MedAT ist dies leider **nicht oder nur reduziert der Fall,** um dadurch den Schwierigkeitsgrad zu erhöhen. Aber auch diese Texte enthalten fast immer relativ einfach zu identifizierende **Schlagwörter,** die ihr markieren könntet und solltet. Ihr könnt euch also an auffälligen Merkmalen entlanghangeln, um eine erste, grobe Einteilung des Texts vorzunehmen.

Was banal klingen mag, kann für eine effiziente Bearbeitung von großem Nutzen sein. Macht euch mit verschiedenen Textarten vertraut, vor allem mit kürzeren, eher wissenschaftlicheren Texten, wie sie im MedAT verwendet werden. Beschäftigt euch mit deren Aufbau und entwickelt ein Gespür dafür, welcher Textabschnitt vermehrt welche Information gibt. Vielen Texten geht beispielsweise eine Art Einführung voraus, in der oft in komprimierter Form schon eine grobe Übersicht über die folgenden Themen gegeben wird, der Mittelteil enthält die wichtigen Informationen und der Schluss fasst nochmals kurz zusammen. Dies ist allerdings keine klar abgrenzbare, starre Struktur. Macht euch deshalb klar, welche **Textform** vorliegt und wie der Text gegliedert sein könnte. Ein Gedicht (auch wenn ihr damit im MedAT zugegebenermaßen eher weniger konfrontiert sein werdet) ist völlig anders strukturiert als ein Essay und ein wissenschaftlicher Text anders als ein Zeitungsartikel.
Es ist jedoch nicht nur wichtig, wie der Text vom Autor gegliedert wurde und wie ihr euch diese Vorstrukturierung zu Nutze machen könnt, sondern vor allem auch, wie ihr euch den Text selbst aufgliedert. Ein Vorschlag wäre, dass ihr euch die Abschnitte **nach Themen selbst einteilt** und ihnen beispielsweise kurze Überschriften oder Schlagworte zuordnet oder sie sogar kurz zusammenfasst.

Aufmerksamkeit und Konzentration

Ein weiterer Rat, der trivial erscheinen mag, dessen Beherzigung aber von enormer Bedeutung sein kann: Es ist wichtig, sich beim Lesen auch wirklich **auf das Lesen zu konzentrieren.** Trefft alle dafür nötigen Vorkehrungen, wie z. B. das Entfernen von potenziellen Störquellen – dazu zählt beispielsweise das Handy oder eine allzu bequeme Sitzposition. Ihr selbst kennt sicherlich unzählige Situationen, in denen man nur halbherzig zuhört oder nur körperlich anwesend ist, ohne wirklich seine gesamte Aufmerksamkeit auf die Sache zu richten, und sich hinterher fragt, was denn nun genau gesagt wurde oder passiert ist. In diesem Zustand lassen sich Informationen nicht sehr gut aufnehmen, geschweige denn später gewinnbringend reproduzieren. Lest daher **aufmerksam, sorgfältig und konzentriert.**

Mehrmals lesen

Wie wir bisher gesehen haben und auch in den in den folgenden Kapiteln noch sehen werden, macht es Sinn, den Text mehrmals zu lesen, wenn auch nicht unbedingt immer im Gesamten, eventuell auch einmal nur abschnittsweise und nach Bedarf.
Beschäftigt euch auch mehrmals mit euren eigenen Markierungen, Einteilungen und eventuell sogar Zusammenfassungen. Der Sinn von Markierungen liegt ja wie gesagt darin, wichtige Stellen kenntlich zu machen, um sie bei Bedarf schnell wieder finden zu können.

Arbeiten mit dem Text

Nachdem wir uns bisher mit Vorüberlegungen und den Grundlagen des Arbeitens mit Texten beschäftigt haben, wollen wir nun erörtern, wie ein Text weiter systematisch bearbeitet werden kann.

Skimming

Das **Skimming** (engl. *to skim* „abschöpfen, überfliegen"), auch **orientierendes Lesen** genannt, bezeichnet das Überfliegen von Texten. Diese Lesestrategie wird benutzt, um sich einen **groben Überblick** über die Art, den Aufbau und das Thema eines Textes zu verschaffen. Sie steht in engem Zusammenhang zu dem, was wir bereits im vorhergehenden Kapitel besprochen haben, dem Markieren und Strukturieren, weshalb euch sicherlich einiges bekannt vorkommen wird. Primäres Ziel ist hierbei nicht das umfassende, detaillierte Verständnis des Texts, sondern das **Sammeln erster Eindrücke.** Das Skimming eignet sich folglich gut, um sich erste Anhaltspunkte zu schaffen, und es kann gut mit den bisher besprochenen Techniken kombiniert werden.

TRICKKISTE Nützliche Fragen für das Skimming:
- Um welche **Textsorte** handelt es sich?
- Was ist das **Thema** des Texts? Wovon handelt der Text?
- Wie ist der Text **gestaltet?**
- Fallen mir **Schlüsselwörter** ins Auge?

Scanning

Eng verwandt mit dem Skimming ist das **Scanning** (engl. *to scan* „abtasten, durchsuchen"). Das Scanning wird auch **suchendes Lesen** genannt und bezeichnet eine Lesestrategie, die ein **gezieltes Auffinden von Textstellen mit gesuchten Informationen** und ein schnelles Herauspicken ebendieser zum Ziel hat. Auch hier ergeben sich viele Parallelen zu den bereits besprochenen Techniken und Methoden. Beispielweise sollte der Text beim Scanning zwar gezielt, aber unter Umständen mehrmals überflogen werden, um Informationen oder Schlüsselwörter aufzusuchen, die im Idealfall bereits markiert wurden. Es lässt sich leicht nachvollziehen, dass dies durch eine bereits vorher geschehene, gute und gründliche Strukturierung des Texts immens erleichtert wird. Das Scanning fordert kein tiefergehendes Leseverständnis, sondern ist für das **gezielte Beantworten von Fragen** von Bedeutung, da der Text gezielt nach inhaltlichen Aspekten und gewünschten Informationen abgesucht wird. Da im MedAT vor allem diese Fähigkeit gefordert ist, solltet ihr dem Scanning besondere Beachtung schenken, denn genau darum geht es: Ihr bekommt einen Text vorgelegt und sollt dazu gezielt Fragen beantworten können.

TRICKKISTE Nützliche Fragen für das Scanning:
- Kann ich mich an **Schlüsselwörter** oder **Einzelbegriffe** erinnern?
- **Welche** Information suche ich?
- **Wo** könnte die gesuchte Information stehen? In welchem **Zusammenhang** wurde sie erwähnt?
- Habe ich Wichtiges **bereits markiert?**

Querlesen

Ähnlich wie bei den beiden bereits vorgestellten Techniken ist auch beim **Querlesen** das Ziel, sich in kurzer Zeit einen möglichst umfangreichen Eindruck des Gelesenen zu verschaffen. Der Lesefluss verläuft hierbei nicht Zeile für Zeile wie beim „normalen" Lesen, sondern springt **diagonal** über die Zeilen von links oben nach rechts unten (➤ Abb. 1.2). Meist wird der Text dazu in kleinere Abschnitte unterteilt, um die Informationsaufnahme zu erhöhen, ohne dabei die Lesegeschwindigkeit allzu sehr zu senken. Auch das Querlesen ist daher gut geeignet, sich einen ersten Überblick über das Thema des Textes zu verschaffen, allerdings weniger zur detaillierten Informationsaufnahme.

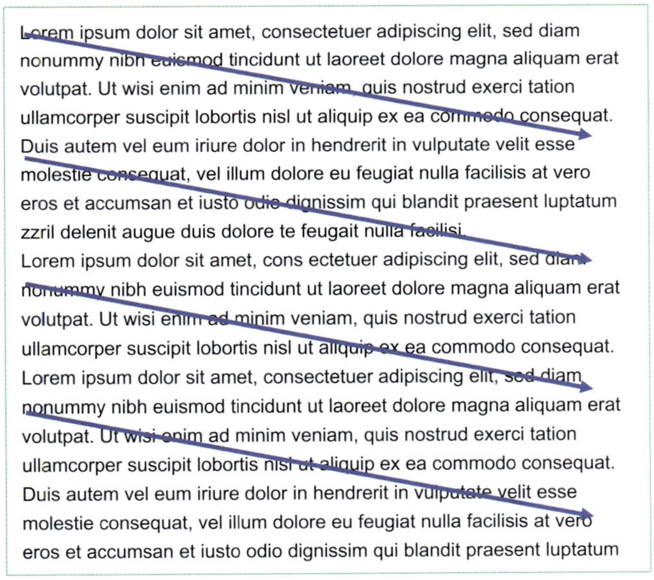

Abb. 1.2 Lesefluss beim Querlesen [P604]

Speedreading

Nachdem wir uns bisher mit dem systematischen Arbeiten am Text beschäftigt haben, soll im Folgenden eine Lesetechnik erläutert werden, die, wie der Name schon sagt, zur Steigerung der Lesegeschwindigkeit beitragen kann. Es gibt viele verschiedene Techniken, die dies zum Ziel haben, stellvertretend soll hier das klassische **Speedreading** vorgestellt werden. Das Speedreading oder Schnelllesen bezeichnet hierbei allerdings nicht nur die Fähigkeit, Sätze und Texte in möglichst kurzer Zeit zu lesen, sondern beinhaltet außerdem auch das Textverständnis. Durch eine Erhöhung der Lesegeschwindigkeit darf die Lesekompetenz, also das Verständnis des Gelesenen, **nicht gemindert** werden. Die Erhöhung der Lesegeschwindigkeit ist trainierbar. Bei einem geübten, durchschnittlichen Leser wird eine Lesegeschwindigkeit von 200 bis 400 Wörtern pro Minute (WpM) angenommen, diese Zahl kann jedoch mit viel Übung signifikant gesteigert werden. Experimente mit geübten Speedreadern haben ergeben, dass diese mit einer Geschwindigkeit von bis zu 1000 Wörter pro Minute Texte lesen (und verstehen) können. Unter den wohl bekanntesten Schnelllesern der Geschichte finden sich unter anderem die Namen mehrerer US-Präsidenten wie Jimmy Carter, Franklin D. Roosevelt und John F. Kennedy.

Aufgrund der äußerst umfangreichen Thematik wollen wir uns an dieser Stelle auf die Grundlagen des Speedreadings beschränken und ein paar nützliche Tipps zusammentragen.

Führung

Äußerst nützlich und der vielleicht beste Rat, der in diesem Zusammenhang gegeben werden kann, ist die Verwendung einer **Führungshilfe** beim Lesen. Hierfür kann vom eigenen Finger über Stifte, Zahnstocher oder Stricknadeln bis zum Bildschirm-Cursor vieles eingesetzt werden. Sinn einer Führungshilfe ist, wie der Name schon sagt, das **kontinuierliche Führen der Augen** beim Lesen, um den Lesefluss unter den Aspekten der Geschwindigkeit, aber auch der **Kontinuität** möglichst gleichmäßig halten zu können. Gerade beim Üben kann die Lesegeschwindigkeit so Schritt für Schritt gesteigert werden, ohne sich zu allzu großen und kontraproduktiven Sprüngen zwingen zu müssen. Beim Verwenden einer solchen Führung kann man sich die Fähigkeit des menschlichen Auges und Gehirns zum **peripheren Sehen** zu Nutze machen. Dies bedeutet zunächst einmal nur, dass der menschliche Sehapparat in der Lage ist, auch Dinge außerhalb des Punktes des schärfsten Sehens innerhalb des Sehfeldes (*Fovea centralis*) wahrzunehmen. Auch weit entfernte oder sich schnell bewegende Objekte und Strukturen können so gut wahrgenommen und beurteilt werden. Diese evolutionär gewachsene Anpassung kann uns an dieser Stelle gut weiterhelfen. Wenn wir also die Spitze unserer Leseführung fixieren und unsere Augen von diesem Gegenstand die Zeilen entlang leiten lassen und nicht etwa die Augenbewegungen an die Wörter anpassen, sondern sie davon lösen, so können wir die „vorbeifliegenden" Wörter mit etwas Übung trotzdem gut wahrnehmen und damit lesen. Da die Augen nun geführt werden, können wir damit unsere Lesegeschwindigkeit ganz einfach anpassen, indem wir die Geschwindigkeit der Führungshilfe variieren.

TRICKKISTE

- Verwendet eine Führungshilfe!
- Übt mit einem „sinnlosen" Text, um euch an die Führung zu gewöhnen und der Führungshilfe auch wirklich die Führung überlassen zu können. Hierzu könnt ihr zum Beispiel einfach ein Buch oder einen Text in einer Fremdsprache zur Hand nehmen und die Zeilen durchgehen, ohne sie wirklich zu lesen.
- Lasst eure Augen und euren Lesefluss tatsächlich „führen", so wie ihr euch vielleicht das eine oder andere Mal beim Tanz von eurem Partner habt führen lassen. Auch da habt ihr sicher bemerkt, wie leicht euch eine sonst eher komplexe Fähigkeit fallen kann, wenn ihr euch scheinbar mühelos führen lasst.
- Versucht, Wörter beiläufig, sozusagen **„im Vorbeifliegen"** zu erfassen.
- Steigert die Geschwindigkeit **Schritt für Schritt.**
- **Kontrolliert** gegebenenfalls eure Lesegeschwindigkeit (in Wpm) mit einer Stoppuhr.

Rücksprünge

Ein Faktor, der die Lesegeschwindigkeit definitiv zum Negativen beeinflusst, sind **Rücksprünge** im Lesefluss. Wie oft ertappen wir uns selbst dabei, zu einem gerade erst gelesenen Abschnitt, Satz oder Wort zurückzuspringen? Diese Rücksprünge kosten hochgerechnet viel Zeit und sind in den meisten Fällen **recht nutzlos,** da sie kaum zu einem besseren Textverständnis beitragen. Rücksprünge können außerdem ein Zeichen von fehlender Konzentration sein, beachtet hierzu den Punkt „Aufmerksamkeit und Konzentration" weiter oben! Wichtig ist also, wie im vorherigen Abschnitt schon besprochen, ein **konstanter Lesefluss.** Auch hier hilft die Führungshilfe: Wenn unsere Augen über den Text geführt werden, ist es wesentlich schwieriger, ständig zurückzuspringen.

TRICKKISTE Minimiert die Zahl eurer Rücksprünge durch konzentriertes Lesen und Führungshilfen!

Wortgruppen als Ganzes

Die Grundlage für das Erfassen von Wörtern als Ganzes haben wir bereits ganz am Anfang besprochen und in den darauf folgenden Unterkapiteln mit Ausführungen zu Führungshilfen und zum peripheren Sehen erweitert. Wir haben also gelernt, dass man Wörter als Ganzes erfassen kann und nicht mehr jeden Buchstaben einzeln lesen muss. Etwas schwieriger, aber ähnlich kann dies auch auf einer Ebene darüber, also auf Satzebene funktionieren. Auf dieser Ebene können **Wortgruppen,** zueinander gehörende Worte oder gar ganze Nebensätze mit etwas Übung als Ganzes erfasst werden, ohne wirklich jedes einzelne Wort genau lesen zu müssen. Es wird deutlich, dass die bisher besprochenen Kapitel ineinandergreifen und aufeinander aufbauen. Auch hier kann die Führungshilfe und das „beiläufige" Erfassen von Wörtern und Wortgruppen von großem Nutzen sein. Versucht daher, diese Techniken zu verinnerlichen, anzuwenden und ineinander zu integrieren, um auch diese Fähigkeit meistern zu können!

Übung macht den Meister

Üben, üben, üben! Gerade bei den anspruchsvolleren Lesetechniken wie dem Speedreading, die auf echten Systemen basieren und systematisches Arbeiten verlangen, gibt es **keine Abkürzung** zum Erfolg. Das Üben ist ein essenzieller, wenn nicht der wichtigste Schritt auf dem Weg zum Meistern der Technik. Lasst euch nicht davon entmutigen, dass eure Lesegeschwindigkeit am Anfang wahrscheinlich sehr viel geringer sein wird, als die, die ihr mit der „normalen", gewohnten Lesetechnik gewohnt seid.

1.2.4 Therapie

Da wir uns nun ausführlich mit der Theorie und verschiedenen Techniken beschäftigt haben, wollen wir uns nun der Praxis widmen.

Hier findet ihr unter Berücksichtigung der gelernten Techniken einen Algorithmus zum Bearbeiten eines Texts im MedAT (➤ Abb. 1.3):

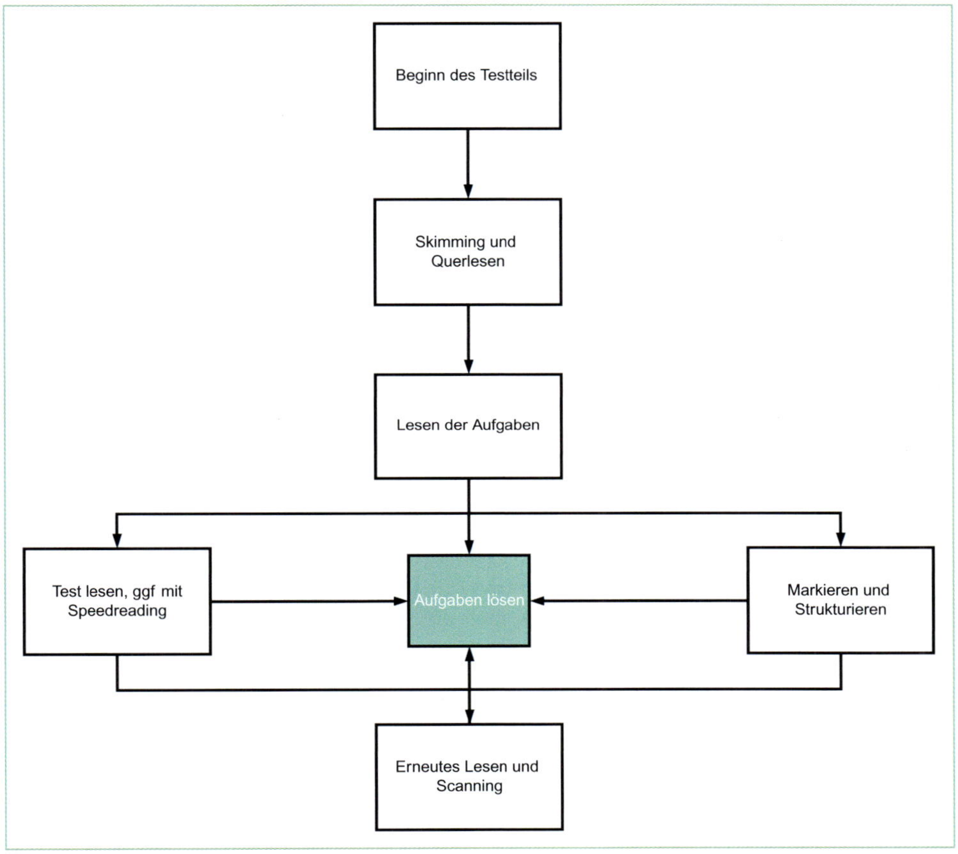

Abb. 1.3 Entscheidungsbaum Textverständnis [P605]

1. **Skimming** oder **Querlesen:** Verschafft euch zunächst einen groben Überblick über den vorliegenden Text. Dies muss schnell geschehen, lasst euch hierfür nicht allzu viel Zeit.
2. **Lesen der Aufgaben:** Lest im nächsten Schritt die Aufgaben **sorgfältig** durch, um zu verstehen, was überhaupt gefragt wird. Hierdurch könnt ihr Textstellen verschieden gewichten und beim nächsten Lesedurchgang schon gezielt nach den gefragten Informationen suchen.
3. **Lesen des Texts:** Lest nun den Text **sorgfältig und aufmerksam** durch. Wie in Schritt 2 schon angedeutet, ist es sicher von Vorteil, wenn ihr die Fragen im Hinterkopf behaltet, um so für euch wichtige Informationen und Stellen zu identifizieren.
   - **Speedreading und andere Lesestrategien:** Dies ist nun der Punkt, an dem ihr das Speedreading oder andere Lesestrategien anwenden solltet, wenn ihr euch entschieden habt, sie zu lernen. Sicherlich wird euch dies auch bei relativ kurzen Texten Zeit sparen, die ihr später zum Lösen der Aufgaben gut gebrauchen könnt. Beachtet hierbei jedoch abermals, dass die Geschwindigkeit nicht das allein Entscheidende ist! Das gute Verständnis des Gelesenen darf nicht unter der Erhöhung der Lesegeschwindigkeit leiden!

4. **Strukturierung und Markierungen:** Dieser Schritt findet sozusagen parallel zum vorhergehenden statt; strukturiert den Text und macht euch Markierungen, während ihr den Text lest. Arbeitet mit dem Text!
   - **Überschriften und Stichworte:** Legt besonderes Augenmerk auf die Struktur des Textes und überlegt euch, was wo steht und um was es in welchem Teil des Textes geht. Schafft euch sozusagen eure „Landkarte" (siehe Abschnitt „Markierungen" in ➢ Kap. 1.2.3) Dies ist wichtig, um gesuchte Informationen schnell wieder zu finden und nachzulesen.
     Hilfreich hierfür ist es, Überschriften für Abschnitte des Textes zu finden. Dies können auch nur Stichworte zu dem sein, was behandelt wurde. Auch wenn es nur ein oder zwei sind und ihr euch die Stichworte nur denkt, übergeht diesen Schritt nicht! Nehmt ihn als Schritt wahr, der systematisch abgehandelt werden muss!
   - **Schlüsselwörter:** Markiert euch Schlüsselwörter und Signalworte, die euch ins Auge fallen und vielleicht den folgenden Satz oder Abschnitt thematisch zusammenfassen. Wichtig ist dies auch, wenn Zusammenhänge dargestellt werden. Macht euch diese Zusammenhänge klar und stellt sicher, dass ihr sie verstanden habt. Verknüpft dieses Verständnis mit den Signalwörtern, dann könnt ihr könnt sie viel leichter wieder abrufen!
5. **Erneutes Lesen und Beantworten der Fragen:** Geht nun wieder zu den Fragen und versucht, diese zu beantworten. Wenn ihr dies nicht aus dem Stegreif könnt, springt zur entsprechenden Textstelle, um die relevanten Informationen zu finden.
   - **Scanning:** An dieser Stelle erweist sich das systematische Scanning als unverzichtbares Werkzeug. Spätestens hier solltet ihr den Sinn eurer ganzen harten Arbeit mit dem Text erkennen: All das, was ihr bisher getan habt, die Überlegungen, das Arbeiten mit dem Text, die Markierungen, die Stichworte, erleichtern euch diesen Schritt ungemein! Wenn ihr strukturiert und sauber gearbeitet habt, so wird euch das Scanning, also das suchende Lesen mit dem Ziel, die in den Fragen gesuchten Informationen im Text aufzufinden, sehr leichtfallen.
6. **Anpassen und Überarbeiten:** Solltet ihr merken, dass ihr nach dem 5. Schritt nicht ausreichend in der Lage dazu seid, die Fragen zu beantworten, schlagen wir euch 2 Dinge vor:
   - **Wiederholt die Schritte.** Geht systematisch noch einmal den Algorithmus durch und bearbeitet den Text ein zweites Mal. Dies wird weniger Zeit in Anspruch nehmen, da ihr euch schon mit dem Text befasst habt. Konzentriert euch hierbei auf Neues, geht nicht das durch, was ihr sowieso schon wisst und im vorherigen Durchgang bearbeitet habt.
   - **Überlegt euch, was ihr für die Zukunft lernen könnt.** Schritt 6 solltet ihr nicht im MedAT durchführen müssen. Es ist allerdings völlig in Ordnung und sogar wünschenswert, wenn ihr ihn beim Üben durchführt. Nur so könnt ihr eure Strategie verbessern. Überlegt euch daher genau, warum ihr die Fragen nicht direkt beantworten konntet und schreibt dies gegebenenfalls auf. Macht eine Art **Fehleranalyse** und lernt daraus. Passt danach eure Bearbeitung an, damit ihr beim nächsten Mal effizienter seid.

1.2.5 Empfehlung

Betrachten wir das bisher Gelernte und Besprochene im Rückblick, so erkennen wir, dass ein umfassendes Textverständnis eine nicht nur für den MedAT bedeutsame Fähigkeit darstellt, die gut trainierbar ist. Es wurden einige Strategien und Techniken besprochen, die das Arbeiten mit Texten erleichtern können und deren Schlüssel zur Perfektion und zur sinnvollen Anwendung das konstante und disziplinierte Üben ist. Es sei an dieser Stelle gesagt, dass es natürlich kontraproduktiv wäre, einem vergleichsweise kleineren Testteil wie dem Textverständnis unendlich viel Vorbereitungszeit zu schenken, um alle besprochenen Techniken und Fähigkeiten zu perfektionieren. Es sollte allerdings deutlich geworden sein, dass dies wirklich Fähigkeiten sind, die nicht nur zur Vorbereitung auf den Test dienen, sondern wirklich auch im weiteren Verlauf des Studiums, ja sogar des Lebens von großem Nutzen sein können.
Falls ihr nach dem Lesen dieses Kapitels ähnlicher Meinung seid, ihr eure bisher gelernten Fähigkeiten weiter ausbauen wollt und euch generell für einen besseren und effektiveren Umgang mit Texten begeistern könnt, sei euch ans Herz gelegt, früh mit dem Üben anzufangen, diszipliniert am Ball zu bleiben und euch gegebenenfalls weiter und tiefer mit der Materie zu beschäftigen.

FUN FACT Sollte Euch das Thema interessieren und ihr euch mit weiteren Lesestrategien beschäftigen wollen (auch wenn sie für den MedAT nicht ganz so relevant sind), dann könnt ihr zum Beispiel folgende Methoden nachlesen:
- SQ3R-Methode von F. P. Robinson
- FLIP
- PREP
- PQRST
- MURDER-Schema von Danserau

Notizen

Lernplan, Zeitmanagement und Intensität

Erinnert euch an eure Anamnese in ➤ Kap. 1.2.2. Wie geht es euch jetzt mit euren Schwächen – habt ihr sie verbessern können oder habt ihr sie sogar überwunden?
Außerdem fragt ihr euch bestimmt, **mit welchen Aufgaben, wann** und **wie intensiv** ihr diesen Untertest lernen solltet.

Welche Aufgaben?

Zu Beginn könnt ihr die übrig gebliebenen Beispielaufgaben dieses Kapitels (➤ Kap. 1.3) bearbeiten. Am Ende des Buches findet ihr außerdem weitere Aufgaben, die zu Test-„Simulationen“ zusammengefasst sind. Auch diese sind zum Üben perfekt geeignet.

Wann?

Das *Wann* erübrigt sich, wenn ihr unsere Lernpläne benutzt, da hier jegliche Lernzeit Tag für Tag durchgetaktet ist. Solltet ihr euch dafür entscheiden, euren eigenen Lernplan zu nutzen, empfehlen wir euch, die Übungsaufgaben immer nach dem Lernen bzw. Üben vom BMS-Teil zu bearbeiten, da das dem Ablauf beim MedAT entspricht und sich auch in der Gewichtung niederschlägt.
Das Textverständnis ist jedoch, wie schon angedeutet, eine Fähigkeit, die sich nicht nur für den MedAT als äußert nützlich erweisen kann. Wenn ihr diese also umfangreicher trainieren und üben wollt, könnt ihr **nicht früh genug** damit anfangen. Dies gilt in besonderem Maße für Lesestratgien, wie das Speedreading, die einige Zeit brauchen, bis ihr sie sicher beherrscht und damit Erfolge erzielen könnt. Eine sinnvolle Möglichkeit wäre zum Beispiel, Übungen zu Lesestrategien und zum Arbeiten mit Texten nicht nur beim Lernen für den MedAT umzusetzen, sondern auch in **alltägliche** Lesearbeiten zu integrieren. Systematisiert euer Lesen nach den hier im Kapitel besprochenen Strategien! Ihr könnt euch beispielsweise beim Zeitunglesen, wenn ihr ein gutes Buch lest oder beim Lesen eines Artikels in einer Zeitschrift an das hier Gelernte erinnern und versuchen, das anzuwenden. Dies ist außerdem eine ideale Möglichkeit, euch mit unterschiedlichen Textsorten vertraut zu machen und ein **Gespür** für Texte und das Arbeiten mit ihnen zu bekommen, generell dafür, mit dem Textverständnis zu experimentieren!
Betrachtet das Ganze daher eher als ein **„Nebenher“** und beschäftigt euch jeden Tag ein wenig damit, anstatt zu versuchen und zu erwarten, eine Fähigkeit, die zur Entwicklung mitunter lange Zeit benötigt, in 1 bis 2 Tagen zu perfektionieren.

TRICKKISTE Nutzt das alltägliche Lesen, um das Textverständnis so früh wie möglich und vor allem kontinuierlich zu üben!
Stellt euch beispielweise folgende Fragen, wenn ihr im Alltag lest:
- Um welche Textsorte handelt es sich?
- An wieviel des Gelesenen erinnere ich mich, wenn ich den Text nur überflogen habe? An wieviel, wenn ich ihn nochmals gelesen habe? Wie sieht es aus, wenn ich Speedreading betrieben habe?
- Finde ich Stellen im Text leicht wieder? Falls nein, was würde mir dabei helfen?
- Gibt es Signalworte für bestimmte Abschnitte des Texts?
- Bin ich konzentriert?

Wie intensiv sollt ihr lernen?

Da ihr alle individuelle Stärken und Schwächen habt, geben wir keine genauen Zeiten an, wie viele Stunden ihr lernen sollt. Wichtig ist nur, dass ihr am Ball bleiben müsst, da sich dieser Untertest zwar mühsam und mit viel Energie, jedoch erfolgreich trainieren lässt. Gerade bei diesem Untertest ist Disziplin und vor allem Durchhaltevermögen unerlässlich, da es sich hier um eine Fähigkeit handelt, die sich langsam aber stetig entwickeln muss und deshalb auch so trainiert werden muss.

TRICKKISTE Zu guter Letzt noch ein Rat, der vielleicht banal klingen mag, aber trotz alledem auf lange Sicht der vielleicht wichtigste und durchaus ernst gemeint ist: **Lest mehr!**
Lesen bildet, nicht nur inhaltlich, denn je mehr ihr lest, desto mehr trainiert ihr ganz automatisch eure Fähigkeiten, Texte schnell zu erfassen, zu verstehen und euch die darin enthaltenen Informationen zu merken.

Notizen

1.3 Beispielaufgaben

Nachdem wir uns nun lange und ausführlich mit der Theorie und den verschiedenen Ansätzen zur Lösung der im Textverständnis-Teil gestellten Aufgaben auseinandergesetzt haben, wollen wir uns nun der Praxis widmen. Auf den folgenden Seiten findet ihr einige Beispieltexte und dazugehörige Aufgaben.
Versucht nun als letzten Schritt und als Fortsetzung der Bestandsaufnahme im Status praesens (➤ Kap. 1.2.1), eure **Bearbeitungszeit zu optimieren,** indem ihr das in diesem Kapitel Gelernte anwendet. Tut dies Schritt für Schritt und habt keine Angst davor, selbst kreativ zu werden und eigene Lösungsansätze und Strategien zu entwickeln, die euch zusagen oder sogar besser liegen.

1.3.1 Aufgaben

Text 1: Biomembranen und Membrantransporte

Membranen sind nicht für alle Stoffe durchlässig und stellen damit ein Hindernis für den freien Stofftransport dar. Sie sind aus einer Lipiddoppelschicht aufgebaut, wobei die hydrophoben Fettsäurereste zur Membranmitte hin zeigen und die hydrophilen Fettsäurereste zur Außenseite der Membran gerichtet sind. Innerhalb der Lipiddoppelschicht befinden sich Membranproteine, die u. a. als Ionenkanäle dienen. Benötigt ein Transportprozess über die Membran keine Energie, so wird er als passiver Transportbezeichnet. Im Gegensatz dazu verbraucht der aktive Transport Energie in Form von ATP. Passiver Transport durch Membranen erfolgt über Poren, Kanäle und Carrier. Dabei verläuft der Transport energetisch „bergab" entlang eines elektrochemischen Gradienten. Poren sind immer geöffnet, Kanäle werden durch Spannungsänderung oder Liganden gesteuert und Carrier erfahren substratabhängig eine Konformationsänderung. Die Diffusion ist der einfachste passive Transport, wobei die Nettobewegung von der sog. Brown'schen Molekularbewegung angetrieben wird. Am Ort mit der höheren Konzentration stoßen die Teilchen häufig gegeneinander, d. h., sie werden eher auf die Seite mit der geringeren Teilchenkonzentration wandern als umgekehrt. Die zeitliche Transportrate wird durch das Fick'sche Diffusionsgesetz beschrieben. Nach Fick ist die transportierte Stoffmenge J direkt proportional zur Diffusionsfläche A und zur Konzentrationsdifferenz Δc. Der Diffusionsfluss ist umgekehrt proportional zur Membrandicke d: Je dicker die Membran, desto geringer die diffundierte Teilchenmenge. D ist dabei der Diffusionskoeffizient, dessen Zahlenwert ab-hängig von der diffundierenden Substanz, dem Lösungsmittel und der Temperatur variiert. Die Grundlage für die erleichterte Diffusion bilden sog. Carrier (Uniport), die Stoffe entlang eines Konzentrationsgradienten transportieren. Bindet ein Substrat, führt dies zu einer Konformationsänderung des Transporters und damit zum „Umklappen" einiger Segmente. Das Substrat wird zur anderen Membranseite transportiert und schließlich abgegeben. Der Transporter nimmt wieder seine Grundposition ein und ist bereit für das nächste Stoffteilchen. Die Flussrate ist abhängig von der Carrieranzahl sowie von der Substratkonzentration und unterliegt der Michaelis-Menten-Kinetik (sättigbar). Ändert sich der Konzentrationsgradient, kann ein Carrier prinzipiell auch in die andere Richtung transportieren. Damit Stoffe auch gegen einen elektrischen Gradienten oder einen Konzentrationsgradienten durch Membranen wandern können, muss aktiv Energie aufgewendet werden. Primär aktive Transporter arbeiten unter ATP-Verbrauch und mittels einer ATPase. Die bei der ATP-Spaltung gewonnene Energie wird direkt in die Pumpleistung gesteckt. Wichtigster Vertreter ist die Na^+-K^+-ATPase, die ubiquitär vorkommt. Sie besteht aus zwei D- und zwei E-Untereinheiten. Die D-Untereinheit wird phosphoryliert und bildet den Transportkanal für die Kationen. Unter sekundär aktivem Transport versteht man einen Transportprozess, bei dem ATP nicht direkt verbraucht, sondern ein unter Energieverbrauch aufgebauter Konzentrationsgradient ausgenutzt wird.

aus: Hamsch, BASICS Physiologie. Elsevier, München 2009, S. 4 f.

Notizen

1. Welche der folgenden Aussagen lassen sich aus dem Inhalt dieses Textes ableiten?

   1. Damit Membranproteine, die u.a. als Ionenkanäle dienen, funktionieren können, sind die hydrophoben Fettsäurereste in Membranen nach innen gerichtet.
   2. Nach dem Fick'schen Diffusionsgesetz werden mit steigender Diffusionsfläche mehr Teilchen diffundieren.
   3. Uniports verbrauchen substratabhängig Energie, weshalb sie auch Carrier genannt werden.
   4. Laut der Michaelis-Menten-Kinetik hat die Anzahl der aktiven Carrier kaum Einfluss auf die Flussrate, da diese sättigbar ist.

   (A) 3. ist richtig.
   (B) 1., 2. und 3. sind richtig.
   (C) Alle sind richtig.
   (D) Nur 2. ist richtig.
   (E) 2. und 4. sind richtig.

2. Welche der folgenden Aussagen lassen sich aus dem Inhalt dieses Textes ableiten?

   1. Am Ort der höheren Konzentration stoßen Teilchen aufgrund der höheren Brown'schen Molekularbewegung öfter zusammen.
   2. Die Diffusion verbraucht Energie, da sie von der Brown'schen Molekularbewegung angetrieben wird.
   3. Die phosphorylierten D-Untereinheiten der ubiquitär vorkommenden Na^+-K^+-ATPase bilden einen Transportkanal für Kationen.

   (A) 1. ist richtig.
   (B) 2. ist richtig.
   (C) 3. ist richtig.
   (D) 2. und 3. sind richtig.
   (E) 1. und 3. sind richtig.

3. Welche der folgenden Aussagen lassen sich aus dem Inhalt dieses Textes ableiten?

   1. Der sekundär aktive Transport erfolgt energetisch „bergab", da ein elektrochemischer Gradient ausgenutzt wird.
   2. Bei einer Änderung des Konzentrationsgradienten kann ein Carrier auch in die umgekehrte Richtung transportieren.
   3. Membranproteine können Ionenkanäle bilden.

   (A) 2. ist richtig.
   (B) 1. ist richtig.
   (C) Alle sind richtig.
   (D) 2. und 3. sind richtig.
   (E) 3. ist richtig.

Text 2: Elektrische und chemische Synapsen

Eine Synapse dient der Informationsübertragung von einer Zelle auf eine benachbarte. Prinzipiell findet man zwei Synapsentypen: elektrische und chemische Synapsen. Elektrische Synapsen (Gap junctions) sind Zytosol-Zytosol-Verbindungen von Zellen, die einen direkten interzellulären Stofftransport ermöglichen. Glatte Muskulatur, Myokard, Hepatozyten und auch Gliazellen nutzen diese schnelle Form der Erregungsübertragung. Zwei benachbarte Zellen bilden jeweils ein sog. Connexon. Zwei Connexone stehen sich gegenüber und formen somit die Gap junction. Ein Connexon besteht aus 6 Untereinheiten, den sog. Connexinen, die eine zentrale Pore umschließen. Moleküle bis etwa 1000 Da können ungehindert durch die Pore gelangen. Erregungen werden in Form von Ionen (z. B. Na^+-Ionen) von einer Zelle auf eine benachbarte übertragen. Erhöhung der intrazellulären $Ca2^+$-Konzentration, pH-Wert-Erniedrigung und Absenkung des Membranpotentials senken die Leitfähigkeit der Gap junctions. Die chemische Synapse nutzt Transmitter für die Signalübertragung. Die Präsynapse speichert Transmitter in Vesikeln und entlässt diese bei einem über die Axonterminale ankommenden AP in den synaptischen Spalt (10–50 nm Breite). Jeder Vesikel enthält eine relativ konstante Anzahl von Transmittermolekülen. Die Anzahl der in den synaptischen Spalt ausgeschütteten Transmitter wird dabei in Quanten unterteilt (ein Acetylcholin-Quantum entspricht z.B. ca. 1000 Molekülen). Für die Diffusion durch den Spalt benötigen die Transmitter etwa 1 ms. An der Postsynapse binden sie an spezifische Rezeptoren und lösen durch die Liganden-Rezeptor-Bindung eine Reaktion aus, meist in Form von einer Veränderung der Ionenleitfähigkeiten. Die Wirkung ist in Abhängigkeit vom jeweiligen Rezeptor exzitatorisch (= erregend) oder inhibitorisch (= hemmend). Synapsen enthalten oft mehrere verschiedene Transmittertypen. Auch innerhalb eines Vesikels können verschiedene Transmitter vorkommen. Umgekehrt kann ein Transmittertyp an unterschiedliche Rezeptoren binden.

aus: Hamsch, BASICS Physiologie. Elsevier, München 2009, S. 8

4. Welche der folgenden Aussagen lassen sich aus dem Inhalt dieses Textes ableiten?

   1. Bei der chemischen Synapse kann durch den Transmitter die Ionenleitfähigkeit an der Postsynapse verändert werden.
   2. An einer chemischen Synapse können verschiedene Transmitter wirken.
   3. Elektrische Synapsen sind direkte Verbindungen zwischen zwei Zellen und ermöglichen durch die Connexone eine schnelle Erregungsübertragung.

   (A) 3. ist richtig.
   (B) 1. und 3. sind richtig.
   (C) 1. und 2. sind richtig.
   (D) 2. und 3. sind richtig.
   (E) Alle sind richtig.

5. Welche der folgenden Aussagen lassen sich aus dem Inhalt dieses Textes ableiten?

   1. Bei einer Senkung des Membranpotenzials können mehr Ionen durch die Gap junctions übertragen werden, da deren Leitfähigkeit durch den dadurch sinkenden Widerstand steigt.
   2. Bei der chemischen Synapse ist die Präsynapse 10–50 nm von der Postsynapse entfernt.
   3. In Abhängigkeit vom Transmitter kann die Wirkung durch einen Rezeptor an der Postsynapse exzitatorisch (= erregend) oder inhibitorisch (= hemmend) sein.
   4. Ein Vesikel einer chemischen Synapse kann mehrere Typen von Transmitter beinhalten, die alle jeweils an unterschiedliche Rezeptoren binden können.

   (A) 1. und 3. sind richtig.
   (B) 2., 3. und 4. sind richtig.
   (C) 1., 3. und 4. sind richtig.
   (D) Alle sind richtig.
   (E) 2. und 4. sind richtig.

6. Welche der folgenden Aussagen lassen sich aus dem Inhalt dieses Textes ableiten?

   1. 6 Connexine, die ein Connexon bilden und eine zentrale Pore umschließen, ermöglichen eine direkte interzelluläre Verbindung zwischen zwei Zellen.
   2. Über elektrische Synapsen können Stoffe ausgetauscht werden.
   3. Die Geschwindigkeit der Diffusion im synaptischen Spalt ist abhängig von der Breite des synaptischen Spalts.

   (A) 1. und 3. sind richtig.
   (B) Alle sind richtig.
   (C) 2. und 3. sind richtig.
   (D) 1. und 2. sind richtig.
   (E) 1. ist richtig.

Text 3: Blut und seine Bestandteile

Der Mensch besitzt etwa 4–6 Liter Blut, was etwa 6–8 % des Körpergewichts entspricht. Blut besteht zum einen aus dem korpuskulären Anteil (Erythro-, Leuko- und Thrombozyten; 42 %) sowie aus dem Blutplasma, einer eiweiß- und elektrolythaltigen Flüssigkeit (58 %). Blutplasma, das kein Fibrin mehr enthält und somit ungerinnbar ist, nennt man Serum. Die zellulären Bestandteile des Blutes bezeichnet man auch als Hämatokrit. Er wird in Prozent angegeben (Frauen 36–45 %, Männer 42–50 %). 99 % der Blutzellen sind Erythrozyten, so dass der Hämatokrit eigentlich dem Erythrozytenanteil im Blut entspricht. Erythrozyten sind kernlos, enthalten keine Mitochondrien und decken ihren Energiebedarf über anaerobe Glykolyse. Sie werden im Knochenmark gebildet, wo sich die noch kernhaltigen Vorstufen der Erythrozyten in etwa fünf Tagen entwickeln und schließlich als Retikulozyten an das Blut abgegeben werden. Die Vorstufen unterscheiden sich hauptsächlich in ihrem Gehalt an Nukleinsäuren. Aus den Retikulozyten entstehen dann nach 1–2 Tagen durch den Verlust der RNA die kernlosen Erythrozyten. Die Bildung der Erythrozyten wird durch das Hormon Erythropoetin stimuliert, das bei O_2-Mangel (Hypoxie) von der Nierenrinde ausgeschüttet wird. In einem Mikroliter Blut befinden sich etwa 5 Millionen Erythrozyten, wobei 90 % des Trockengewichts auf das Hämoglobin entfallen. Hämoglobin ist der rote Blutfarbstoff und besteht aus vier Polypeptidketten mit je einer Farbstoffkomponente. Die Hämgruppe transportiert den Sauerstoff im Blut. Bei intakter Erythrozytenmembran herrscht im Erythrozyten der gleiche osmotische Druck wie im Blutplasma. Legt man einen Erythrozyten in eine hypotone Lösung (teilchenärmer als das Plasma), so strömt aufgrund des osmotischen Druckgradienten Wasser in den Erythrozyten hinein. Er nimmt dann eine Kugelform an (Sphärozyt) und kann sogar platzen, wenn der osmotische Druckunterschied zu groß wird. Diese osmotische Hämolyse sollte bei gesunden Erythrozyten erst in einer 0,5%igen NaCl-Lösung erfolgen (Plasma hat 0,9 % NaCl). Bei der sog. Kugelzellanämie ist die osmotische Resistenz der Erythrozyten schlechter, die Zellen hämolysieren schon bei höheren Konzentrationen. Im Gegensatz dazu führt eine zu hypertone Lösung zu einem Wasserausstrom aus den Erythrozyten. Die Zellen schrumpfen und nehmen die sog. Stechapfelform an.

aus: Hamsch, BASICS Physiologie. Elsevier, München 2009, S. 16

7. Welche der folgenden Aussagen lassen sich aus dem Inhalt dieses Textes ableiten?

   1. Die Hämgruppe besteht aus vier Polypeptidketten mit je einer Farbstoffkomponente, die den Sauerstoff im Blut transportiert.
   2. Legt man einen Erythrozyten in einer hypotone Lösung, so strömt Wasser aus dem Erythroyzten heraus, da die Lösung teilchenärmer ist als das Plasma und sich so ein nach außen gerichteten Druckgradient bildet.
   3. Erythrozyten entstehen aus Retikulozyten und enthalten keine Mitochondrien.
   4. Der Hämatokrit entspricht dem Anteil der Erythrozten im Blut.

(A) 3. und 4. sind richtig.
(B) 1., 3. und 4. sind richtig.
(C) 2., 3. und 4. sind richtig.
(D) Alle sind richtig.
(E) 4. ist richtig.

8. Welche der folgenden Aussagen lassen sich aus dem Inhalt dieses Textes ableiten?

   1. Erythropoetin wird bei Hypoxie von den Erythrozyten ausgeschüttet.
   2. Sphärozyten entstehen aufgrund eines osmotischen Druckgradienten.
   3. Der Anteil an zellulären Bestandteile im Blut ist bei Frauen höher als bei Männern.
   4. Die Vorstufen der Erythrozyten unterscheiden sich in ihrem Gehalt an Nukleinsäuren, so verliert ein Retikulozyt DNA, bevor er zum kernlosen Erythrozyten wird.

(A) 1. und 2. sind richtig.
(B) 2. ist richtig.
(C) Alle sind richtig.
(D) 2. und 3. sind richtig.
(E) 2. und 4. sind richtig.

9. Welche der folgenden Aussagen lassen sich aus dem Inhalt dieses Textes ableiten?

   1. Die zur Deckung des Energiebedarfs benötigte anaerobe Glykolyse in Erythrozyten findet in den Mitochondrien statt.
   2. Im Gegensatz zur Umgebung einer 0,5%igen NaCl-Lösung findet in einer 0,9%igen NaCl-Lösung aufgrund des osmotischen Druckgradienten eine osmotische Hämolyse der Erythrozyten statt, da die Lösung damit hyperton ist.
   3. Ein Milliliter Blut beinhaltet etwa 5 Millionen Erythrozyten.

(A) Alle sind richtig.
(B) 1. und 3. sind richtig.
(C) Keine ist richtig.
(D) 2. und 3. sind richtig.
(E) 3. ist richtig.

Text 4: Herztätigkeit

Bei der Herzaktion unterscheidet man vier Phasen: Anspannungsphase: Alle Herzklappen sind geschlossen. Die Kammer kontrahiert isovolumetrisch und der interventrikuläre Druck steigt an. Sobald der Druck in der Kammer den der Aorta übersteigt (> 80 mmHg), öffnen die Taschenklappen und das Herz befindet sich in der Austreibungsphase. Austreibungsphase: Die Taschenklappen sind geöffnet. Die Ventrikel kontrahieren weiterhin, das Blut wird aus den Kammern in die nachfolgenden Gefäße gedrückt (Aorta und V. pulmonalis). In der Aorta steigt der Blutdruck auf ca. 120 mmHg. Entspannungsphase: Alle Herzklappen sind geschlossen. Der Ventrikel dilatiert, der Druck der Kammer sinkt. Sobald der Druck in der Kammer unter dem des Vorhofs liegt, öffnen sich die Segelklappen und das Herz befindet sich in der Füllungsphase. Füllungsphase: Die Segelklappen sind geöffnet. Blut fließt aufgrund des Druckgradienten aus den Vorhöfen in die Kammern. Zum Ende der Füllungsphase kommt es zur Vorhofkontraktion, wodurch das restliche Blutvolumen aus dem Vorhof in die Kammer gepresst wird. Anspannungs- und Austreibungsphase = Systole Entspannungs- und Füllungsphase = Diastole. Das Schlagvolumen des Ventrikels beträgt etwa 70 ml. Dies entspricht der Hälfte des Blutvolumens, das sich nach der Füllungsphase in der Kammer befindet (Hälfte des enddiastolischen Füllungsvolumens). Die Ejektionsfraktion hat somit einen Wert von 0,5. Das Herzzeitvolumen errechnet man, indem man das Schlagvolumen mit der Herzfrequenz multipliziert (etwa 3,6 l/min; unter Höchstleistungen bis zu 30 l/min!). Adolf Fick (1829–1901) entwickelte eine Methode zur Bestimmung des Herzzeitvolumens (HZV). Er nutzte aus, dass die verbrauchte Sauerstoffmenge proportional zur geförderten Blutmenge des Herzens ist. Also kann man nach dem Fick'schen Prinzip den Sauerstoffverbrauch pro Minute durch die arteriovenöse Sauerstoffdifferenz (avDO2) dividieren, um das Herzzeitvolumen zu erhalten. Heutzutage wird jedoch meistens die Thermodilutionsmethode angewendet. Dabei wird eine Lösung, die kälter als Blut ist, in den rechten Vorhof injiziert. Beim Durchfluss durch die rechte Kammer erfolgt eine Mischung mit dem Blut und somit eine Abkühlung des Blutes. Je geringer der Abkühlungseffekt, desto größer war das Herzzeitvolumen.

aus: Hamsch, BASICS Physiologie. Elsevier, München 2009, S. 24

10. Welche der folgenden Aussagen lassen sich aus dem Inhalt dieses Textes ableiten?

1. Das enddiastolische Füllungsvolumen beträgt etwa 140 ml.
2. Bei der Thermodilutionsmethode zur Bestimmung des Herzzeitvolumens ist von entscheidender Bedeutung, wie schnell sich die in den rechten Vorhof injizierte Lösung erwärmt.
3. Die Diastole besteht aus Anspannungs- und Füllungsphase.

(A) 1. und 2. sind richtig.
(B) 1. und 3. sind richtig.
(C) 2. und 3. sind richtig.
(D) 1. ist richtig.
(E) Keine ist richtig.

11. Welche der folgenden Aussagen lassen sich aus dem Inhalt dieses Textes ableiten?

1. Die V. pulmonalis ist, wie der Name schon sagt, eine Vene und damit ein Gefäß, das zum Herzen hinführt.
2. In der Austreibungsphase sind die Segelklappen des Herzens geöffnet, damit das Blut in die nachfolgenden Gefäße strömen kann.
3. Nach dem Öffnen der Taschenklappen befindet sich das Herz in der Füllungsphase.
4. Die arteriovenöse Sauerstoffdifferenz ist ein Parameter, der zur Berechnung des HZV herangezogen werden kann.

(A) 2. und 3. sind richtig.
(B) 1., 2. und 3. sind richtig.
(C) Alle sind richtig.
(D) 2. und 4. sind richtig.
(E) 4. ist richtig.

12. Welche der folgenden Aussagen lassen sich aus dem Inhalt dieses Textes ableiten?

1. Bei der Herztätigkeit folgt die Austreibungs- auf die Anspannungsphase.
2. Das Blutvolumen, das vom Herzen bei jedem Schlag ausgeworfen wird, entspricht ungefähr der Hälfte des enddiastolischen Füllungsvolumens.
3. Adolf Fick, der im 18. Jhd. geboren wurde, entwickelte eine Methode zur Bestimmung des Herzzeitvolumens.
4. Aufgrund eines entstehenden Druckgradienten fließt das Blut in der Füllungsphase des Herzens von den Vorhöfen in die Herzkammern.

(A) Alle sind richtig.
(B) 1., 2. und 3. sind richtig.
(C) 1., 2. und 4. sind richtig.
(D) 1. und 4. sind richtig.
(E) 1., 3. und 4. sind richtig.

Notizen

1.3.2 Lösungen

1 D
2 C
3 D
4 E
5 E
6 D
7 A
8 B
9 C
10 D
11 E
12 C

II Kognitive Fähigkeiten und Fertigkeiten

KAPITEL

2 Einleitung

Deniz Tafrali

Viele sind hartnäckig in Bezug auf den einmal eingeschlagenen Weg, wenige in Bezug auf das Ziel.
Friedrich Nietzsche

Wir werden in diesem Kapitel zunächst einmal mit allgemeinen Informationen zu den kognitiven Fähigkeiten und Fertigkeiten (➤ Kap. 2.1) beginnen. Danach beleuchten wir den Hintergrund für die Prüfung dieses Testteils (➤ Kap. 2.2, ➤ Kap. 2.3 und ➤ Kap. 2.4), bevor wir dann intensiv auf die einzelnen Untertests der KFF eingehen.

2.1 Allgemeines

Die Testung der **kognitiven Fähigkeiten und Fertigkeiten (KFF)** soll bestimmte, für das erfolgreiche Absolvieren eines Medizinstudiums relevante, mentale Kompetenzen überprüfen. In ➤ Tab. 2.1 seht ihr die verschiedenen *Bezeichnungen der Untertests,* die *Anzahl der Aufgaben* und die *Zeit* pro Untertest sowie den *Prozentsatz* der Punkte jedes Untertests in Bezug auf den Gesamtwert.

Tab. 2.1 Wichtige Informationen zu den Untertests des Testteils „Kognitive Fähigkeiten und Fertigkeiten"

Testteil	Untertest	Aufgabenzahl	Zeit	Prozentsatz
Kognitive Fähigkeiten und Fertigkeiten (KFF)	Figuren zusammensetzen	15	20 min	8 %
	Gedächtnis und Merkfähigkeit – Lernphase	8 Allergieausweise	8 min	–
	Zahlenfolgen	10	15 min	5,3 %
	Wortflüssigkeit	15	20 min	8 %
	Gedächtnis und Merkfähigkeit – Abrufphase	25	15 min	13,3 %
	Implikationen erkennen	10	10 min	5,3 %

Die Untertests werden beim MedAT nacheinander und genau in dieser Reihenfolge abgeprüft.

2.2 Kognition

Der Begriff der *Kognition* wird in wissenschaftlichen Fachkreisen nicht einheitlich verwendet. Daher ist es an dieser Stelle nicht sinnvoll, diesen Sachverhalt tiefgreifend zu ergründen. Wir konzentrieren uns stattdessen lieber auf die für uns wichtigen Punkte, die da wären: die **Definition der Kognition,** die für die KFF **relevanten, kognitiven Fähigkeiten** und den **Zusammenhang dieser Fähigkeiten mit den entsprechenden Untertests.**

DEFINITIONEN & INFORMATIONEN Als **Kognition** bezeichnet man gemeinhin die Umgestaltung von Informationen durch ein verhaltenssteuerndes System, also eine sogenannte Intelligenz.

Das ist erst einmal sehr allgemein gehalten. Setzen wir aber an die Stelle des „verhaltenssteuernden Systems" bzw. der „Intelligenz" das „Zentralnervensystem des Menschen", kann man mit dieser Definition schon ein wenig mehr anfangen. Formuliert man darüber hinaus „die Umgestaltung von Informationen" zu „die Gesamtheit der Denk- und Wahrnehmungsprozesse mit den Resultaten aus diesen Prozessen" um, wird der Begriff noch viel klarer. Jetzt können wir als Kognition für unsere Zwecke bzw. im engeren Sinn folgende Definition verwenden:

DEFINITIONEN & INFORMATIONEN Als **Kognition im engeren Sinn** bezeichnen wir die Gesamtheit der Denk- und Wahrnehmungsprozesse mit den Resultaten aus diesen Prozessen (wie Wissen, Überzeugungen, Erwartungen etc.), die im Zentralnervensystem des Menschen verwaltet werden.

Vor dem Hintergrund dieser Definition können wir nun beginnen, uns mit den *kognitiven Fähigkeiten und Fertigkeiten* zu beschäftigen, die man im Rahmen des MedAT benötigt. Wir gehen dieses Thema im Folgenden ganz zielgerichtet und stets bezugnehmend auf die KFF an.

2.3 Relevante Fähigkeiten für die KFF

Will man wissen, welche kognitiven Fähigkeiten für den MedAT von Bedeutung sind, muss man sich erst einmal fragen, welchen **Sinn** das Abprüfen von solchen Kompetenzen für eine Aufnahmeprüfung zum Medizinstudium überhaupt hat.

DEFINITIONEN & INFORMATIONEN Das Abprüfen der KFF dient dem Zweck, bestimmte, für eine erfolgreiche **Absolvierung des Medizinstudiums** notwendige Eigenschaften von Testteilnehmern zu erheben.
Mit der Überprüfung solcher Fähigkeiten wird hingegen **nicht** gemessen, wie gut Testteilnehmer für den **Beruf des Arztes** geeignet sind – für diese Fragestellung hat der Testteil KFF wenig bis keine Aussagekraft.

Es handelt sich also bei der Prüfung der KFF, eigentlich beim gesamten MedAT, um einen sogenannten **Studierfähigkeitstest.**
Es bietet sich deshalb an diesem Punkt zunächst einmal an, sich die Frage zu stellen, welche kognitiven Fähigkeiten man **im Medizinstudium** überhaupt benötigt. Um diese Frage beantworten zu können, müssen wir aber erst einmal herausfinden, welche Fächer hier überhaupt gelehrt werden.

Kognitive Fähigkeiten im Allgemeinen

Aufgrund dessen zählen wir an dieser Stelle Definitionen bestimmter kognitiver Fähigkeiten auf, damit wir wissen, wovon wir reden.

DEFINITIONEN & INFORMATIONEN Das **räumliche Vorstellungsvermögen** ist die Fähigkeit, zwei- und dreidimensionale Figuren mental zu verändern.
Als **Merkfähigkeit** bzw. **Gedächtnisleistung** bezeichnet man die Fähigkeit, Informationen bei Bedarf zu codieren, speichern und abzurufen.
Mit dem Begriff der **Mustererkennung** bezeichnet man in den Kognitionswissenschaften einen Prozess, bei dem durch einen Reiz (Stimulus) Informationen aus dem Gedächtnis abgerufen werden (*Eysenck und Keane 2003*), die miteinander verknüpft sind.
Das **assoziative Denken** beschreibt die mentale Verbindung zwischen Begriffen, Ereignissen oder mentalen Zuständen, die für gewöhnlich auf Erfahrungen beruht.
Das **logische Denken** bzw. **Schlussfolgern** ist die Fähigkeit, aus gegebenen Informationen folgerichtige Schlüsse zu ziehen.
Mit dem **kategorialen Denken** werden Ideen und Objekte erkannt, differenziert und verstanden, indem man sie zu bestimmten Zwecken in Kategorien gruppiert.
Die **Rechenfähigkeit** bezeichnet die Befähigung, eine oder mehrere Eingaben mit variablen Änderungen in ein oder mehrere Ergebnisse umzuwandeln. Sie steht in enger Beziehung zum logischen Denken.
Die **lexikalische Semantik** ist die Lehre von der Bedeutung von Begriffen und der inneren Strukturierung des Wortschatzes.

AUFGEPASST! Der Sinnhaftigkeit halber werden wir in den nachfolgenden Kapiteln die relevanten kognitiven Fähigkeiten bewusst spezifisch halten und allgemeinere mentale Fähigkeiten, wie z. B. Lesen, Schreiben und Lernen, als gegeben hinnehmen.
Außerdem werden wir an bestimmten Stellen nicht zielführende Fähigkeiten, trotz ihrer Spezifität für bestimmte Themen (z. B. praktisch-manuelle Fähigkeiten im Seziersaal oder bei Operationen), auslassen, weil sie beim MedAT nicht geprüft werden – die in diesem Kapitel genannten und von Medizinstudenten benötigten Fähigkeiten sind also nicht vollständig.

Kognitive Fähigkeiten im Speziellen

Das Medizinstudium besteht aus dem vorklinischen (erste zwei Jahre) und dem klinischen Abschnitt (nächste drei Jahre) sowie dem letzten, (klinisch-)praktischen Jahr.
In den jeweils zuzuordnenden Lehrinhalten sind unterschiedliche kognitive Fähigkeiten gefordert.

Vorklinik

Die wichtigsten Lehrinhalte der Vorklinik sind die **Anatomie, Histologie,** die **naturwissenschaftlichen Grundlagenfächer** und die **Physiologie.**
Eines der größten Fächer der Vorklinik ist die **Anatomie,** also die (makroskopische) Lehre des Körpers.

FUN FACT Das Wort „Anatomie“ kommt aus dem Altgriechischen, wobei *aná* für „auf“ und *tomé* für „Schnitt“ steht.

Für die **Anatomie** braucht man bezugnehmend auf die KFF (neben ordentlich Sitzfleisch) hauptsächlich drei kognitive Fähigkeiten: **räumliches Vorstellungsvermögen, Merkfähigkeit** und ein gewisses Verständnis **lexikalischer Semantik.**
Die **Histologie** beschäftigt sich hingegen mit dem mikroskopischen Aufbau des Körpers. Für dieses Fach braucht man hauptsächlich die Fähigkeit zum **assoziativen Denken,** ein gutes **räumliches Vorstellungsvermögen,** die Fähigkeit zur **Mustererkennung** und eine gute **Merkfähigkeit,** besonders in Form des semantischen Gedächtnisses (Gedächtnis für Begriffe) und der optischen Objekterkennung (auf dem Boden der Wiedererkennung und Benennung von mikroskopischen Bildern).
Für die **naturwissenschaftlichen Grundlagenfächer** Biologie, Chemie, Physik und Mathematik sind besonders **Rechenfähigkeit, logisches und assoziatives Denken, logisches Schlussfolgern, Mustererkennung** und **Merkfähigkeit** von größter Wichtigkeit.
Die **Physiologie** ist die Lehre der biochemischen und physikalischen Vorgänge des menschlichen Körpers. Um dieses Fach zu verstehen, muss man besonders begabt sein im **logischen und assoziativen Denken** sowie in der **Mustererkennung,** dem **räumlichen Vorstellungsvermögen,** dem **logischen Schlussfolgern** und der **Merkfähigkeit.**

Klinik

Die in der Klinik didaktisch für den MedAT erwähnenswertesten Fächer sind die **Pathologie, Pathophysiologie** und **Pharmakologie.**
Die **Pathologie** als Synonym für die Krankheitslehre verlangt von Medizinstudenten ein unglaubliches Maß an **Gedächtnisleistung,** ein fundamentales Verständnis für **lexikalische Semantik,** die Fähigkeit zur **Mustererkennung** sowie die Fähigkeit zum **zusammenhängenden und kategorialen Denken.**
Die Anforderungen der **Pathophysiologie** als Lehre von der Krankheitsentstehung und -entwicklung ist identisch mit denen der Physiologie aus der Vorklinik.
Die **Pharmakologie** als eines der komplexesten Fachgebiete in der Medizin ist die Lehre der Medikamente und ihrer Auswirkungen auf den menschlichen Körper. Die hier geforderten Fähigkeiten und Fertigkeiten belaufen sich auf eine sehr gute **Gedächtnisleistung,** ein gutes Verständnis **lexikalischer Semantik, Rechenfähigkeit** und die Fähigkeit zum **logischen, assoziativen** und **kategorialen Denken** sowie die Fähigkeit zum **logischen Schlussfolgern.**

AUFGEPASST! Es werden hier bewusst nicht alle notwendigen Kompetenzen von Medizinern abgehandelt (so behandeln wir weder die Embryologie in der Vorklinik noch die verschiedenen Fachdisziplinen des klinischen Abschnitts, wir erwähnen weder die benötigten Kompetenzen im [klinisch-]praktischen Jahr, noch die für den späteren Beruf als Arzt). Das würde einfach den Rahmen dieses Buches sprengen. Für mehr Informationen zum Thema empfehlen wir *Heyse und Schircks 2010.*

Zusammenfassung

Wenn wir die oben aufgeführten Fähigkeiten subsumieren, können wir folgende für Medizinstudenten vorrangig relevante kognitive Fähigkeiten auflisten:

- Räumliches Vorstellungsvermögen
- Gedächtnisleistung bzw. Merkfähigkeit
- Lexikalische Semantik
- Mustererkennung

- Logisches Schlussfolgern
- Assoziatives Denken
- Logisches Denken
- Kategoriales Denken
- Rechenfähigkeit

FUN FACTS Ein paar der wichtigsten Fähigkeiten von Medizinstudenten, die im Rahmen des MedAT **nicht** abgeprüft werden, sind die Fähigkeit der **sprachlichen Präsentation von Sachverhalten** (im Rahmen einer mündlichen Prüfung), **praktisch-manuelle Fähigkeiten** (im Rahmen von anatomischen oder chirurgischen Übungen) und die Bewältigung von **zwischenmenschlichen Interaktionen in psychisch belastenden Situationen** (im klinischen Setting).

2.4 Welche Fähigkeiten braucht man für welchen Untertest?

2.4.1 Figuren zusammensetzen

Der erste Untertest der KFF prüft laut Testerstellern die **räumliche Vorstellungskraft.** Besonders ist dabei, dass er nur die zweidimensionale, jedoch nicht die dreidimensionale räumliche Vorstellungsfähigkeit testiert.

Diese Fähigkeit wird im Studium für die Fächer **Anatomie, Histologie** und **(Patho-)Physiologie** relevant sein (➤ Kap. 2.3).

2.4.2 Gedächtnis und Merkfähigkeit

Hier ist der Name Programm. In diesem Untertest geht es nämlich darum, sich visuelle, lexikalische (begriffliche), binäre (0 oder 1 bzw. ja oder nein) und numerische Daten in Form von Allergieausweisen über einen Zeitraum von 35 bis 50 Minuten (Dauer von Zahlenfolgen + Wortflüssigkeit + der Abrufphase) zu merken und die abgespeicherten Informationen genau abzurufen – es geht also um eure **Gedächtnisleistung.**

Diese Fähigkeit ist wohl bei mehr oder weniger allen medizinischen Fächern und Fachgebieten von Relevanz. Bei manchen mehr (z. B. Pharmakologie), bei manchen weniger (z. B. Pathophysiologie – hier kann man oft aus schon bestehendem Wissen die richtigen Schlussfolgerungen ziehen).

2.4.3 Zahlenfolgen

Die Zahlenfolgen prüfen euer **logisches Denken** sowie eure **Rechenfähigkeit** und auch die Fähigkeit zur **Mustererkennung.**

Auch diese Kompetenzen werden in so gut wie allen Fächern des Medizinstudiums benötigt (➤ Kap. 2.3).

FUN FACT Als einzige Ausnahme gilt die Anatomie. Wir kennen nämlich einige Kollegen, die, statt den Zusammenhang der Strukturen des menschlichen Körpers zu verstehen, den Stoff einfach brachial auswendig lernten und trotzdem die Examina bestanden haben.

2.4.4 Implikationen erkennen

Für das Erkennen von Implikationen gilt zunächst, dass dieser Untertest die Fähigkeit zum **logischen Denken** voraussetzt, um auf dieser Basis die Befähigung der Testteilnehmer im **Schlussfolgern** zu prüfen. Diese Fähigkeit wird besonders wichtig bei Fachgebieten, die sich mit Kausalitäten befassen, also mit Wenn-Dann-Beziehungen. Beispiele für solche Fächer sind **Physiologie, Pathophysiologie, Pharmakologie** und die **naturwissenschaftlichen Grundlagenfächer.**

2.4.5 Wortflüssigkeit

Laut Testerstellern soll der Test der Wortflüssigkeit die Fähigkeit prüfen, Wissensinhalte flexibel **aus dem Gedächtnis abrufen** zu können. Unserer Meinung nach prüft es ebenfalls den **Wortschatz** sowie ein gewisses Verständnis der **lexikalischen Semantik** bzw. Grundlagenwissen der **Etymologie** (➤ Kap. 6.2.4), da die Begriffe, die für diesen Untertest in der Vergangenheit genutzt worden sind, möglicherweise nicht jedem geläufig waren – beispielsweise *Sedierung, Diskont* oder *Zugzwang.*

Diese Fähigkeit kann für die Fächer **Anatomie, Pathologie** und **Pharmakologie** von Bedeutung sein.

KAPITEL

3 Figuren zusammensetzen

Deniz Tafrali

3.1 Allgemeines

EMPFOHLENER ZEITPUNKT: TAG 2
Nach dem Lernplan steht dieses Kapitel für **Tag 2** an. Ihr solltet Euch hierfür **einen ganzen Tag** Zeit nehmen.

Wie viele Aufgaben muss man in welcher Zeit absolvieren?

- **15 Aufgaben** in **20 Minuten**
- Pro Aufgabe **1 Minute und 20 Sekunden**

Welche Fähigkeiten werden geprüft?

- **Räumliches, zweidimensionales Vorstellungsvermögen,** insbesondere die Fähigkeit zur **mentalen Rotation**

Wie sehen die Aufgaben aus?

Aufgabenstellung

Es sollen bei dieser Aufgabenstellung die zerlegten Teilausschnitte einer **zweidimensionalen geometrischen Figur** im Geiste wieder zusammengeführt werden. Dabei gibt es **zwei Formen von Aufgaben:** Aufgaben mit sogenannten **Vielecken (Polygonen)** und Aufgaben mit **Kreissektoren.**
Die abgeprüften Vielecke sind das **Drei-, Vier-, Fünf-, Sechs-, Sieben-** und das **Achteck** sowie seit 2018 auch das **gleichschenklige Trapez** und seit 2025 auch weitere Formen wie **Parallelogramme** und **rechtwinklige Dreiecke** sowie weitere, durch die Testersteller nicht klar benannte Vielecke. Die geprüften Kreissektoren sind stets entweder ein **Viertelkreis** oder sein Vielfaches (also: **Viertel-, Halb-, Dreiviertel-,** und **Vollkreis**) (➤ Abb. 3.1).

Antwortmöglichkeiten

Bei jeder Aufgabe ist eines der oben genannten Lösungsfiguren in Teilausschnitte *zerlegt.* Bei den Antwortmöglichkeiten von (A)–(E) muss man angeben, welche Lösungsfigur aus den Teilausschnitten zusammengesetzt werden kann. Dabei ist die Antwort (E) stets die Aussage *„Keine der Antwortmöglichkeiten ist richtig"* (➤ Abb. 3.2).

Was muss man bei den Aufgaben beachten?

1. Die zerschnittenen Teile sind von ihrem Ursprungsort **verschoben** und **rotiert** (gedreht), aber **niemals spiegelverkehrt.**
2. Die aus den zerschnittenen Teilen zusammengesetzte Figur kann **größer** sein als die in den Antwortmöglichkeiten aufgeführte, korrekte Figur. Die **Relation** zwischen den zerschnittenen Teilen hingegen bleibt **immer gleich.**
3. Die Anzahl der zerschnittenen Teile variiert von **drei** bis **sechs, manchmal sogar sieben Teilausschnitten** bei besonders schweren Aufgaben.
4. Man darf sich beim Bearbeiten dieses Untertests die Formen **nicht mit einem Stift** aufzeichnen.

AUFGEPASST! Es könnte in einer Aufgabe auch ein Achteck als Antwortmöglichkeit gegeben sein, während aber nur die Figuren Vier-, Fünf-, Sechs- und Siebeneck angezeigt werden. Dann gilt es natürlich, die **Antwort (E),** *„Keine der Antwortmöglichkeiten ist richtig"* auszuwählen.

Notizen

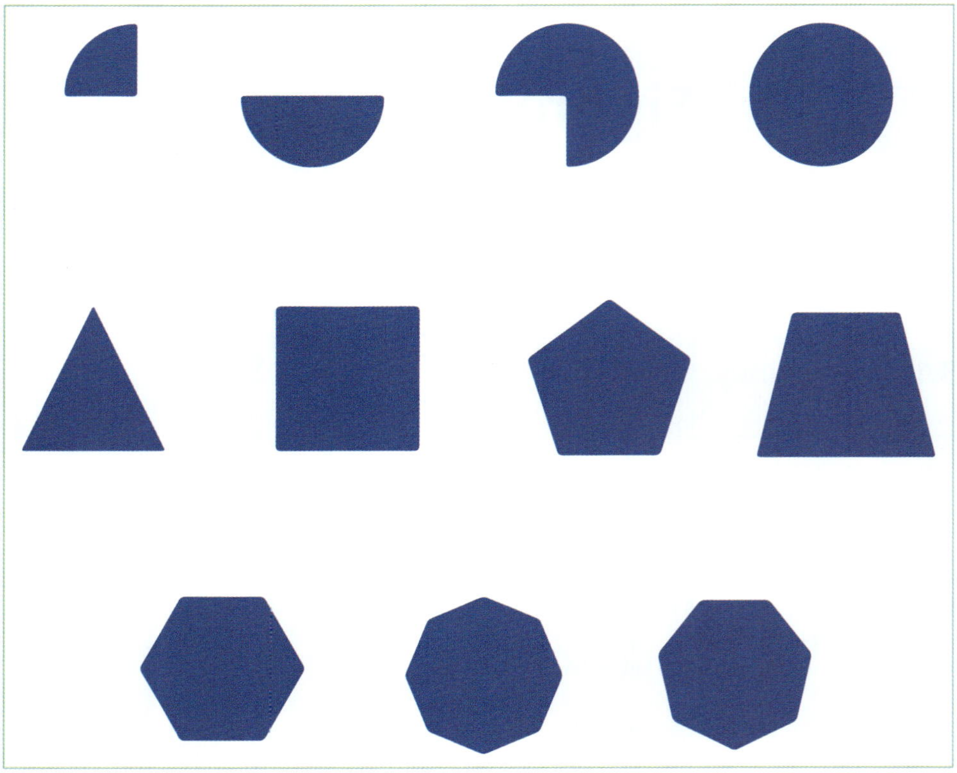

Abb. 3.1 Vielecke [P605]

3.2 Lehrkapitel

3.2.1 Status praesens

Bevor wir mit den Bearbeitungsstrategien des Untertests *Figuren zusammensetzen* beginnen, möchten wir euch bitten, euch auf einem Timer **20 Minuten** einzustellen und das **erste Aufgabenset** aus ➢ Kap. 3.3 in dieser Zeit zu bearbeiten.
Fertig? Dann schreibt euch hier euer Ergebnis auf: ________ (von 15)

3.2.2 Anamnese

Falls ihr euch noch gar nicht mit diesem Untertest befasst habt, werdet ihr mit hoher Wahrscheinlichkeit ein nicht so gutes Ergebnis erreicht haben – das ist völlig normal. Schreibt euch nun im Notizbereich in der Randspalte genau auf, wo ihr euch besonders schwer bzw. besonders leichtgetan habt.
Auch fertig? Gut. Von diesem Punkt an solltet ihr die nächsten Kapitel stets mit dem Fokus auf das **Verbessern eurer Schwächen** bearbeiten.

3.2.3 Diagnostik

Jetzt geht es an die zu beachtenden Begebenheiten dieses Untertests. Wir werden diese Sachverhalte separat für die **Aufgaben mit den Polygonen** und für die **Aufgaben mit den Kreissektoren** durchgehen.

AUFGEPASST! Wichtig ist, dass die am häufigsten geprüften Vielecke Fünf- bis Achtecke sind. Jedoch gaben die Testersteller mit dem MedAT 2025 bekannt, dass sie neben diesen Vielecken auch weitere Polygone wie Trapez, Parallelogramm, rechtwinklige Dreiecke prüfen werden. Darüber hinaus behalten sie es sich auch vor, weitere, nicht erwähnte Vielecke abzuprüfen.
Der Praktikabilität halber und weil wir nicht wissen, was am Ende tatsächlich geprüft wird, konzentrieren wir uns auf die fundamentalen Grundprinzipien dieses Untertests und nutzen für unsere Texte überwiegend regelmäßige Polygone (Drei- bis Achtecke).

Aufgaben mit Polygonen

Bei dieser Art von Aufgaben werden einfarbig gefüllte Polygone (**Drei-, Vier-, Fünf-, Sechs-, Sieben-** bzw. **Achtecke** sowie auch **Trapeze, Parallelogramme** und weitere) im Aufgabenbereich auf verschie-

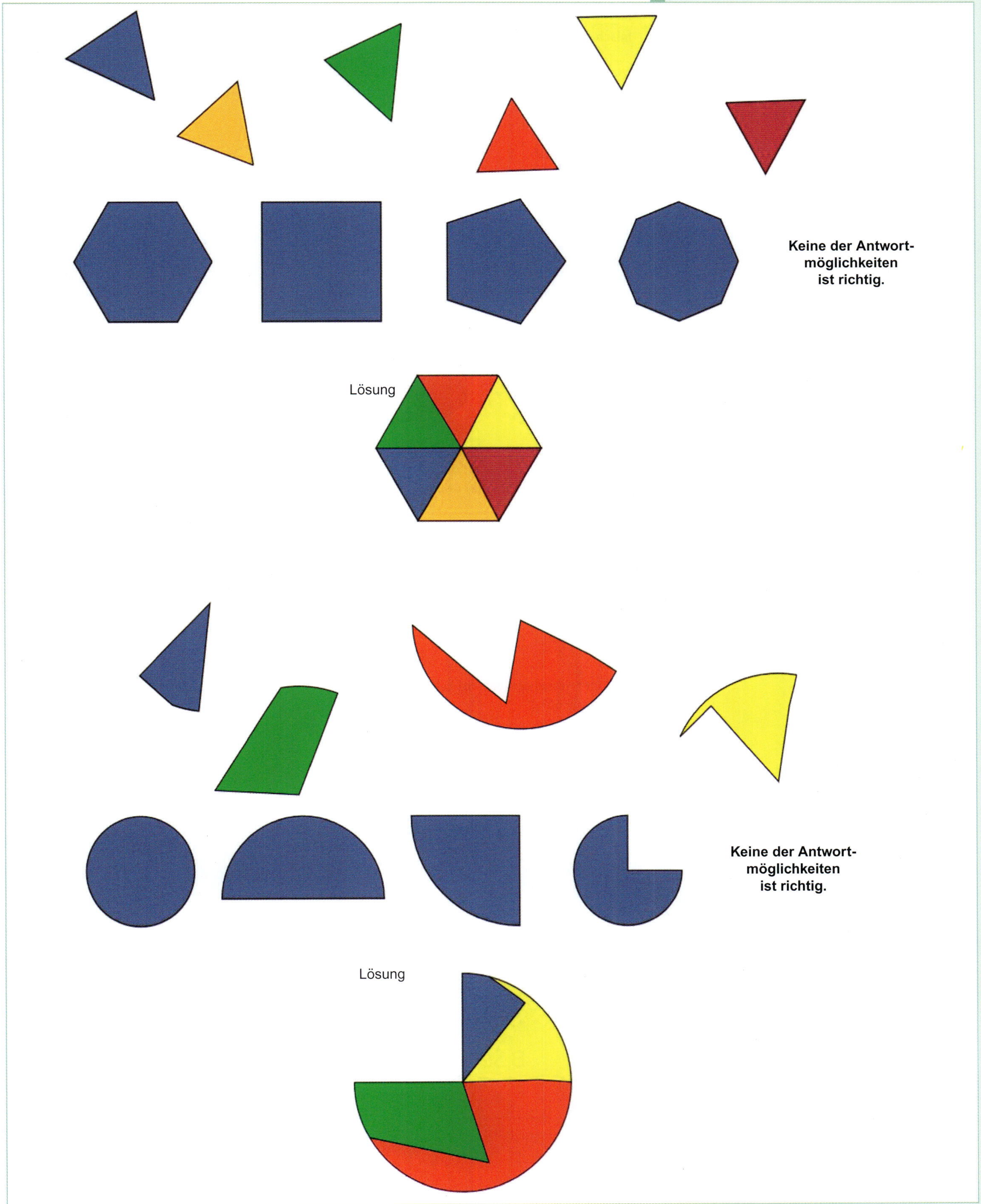

Abb. 3.2 Beispielaufgabe aus dem Untertest *Figuren zusammensetzen* [P605]

denste Art und Weise zerschnitten. Dabei ist bei jedem Teilausschnitt eine variable Anzahl an **echten und falschen Ecken** gegeben (➤ Abb. 3.3).

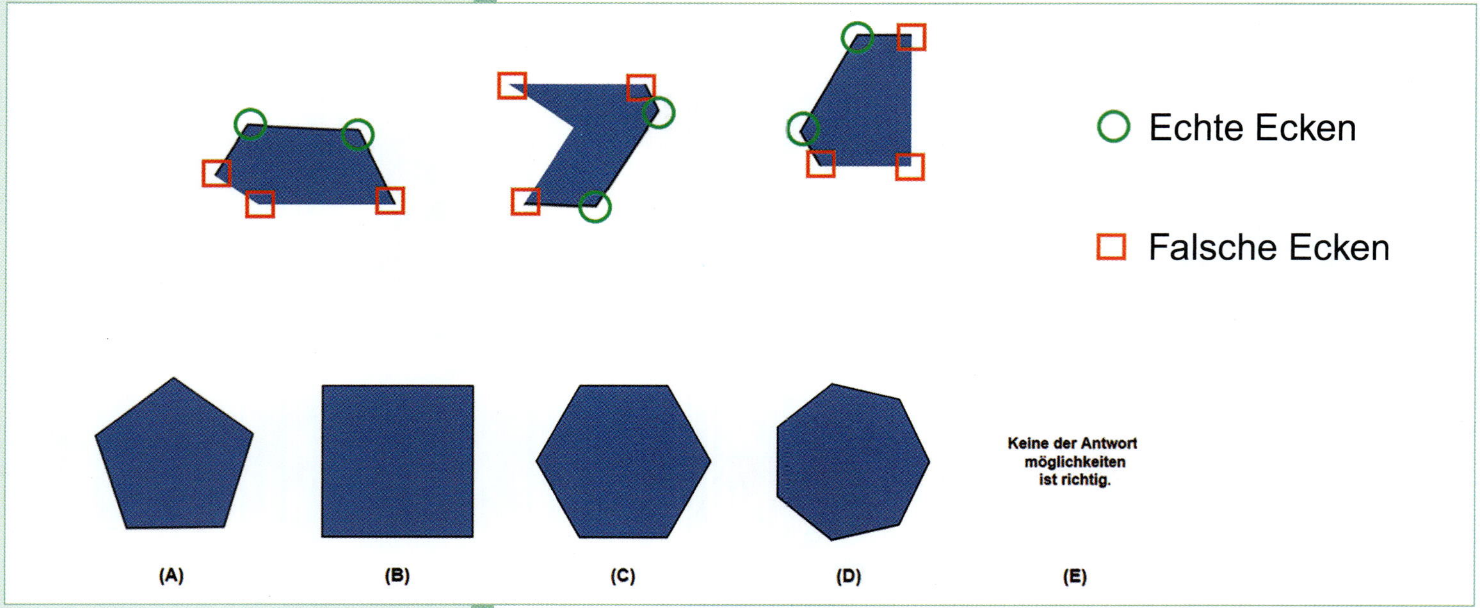

Abb. 3.3 Beispiele für echte und falsche Ecken [P605]

DEFINITIONEN & INFORMATIONEN Als **echte Ecke** eines Teilausschnittes definieren wir solche Ecken, die bei der Lösungsfigur ebenfalls vorhanden sind.
Falsche Ecken sind hingegen solche, die beim Zerschneiden der Lösungsfigur in seine Teilausschnitte entstehen.

Die Innenwinkel der (echten) Ecken unserer regelmäßigen Polygone haben folgende Größen:

- **Dreieck:** 60°
- **Viereck:** 90°
- **Fünfeck:** 108°
- **Sechseck:** 120°
- **Siebeneck:** ca. 129°
- **Achteck:** 135°

Damit man sich diese Ecken auch vorstellen kann, haben wir sie euch in ➤ Abb. 3.4 aufgezeichnet.

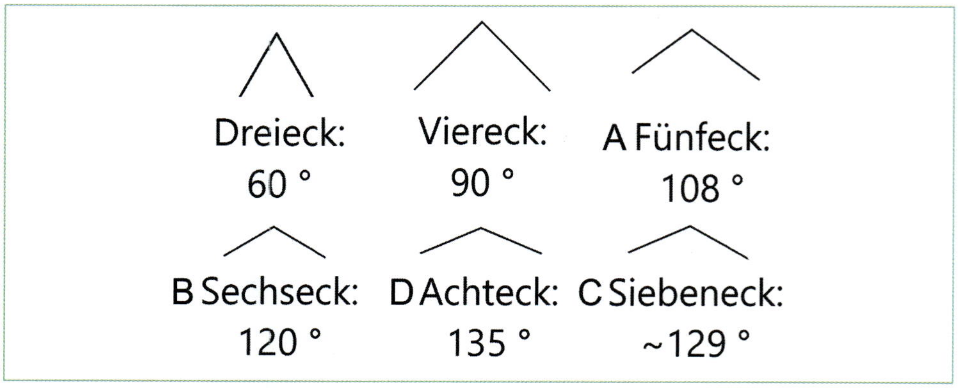

Abb. 3.4 Echte Ecken [P605]

Drei echte Ecken in einem Teilausschnitt

Wie schon gesagt, können die zerschnittenen Teile einer Lösungsfigur mehrere „echte Ecken" aufweisen. Für gewöhnlich sind bei besonders einfachen Aufgaben Teilausschnitte mit **drei echten Ecken** gegeben – mehr als drei sind sehr selten.

> **AUFGEPASST!** Echte Ecken eines oder mehrerer Teilausschnitte haben allesamt den **gleichen Winkel!** Der Grund dafür ist, dass die Testersteller (mit sehr hoher Wahrscheinlichkeit) in den meisten Aufgaben nur regelmäßige Polygone prüfen.

Dreiecke und **Vierecke** sollten aus offensichtlichen Gründen bei drei gegebenen echten Ecken kein Problem darstellen. Ein wenig schwieriger wird es für **Fünf-, Sechs-, Sieben-** sowie **Achtecken.** Für die Teilausschnitte dieser Polygone gibt es aber bestimmte Gesetzmäßigkeiten (➤ Abb. 3.5).

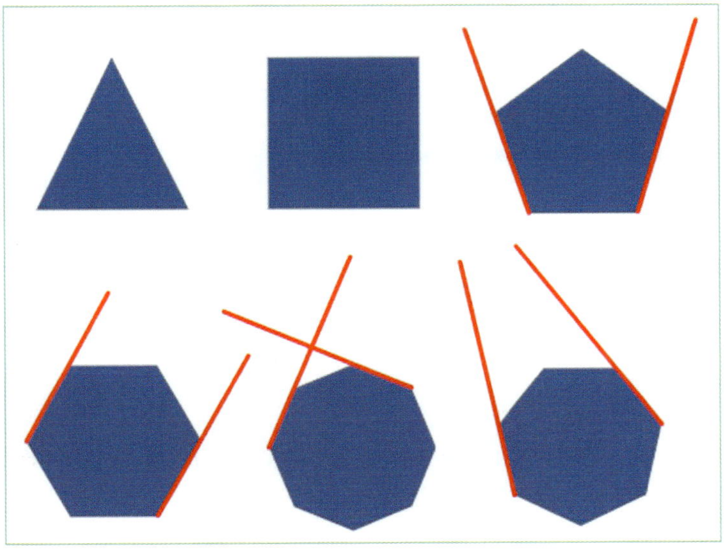

Abb. 3.5 Gesetzmäßigkeiten bei drei echten Ecken [P605]

A) Verlängert man bei **Fünfeck-Teilausschnitten** mit drei echten Ecken die Seiten an den beiden Ecken links und rechts der mittleren Ecke in entgegengesetzter Richtung der mittleren Ecke, dann **konvergieren (treffen sich) beide Linien.** Umgekehrt **in Richtung der mittleren echten Ecke divergieren sie.**

B) Man sieht, dass man bei **Sechseck-Teilausschnitten** mit drei echten Ecken, an der linken und rechten Ecke Seiten hat, die jeweils **parallel** zueinanderstehen.

C) Verlängert man die Seiten der beiden Ecken links und rechts der mittleren Ecke eines **Siebeneck-Teilausschnittes** mit drei echten Ecken in entgegengesetzter Richtung der mittleren Ecke, dann **divergieren beide Linien** bzw. **divergieren sie in Richtung der mittleren echten Ecke.** d. h. sie treffen sich nicht. Das Siebeneck zeigt also quasi das entgegengesetzte Verhalten in Bezug auf die Verlängerung seiner Seiten wie das Fünfeck.

D) Bei **Achteck-Teilausschnitten** mit drei echten Ecken stehen beide Seiten links und rechts einer mittleren Seite im **90°-Winkel (orthogonal bzw. normal)** zueinander.

Zwei echte Ecken in einem Teilausschnitt

Bei Teilausschnitten mit zwei echten Ecken gilt ebenfalls: **Drei- und Vierecke** sind sehr einfach zu unterscheiden (Unterscheidungsmerkmal: 90°-Innenwinkel oder Innenwinkel < 90°). Für **Fünf-, Sechs-, Sieben-** sowie **Achtecke** gilt, dass sie schwerer zu unterscheiden sind, da sie alle einen Innenwinkel von > 90° aufweisen.

Eine oder keine echte Ecke in verschiedenen Teilausschnitten

Es kommt auch vor, dass in den Teilausschnitten nur **eine oder sogar keine echte Ecke** gegeben ist. Betrachtet man **alle Ecken** jeglicher Teilausschnitte, kann man die echten Ecken meist dadurch entdecken, dass sie diejenigen sind, die mindestens dreimal (beim Dreieck) **denselben Winkel** aufweisen. Bei Lösungsfiguren, die mehr als drei Ecken haben, sind es dann natürlich auch mehr echte Ecken mit denselben Winkeln. Mehr dazu in ➤ Kap. 3.2.4.

Aufgaben mit Kreissektoren

DEFINITIONEN & INFORMATIONEN ➤ Abb. 3.6 zeigt wichtige Begriffe für die Arbeit mit Kreissektoren:
Der **Kreisbogen** (b) ist eine zusammenhängende Teilmenge der Kreislinie, also eigentlich ein Teil eines Kreises bzw. Kreisumfangs. Bei uns kann der Kreisbogen auch die zusammenhängende Teilmenge eines Kreisbogens eines **Viertel-, Halb-** sowie **Dreiviertelkreises** sein.
Eine **Kreissehne** (s) ist die Verbindung zweier Punkte auf der Kreislinie bzw. eines Kreisbogens.
Der **Mittelpunktswinkel** (α) ist derjenige Winkel, der seinen Scheitel am Mittelpunkt hat, während seine Schenkel zwei Radien (r) desselben Kreises sind.

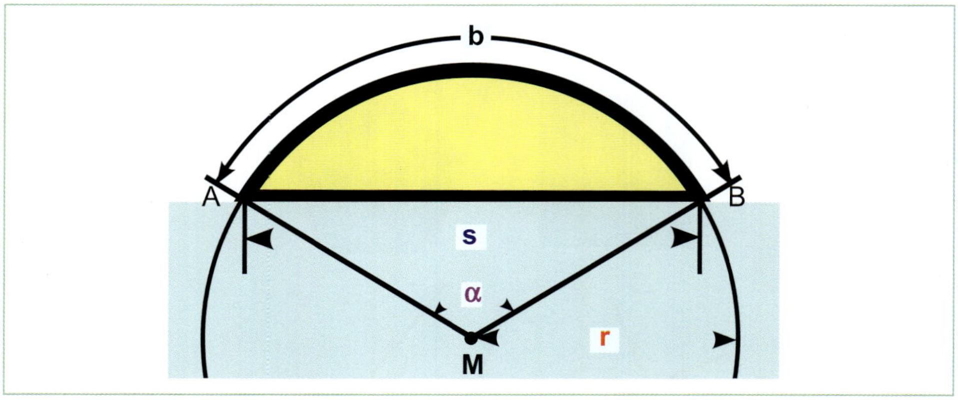

Abb. 3.6 Allgemeines zu Kreissektoren [P605]

Bei dieser Art von Aufgaben werden einfarbig gefüllte Kreissektoren (**Viertel-, Halb-, Dreiviertel-** und **Vollkreis**) im Aufgabenbereich auf verschiedenste Art und Weise zerschnitten. Bei den Aufgaben mit Kreissektoren muss man auf andere Dinge als bei den Polygonen achten.

AUFGEPASST! Ihr müsst unbedingt Kreissektoren (sehen aus wie Tortenstücke) und Kreissegmente (sehen nicht aus wie Tortenstücke) unterscheiden, da Kreissegmente oftmals den Anschein erwecken, länger zu sein und euch daher bei dem Addieren der Kreislängen in die Irre führen können!

Viertelkreis

Findet ihr bei den Teilausschnitten ein Stück mit einem **Mittelpunktswinkel von 90° (rechter Winkel),** so ist die Lösungsfigur sehr wahrscheinlich (aber nicht unabdingbar) ein **Viertelkreis.** Sollte sich ein falscher rechter Winkel (analog zu den falschen Ecken der Aufgaben mit den Polygonen) eingeschlichen haben, würde euch das auf die falsche Fährte locken. Ihr könnt diese These jedoch ganz einfach überprüfen, indem ihr die Länge der Kreisbogen aller Teilausschnitte auf Sinnhaftigkeit für einen Viertelkreis prüft (mehr dazu in ➤ Kap. 3.2.4).

Halbkreis

Beim Halbkreis ergeben die addierten Kreisbogenlängen vereint einen Mittelpunktswinkel von **180°.**

Dreiviertelkreis

Seht ihr in einem der Teilausschnitte eine Ecke, die einem **Mittelpunktswinkel von 270°** entspricht, dann ist die Lösungsfigur sehr wahrscheinlich ein **Dreiviertelkreis.** Um zu überprüfen, ob dieser Mittelpunktwinkel auch nicht beim Auseinanderschneiden einer anderen Figur entstanden ist, könnt ihr wieder wie beim Viertelkreis die Kreisbogenlängen der Teilausschnitte auf Sinnhaftigkeit für einen Dreiviertelkreis prüfen (mehr dazu in ➤ Kap. 3.2.4).

Vollkreis

Für den Vollkreis gilt: Wenn ihr die Kreisbogenlängen zu einer **kompletten Kreislinie** zusammensetzen bzw. mit den Kreisausschnitten einen **Mittelpunktswinkel von 360°** geistig zusammenstellen könnt, dann handelt es sich um einen **Vollkreis.**

3.2.4 Therapie

An diesem Punkt sind wir an die Lösungsstrategien dieses Untertests gelangt. Dabei werden wir für die Ausführung unserer Lösungsstrategien oftmals auf die Informationen aus ➢ Kap. 3.2.3 zurückgreifen. Wir beginnen mit unseren sogenannten *fundamentalen Grundprinzipien,* also den Fähigkeiten, die wir für die erfolgreiche Absolvierung dieses Untertests brauchen bzw. trainieren müssen. Danach gehen wir zu einem Schritt-für-Schritt-Algorithmus über, anhand dessen ihr den Entscheidungsvorgang beim Bearbeiten des gesamten Untertests gestalten könnt. Zu guter Letzt stellen wir euch eine Zusammenfassung dieses Kapitels in Form eines Entscheidungsbaumes zur Verfügung, der euch die Lösungsstrategien noch einmal visuell präsentiert.

Fundamentale Grundprinzipien

Wollen wir im Untertest *Figuren zusammensetzen* eine hohe Punktzahl erreichen, brauchen wir bestimmte Fähigkeiten, die wir verbessern müssen. Zum einen ist das unsere Fähigkeit zur **mentalen Rotation.** Zum anderen müssen wir die Fähigkeit trainieren, grob **verschiedene Winkelgrößen zu erkennen.** Zu guter Letzt brauchen wir noch die Fähigkeit, **Kreisbogenlängen zu addieren.**

Mentale Rotation

Beim Thema **mentale Rotation** gilt, dass man sie laut einiger Studien relativ gut trainieren kann (*Meneghetti und Cardillo 2017, Neubauer und Bergner 2010*). Deshalb empfehlen wir euch, in den Übungsaufgaben in ➢ Kap. 3.3 die Teilausschnitte im Geiste zu drehen bzw. zu rotieren und so viel und so oft wie möglich zu üben.

FUN FACT Die mentale Rotation fällt erwiesenermaßen männlichen Probanden leichter als weiblichen (*Collins und Kimura 1992*). Dabei gilt, dass Männer und Frauen Aufgaben zur mentalen Rotation zwar gleich schnell lösen können (*Debelak, Gittler und Arendasy 2013*), jedoch Frauen – im Gegensatz zu Männern – oft dadurch Zeit verlieren, dass sie bei der Entscheidung über die Lösung der Aufgabe die zerschnittenen Teile mit *allen* in den Antwortmöglichkeiten gezeigten Lösungsfiguren prüfen, anstatt beim Erkennen der richtigen Antwort sofort die nächste Aufgabe zu bearbeiten (*Peters 2005*).
Außerdem fand man in einer Studie heraus, dass in Tests zur mentalen Rotation Sportler und Musiker besser abschneiden als z. B. Mathematik- oder Pädagogik-Studenten (*Pietsch und Jansen 2012*). Interessanterweise hilft es, vor dem Absolvieren von Aufgaben, die mentale Rotation erfordern, Sport zu machen, da das Betreiben einer Sportart bewiesenermaßen die räumliche Vorstellungskraft aktiviert (*Moreau und Clerc 2012*) – probiert es aus!

TRICKKISTE Hier mal ein praktischer und immens effektiver Tipp (der an zwei verschiedenen Tagen durchgeführt werden muss):
Macht am ersten Tag ein Aufgabenset *Figuren zusammensetzen* und schreibt euer Ergebnis auf.
Kauft euch am nächsten Tag einen Flummi oder einen sonstigen kleinen Ball und werft ihn zwanzig bis dreißig Mal gegen die Wand, während ihr jedes Mal versucht, ihn jeweils abwechselnd mit der rechten und der linken Hand zu fangen. Nachdem ihr das getan habt, macht an diesem zweiten Tag ein weiteres Aufgabenset *Figuren zusammensetzen* und schreibt auch hier euer Ergebnis auf.
Ihr werdet sehen, am zweiten Tag geht es wesentlich einfacher, räumlich zu denken und mehr Punkte zu bekommen – und das, liebe Freunde, ist Wissenschaft in Aktion.
Und noch ein weiterer Tipp: Nehmt euren Flummi auch am Testtag des MedAT mit und verstaut ihn in eurer Tasche oder eurem Rucksack. Holt ihn dann in der Mittagspause raus und werft ihn zehn Minuten lang gegen die Wand der Räumlichkeiten, in denen Ihr Euch befindet, und fangt ihn abwechselnd mit der rechten und linken Hand wieder auf.
Dadurch aktiviert ihr nämlich euer räumliches Vorstellungsmögen nur wenige Minuten vor dem Untertest *Figuren zusammensetzen* (folgt direkt nach der Mittagspause), und ihr tut euch danach viel leichter, die Aufgaben zu lösen!

Erkennen von Winkelgrößen

Beim groben **Erkennen von verschiedenen Winkelgrößen** gibt es eine Unmenge an publizierten Studien (hauptsächlich von Orthopäden), die sich damit befasst haben, wie gut geschulte und nichtgeschulte Augen Winkel schätzen können (z. B. *Blonna und Zarkadas 2017, Peters und Herbenick 2011*). Deshalb liegt es auch hier nicht fern, dass man diese Fähigkeit trainieren kann. Daher empfehlen wir auch hier: üben, üben, üben!

Addieren von Kreisbogenlängen

Das **Addieren von Kreisbogenlängen** sollte keine allzu schwere Tätigkeit darstellen, da man hier mit ein wenig Übung schnell Ergebnisse erzielen kann. Der Grund dafür ist, dass man als Lösungsfiguren lediglich Kreissektoren mit einem Mittelpunktswinkel von 90°, 180°, 270° oder 360° zu finden hat, was der menschlichen Intuition relativ leichtfällt. Außerdem benötigt man zum Addieren von Kreisbogenlängen ebenfalls die Fähigkeit zur *mentalen Rotation,* die man sich mit den oben beschriebenen Methoden schon so gut es geht angeeignet haben sollte. Falls ihr hier jedoch weiterhin Übungsbedarf habt, könnt ihr noch ein paar Aufgaben in ➤ Kap. 3.3 bearbeiten, bis ihr im wahrsten Sinne des Wortes „den Dreh raushabt". Hier ein Beispiel, wie ihr die Kreisbogenlängen addieren könnt (➤ Abb. 3.7):

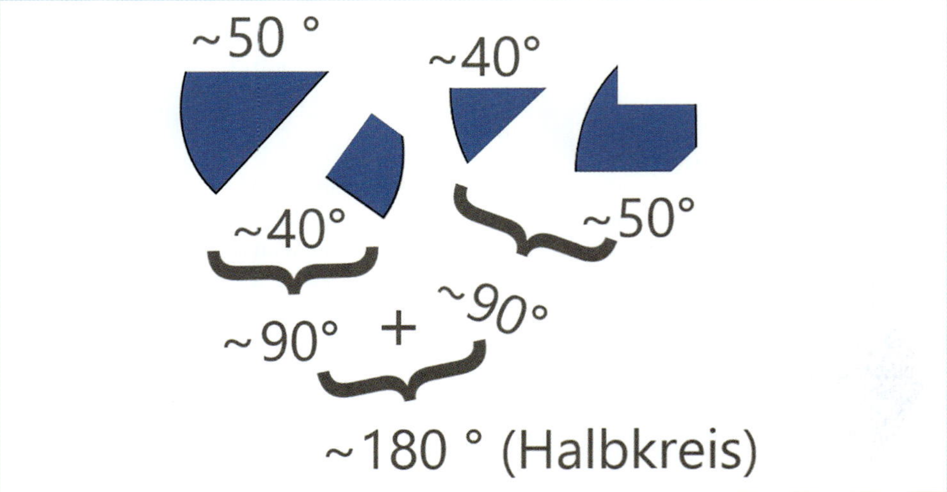

Abb. 3.7 Addieren von Kreisbogenlängen [P605]

AUFGEPASST! Ihr werdet euch sicher denken, dass man neben dem Rotieren von Figuren auch das **Verschieben von Figuren** können muss, um *Figuren zusammensetzen* erfolgreich bearbeiten zu können. Das stimmt natürlich, jedoch ist es weitaus schwerer, Figuren bzw. geometrische Objekte zu drehen, als sie auf einer zweidimensionalen Unterlage mental zu verschieben. Unser Ansatzpunkt zu diesem Thema ist der, dass ihr die Teilausschnitte im Geiste mit Sicherheit sehr gut verschieben lernt, wenn ihr eure Fähigkeit zur mentalen Rotation trainiert.

Vorgehen beim Untertest

Schritt 1

Sobald der Untertest losgeht, beginnt ihr mit dem Betrachten der Aufgaben, begonnen bei der 2. oder 3. Aufgabe, und **überspringt und markiert** jede Aufgabe, die ihr nicht innerhalb der ersten **15 Sekunden** mit eurer Fähigkeit der **mentalen Rotation** intuitiv lösen könnt, egal ob es eine Polygon- oder eine Kreissektor-Aufgabe ist.

EMPFOHLENER ZEITPUNKT

Schlimmstenfalls, falls ihr durch mentale Rotation keine Aufgabe lösen könnt, verliert ihr dabei genau **3:45 min,** ihr habt dann also noch genau **16:15 min** bzw. **1:05 min pro Aufgabe.**

Schritt 2

Dann geht es an die Bearbeitung der nicht intuitiv durch mentale Rotation lösbaren Aufgaben. Dabei ist die erste Frage, die ihr euch stellen müsst: Ist es eine **Polygon-Aufgabe** (Schritte 3a–5a) oder eine **Kreissegment-Aufgabe** (Schritte 3b–5b)?

EMPFOHLENER ZEITPUNKT

Hier geht ihr jede Aufgabe einzeln an und nehmt euch für jede Aufgabe maximal **eine Minute.** Dadurch habt ihr am Ende im schlimmsten Fall, falls ihr bei jeder Aufgabe die volle Zeit benötigt habt, noch **eine Minute und 15 Sekunden** (16:15 min – 15:00 min = 1:15min), um eure Lösungen in den Antwortbogen einzutragen.

Schritt 3a: Polygon-Aufgabe

Ist die Aufgabe eine Polygon-Aufgabe, stellt man sich die Frage: Gibt es einen Teilausschnitt, der offensichtlich **drei (oder mehr) echte Ecken** hat? Falls ja, dann löst ihr die Aufgabe anhand der Kriterien für Polygon-Ausschnitte mit drei echten Ecken, wie in ➤ Kap. 3.2.3 beschrieben und in ➤ Abb. 3.8 gezeigt.

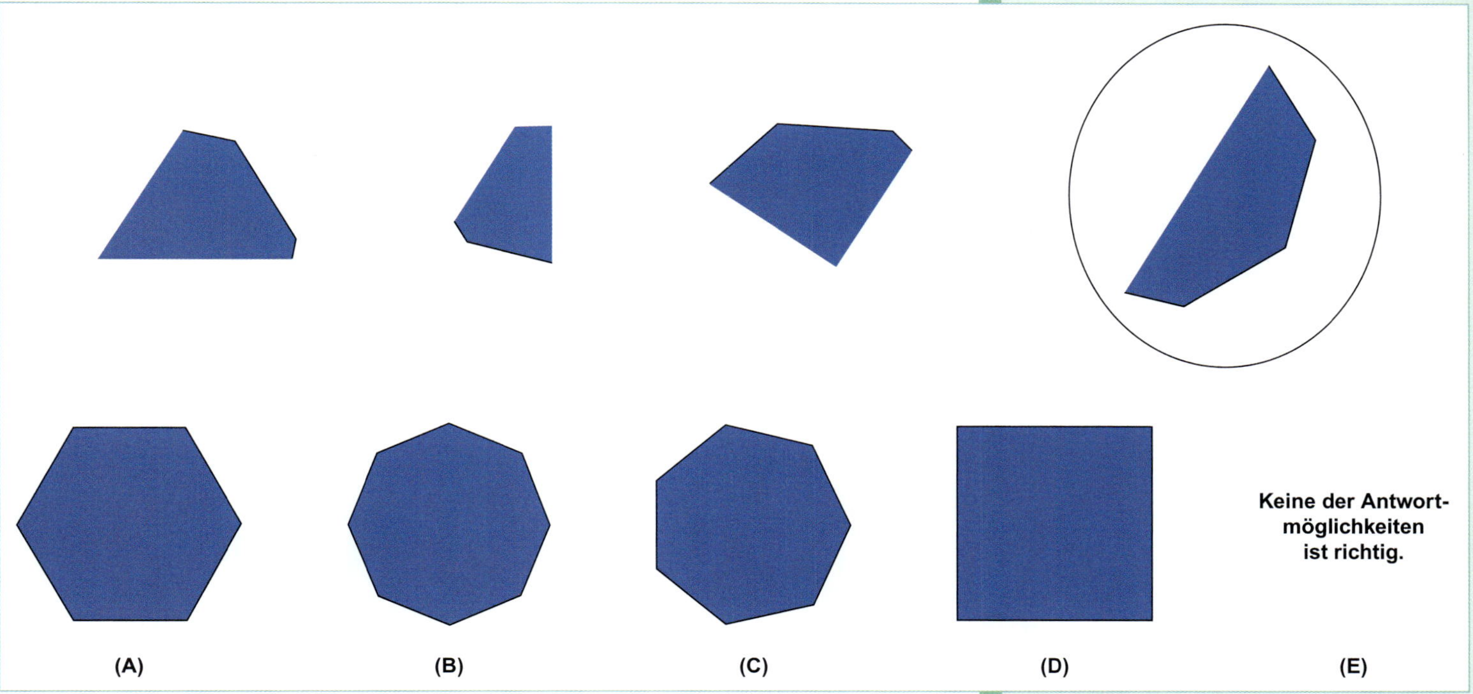

Abb. 3.8 Beispiel für eine Aufgabe mit drei echten Ecken [P605]

AUFGEPASST! Wir lassen die einfachen Fälle weg, bei denen man anhand der echten Ecken bemerken würde, dass die Lösungsfigur ein Dreieck bzw. ein Viereck ist, weil wir davon ausgehen, dass jeder von euch diese im Rahmen von **Schritt 1** anhand der mentalen Rotation schon richtig löst.

Schritt 4a: Polygon-Aufgabe

Gibt es keinen Teilausschnitt mit drei echten Ecken, schaut man nach Teilausschnitten mit **zwei echten Ecken.** Hat man einen gefunden, wendet man seine durch das Tool *Ecken entdecken* verfeinerten Fähigkeiten für das **grobe Schätzen der Winkelgrößen** an und vergleicht den Teilausschnitt mit den zwei echten Ecken innerhalb der Minute mit den Lösungsfiguren, bis man die richtige Lösungsfigur gefunden hat. Ist man sich der Größe der Winkel der echten Ecken **absolut sicher,** findet jedoch keine passende Lösungsfigur, ist die Antwort (E) auszuwählen.

AUFGEPASST! Dieser Fall kommt statistisch signifikant seltener vor als er beim Test sollte (weitaus geringer als 20 % der Antworten bei 5 Antwortmöglichkeiten). Deshalb sollte man diese Entscheidung mit Bedacht treffen!

EMPFOHLENER ZEITPUNKT

Schafft man es in der Zeit von einer Minute nicht, die Winkel der zwei echten Ecken mit den Lösungsfiguren passend zu vergleichen, dann sollte man vorerst mit seinem bisher angeeigneten Wissen zwischen den Antwortmöglichkeiten (A)–(D) raten, bevor man eventuell am Ende noch einmal zu dieser Aufgabe zurückkehrt, wenn man alle anderen machbaren Aufgaben schon bearbeitet hat.

Schritt 5a: Polygon-Aufgabe

Sind auf den ersten Blick lediglich Teilausschnitte mit **einer oder keiner echten Ecke** zu sehen, dann gilt es wie folgt vorzugehen:

Notizen

1. Man prüft, ob **nicht doch** Teilausschnitte mit zwei oder mehr echten Ecken vorzufinden sind und geht nach den dazugehörigen Schemata vor.
2. Gibt es wirklich nur zerschnittene Teile mit **einer oder keiner echten Ecke,** dann sucht man bei allen gegebenen Teilausschnitten nach **identischen Winkeln.** Bei der Suche markiert ihr identische Winkel am besten mit gleichen Symbolen (➤ Abb. 3.9). Da es relativ unwahrscheinlich ist, dass beim Zerschneiden der Lösungsfigur falsche Ecken entstehen, von denen mehr als zwei den identischen Winkel haben, solltet ihr mindestens drei identische Winkel identifizieren (➤ Abb. 3.9). Habt ihr diese identifiziert, gelten alle Ecken mit diesem Winkel als *echte Ecken.*

AUFGEPASST! Zwei falsche Ecken mit identischem Winkel entstehen schnell mal, wenn man eine Figur zerschneidet. Drei sind jedoch **unmöglich,** da man beim Zerschneiden einer geometrischen Figur an dafür relevanten Stellen immer zwei gleiche Winkel erhält. Mehr als zwei identische falsche Ecken sind deswegen unwahrscheinlich, weil mit jedem Schnitt identische Winkel entstehen müssten.

3. Habt ihr das gemacht, zählt ihr die **Anzahl der identischen Winkel** bzw. **echten Ecken.** Habt ihr z.B. 6 identische Winkel sicher identifiziert, könnt ihr alle Polygone mit weniger als sechs Ecken logischerweise ausschließen (➤ Abb. 3.9). Diejenigen, die mehr als sechs Ecken haben, könnt ihr jedoch nicht ausschließen, solange ihr euch der Winkelgröße nicht absolut sicher seid. Hier müsst ihr dann eine Kombination aus eurer Fähigkeit zur mentalen Rotation und dem groben Erkennen von Winkelgrößen einsetzen, um die richtige Lösung zu finden.

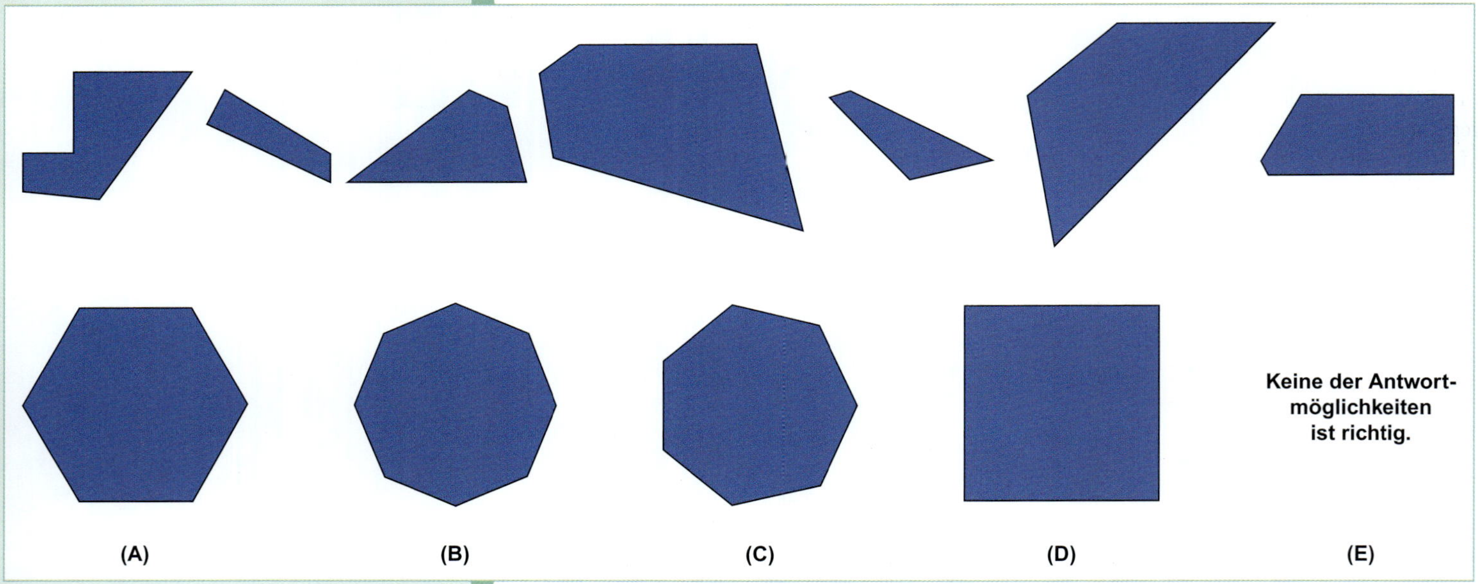

Abb. 3.9 Beispiel einer Aufgabe mit einer oder keiner echten Ecke [P605]

EMPFOHLENER ZEITPUNKT

Schafft man es in der Zeit von einer Minute nicht, die identischen Winkel zu identifizieren, dann sollte man vorerst mit seinem bisher angeeigneten Wissen zwischen den Antwortmöglichkeiten (A)–(D) raten, bevor man eventuell am Ende noch einmal zu dieser Aufgabe zurückkehrt, wenn man alle anderen machbaren Aufgaben schon bearbeitet hat.

Schritt 3b: Kreissektor-Aufgabe

Ist die Aufgabe eine Kreissektor-Aufgabe, stellt man sich die Frage: Findet sich eine Ecke mit **rechtem Winkel** bzw. **Mittelpunktswinkel über 90°?** Falls ja, ist die Lösungsfigur ein **Viertelkreis.** Falls man sich nicht sicher ist, weil die Gefahr eines falschen rechten Winkels besteht, muss man die **Kreisbögen der Teilausschnitte addieren** und auf Vernünftigkeit prüfen. Je nachdem ergibt sich dann die richtige Lösungsfigur.

EMPFOHLENER ZEITPUNKT

Schafft man es in der Zeit von einer Minute nicht, die Kreisbögen zu addieren und die Lösungsfigur zu finden, dann sollte man vorerst mit seinem bisher angeeigneten Wissen zwischen den Antwortmöglichkeiten (A)–(D) raten, bevor man eventuell am Ende noch einmal zu dieser Aufgabe zurückkehrt, wenn man alle anderen machbaren Aufgaben schon bearbeitet hat.

Schritt 4b: Kreissektor-Aufgabe

Findet sich kein rechter Winkel, sucht man nach einem **Mittelpunktswinkel über 270°.** Hat man diesen gefunden, dann ist die Lösungsfigur ein **Dreiviertelkreis.** Falls man sich nicht sicher ist, weil die Gefahr eines falschen Mittelpunktswinkels über 270° besteht, muss man die **Kreisbögen der Teilausschnitte addieren** und auf Vernünftigkeit prüfen. Je nachdem ergibt sich dann entweder doch ein **Dreiviertelkreis** oder aber ein **Vollkreis** – alle anderen Kreissektoren sind logischerweise auszuschließen, da die Kreisbogenlängen bei einem Teilausschnitt mit einem Mittelpunktswinkel über 270° niemals kleiner als ein Dreiviertelkreis sein kann.

EMPFOHLENER ZEITPUNKT

Schafft man es in der Zeit von einer Minute nicht, die Kreisbögen zu addieren und die Lösungsfigur zu finden, dann sollte man vorerst mit seinem bisher angeeigneten Wissen zwischen den Antwortmöglichkeiten (A)–(D) raten, bevor man eventuell am Ende noch einmal zu dieser Aufgabe zurückkehrt, wenn man alle anderen machbaren Aufgaben schon bearbeitet hat.

Schritt 5b: Kreissektor-Aufgabe

Findet sich weder ein **rechter Winkel** noch ein **Mittelpunktswinkel über 270°,** ist man voll und ganz auf seine Fähigkeit zum **Addieren von Kreisbogenlängen** angewiesen. Hier gilt, dass **alle Lösungsfiguren** möglich sind. Dabei ist es ein hilfreicher Tipp, Teilausschnitte, die besonders einfach ineinanderpassen, auf der einen, und wieder andere, die mental miteinander gut addierbar sind, auf der anderen Seite zu addieren. Danach kann man die geschätzten Kreisbogenlängen der beiden Seiten noch einmal addieren, damit man die richtige Lösungsfigur erhält (➤ Abb. 3.10). Schreibt dabei die ungefähren Gradzahlen am Besten direkt neben die Kreisbögen des jeweiligen Teilausschnitts.

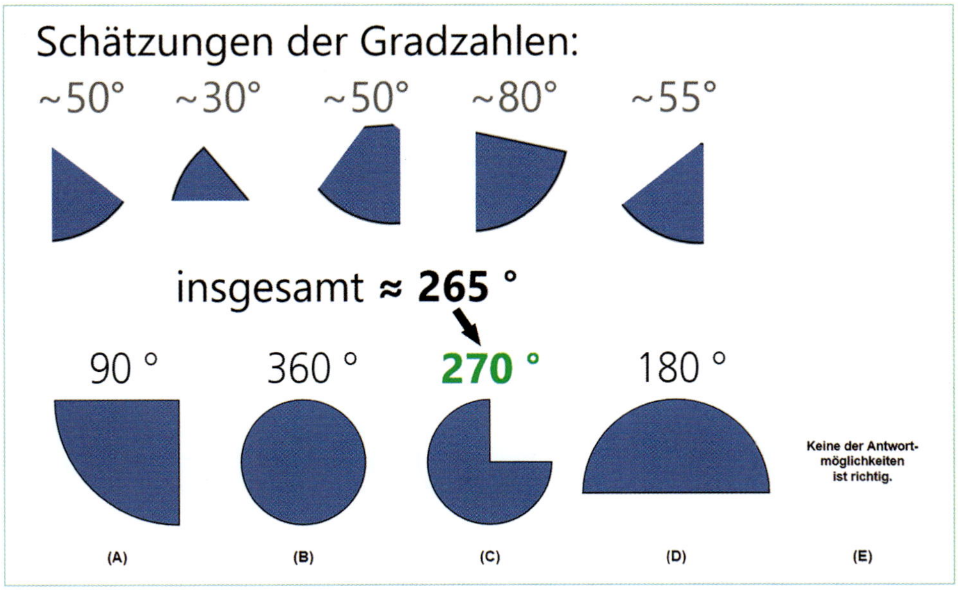

Abb. 3.10 Lösungsweg für Kreissektor-Aufgaben ohne offensichtliche Lösung [P605]

EMPFOHLENER ZEITPUNKT

Schafft man es in der Zeit von einer Minute nicht, die Kreisbögen zu addieren und die Lösungsfigur zu finden, dann sollte man vorerst mit seinem bisher angeeigneten Wissen zwischen den Antwortmöglichkeiten (A)–(D) raten, bevor man eventuell am Ende noch einmal zu dieser Aufgabe zurückkehrt, wenn man alle anderen machbaren Aufgaben schon bearbeitet hat.

Schritt 6

Hat man alle Aufgaben mit den Schritten 1–5 bearbeitet, ohne alle Aufgaben lösen zu können, bleiben einem im schlimmsten Fall noch mindestens **1:15 min,** um den Antwortbogen auszufüllen. Bestenfalls habt ihr viele Aufgaben schon gelöst und könnt daher ruhigen Gewissens die übrig gebliebenen komplizierteren Aufgaben bearbeiten.

> **EMPFOHLENER ZEITPUNKT**
>
> In jedem Fall solltet ihr aber spätestens **eine Minute vor dem Ende der Bearbeitungszeit** alle Antworten in den Antwortbogen übertragen!

Habt ihr nach dem Eintragen aller sicher beantwortbaren sowie geratenen Fragen noch Zeit, versucht die geratenen Aufgaben noch einmal mit der jeweils dafür erlernten Technik oder der mentalen Rotation zu lösen und tragt die neue Lösung gegebenenfalls in den Antwortbogen ein.

Zusammenfassung und Entscheidungsbaum

Nachdem wir die Schritte detailliert durchgegangen sind, möchten wir euch anhand eines Entscheidungsbaumes (➤ Abb. 3.11) noch einen Algorithmus als Zusammenfassung zum Lösen dieser Aufgaben geben.

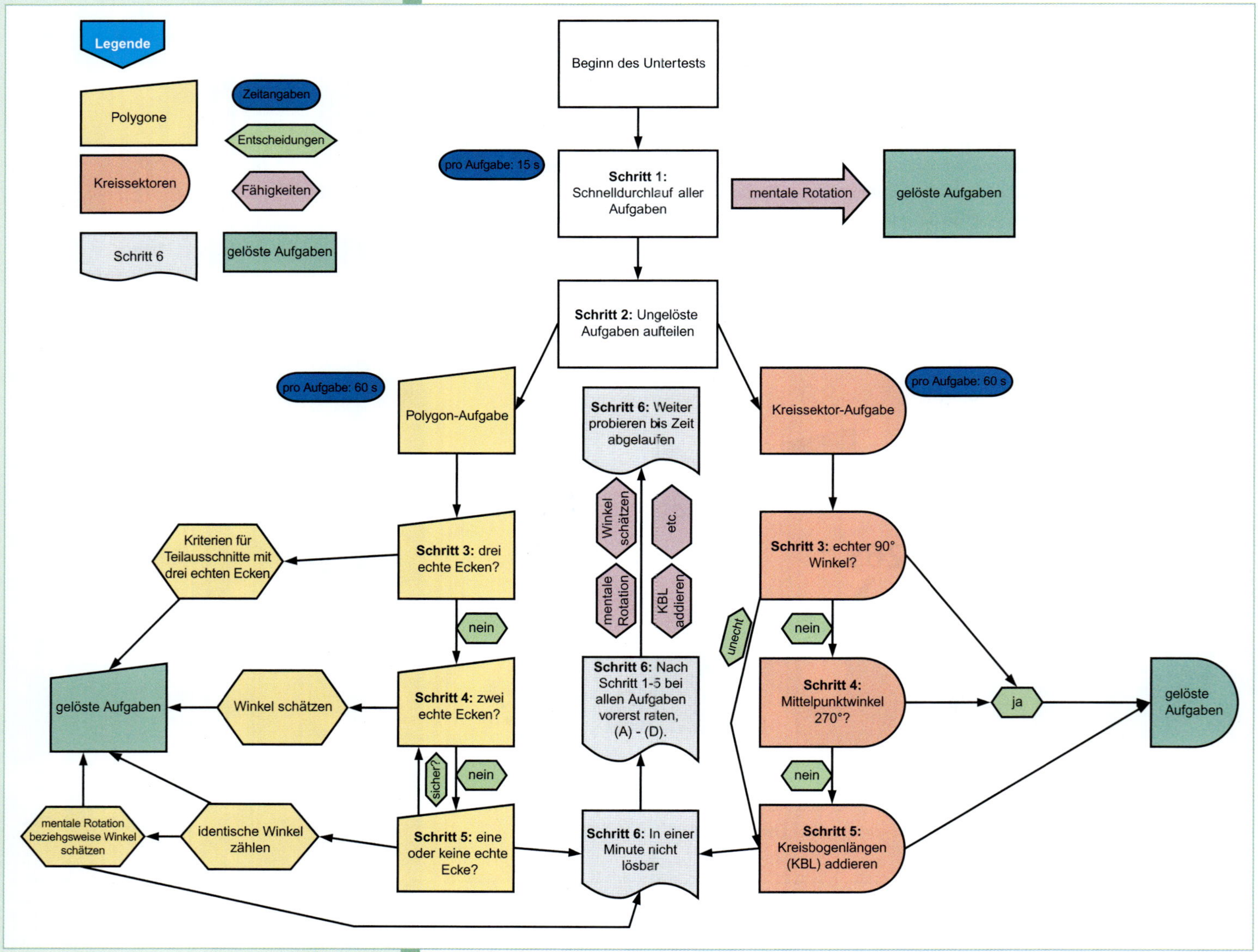

Abb. 3.11 Entscheidungsbaum *Figuren zusammensetzen* [P605]

3.2.5 Empfehlung

Verhaltensregeln

Diese allgemeinen Verhaltensregeln solltet ihr befolgen, um das bestmögliche Ergebnis bei diesem Untertest zu erlangen:

1. Sobald ihr euch der Lösung einer Aufgabe sicher seid, tragt die Lösung **sofort** in den Antwortbogen ein, um am Ende leichtsinnige Fehler zu vermeiden.
2. Solltet ihr euch gegen Ende des Zeitlimits einer Aufgabe nicht absolut sicher sein, dann müsst ihr unbedingt **raten** – und zwar am besten zwischen den **Antwortmöglichkeiten (A)–(D),** da diese in diesem Untertest eindeutig häufiger die richtige Antwort sind als die Antwortmöglichkeit (E).
3. Wie wir in ➤ Kap. 3.2.4 gelernt haben, kostet es, wenn man eine korrekte Lösung gefunden hat, unnötig Zeit, auf Nummer sicher zu gehen und die Teilausschnitte mit den anderen Lösungsfiguren zu vergleichen. Deshalb empfehlen wir euch, kühn zu sein und nach dem Erkennen der Lösung direkt weiterzumachen, statt die Lösung noch einmal zu kontrollieren.

Lernplan, Zeitmanagement und Intensität

Erinnert euch an eure Anamnese in ➤ Kap. 3.2.2. Wie geht es euch jetzt mit euren Schwächen – habt ihr sie verbessern können oder habt ihr sie sogar überwunden?

Außerdem fragt ihr euch sicher, **mit welchen Aufgaben, wann** und **wie intensiv** ihr diesen Untertest lernen solltet.

Welche Aufgaben?

Bearbeitet zu Beginn die übrig gebliebenen Aufgaben aus ➤ Kap. 3.3.

Wann?

Das *Wann* erübrigt sich, wenn ihr unsere Lernpläne benutzt, da hier jegliche Lernzeit Tag für Tag durchgetaktet ist. Solltet ihr euch dafür entscheiden, euren eigenen Lernplan zu nutzen, empfehlen wir euch, die Übungsaufgaben immer nach dem Lernen bzw. Üben vom BMS-und Textverständnis-Teil zu bearbeiten, da das dem Ablauf beim MedAT entspricht.

Wie intensiv sollt ihr lernen?

Da ihr alle individuelle Stärken und Schwächen habt, geben wir keine genauen Angaben, wie lange ihr wie viele Stunden am Tag lernen sollt. Jedoch sagen wir euch klipp und klar, in welcher Reihenfolge ihr welche Fähigkeiten lernen sollt:

1. Zunächst die Fähigkeit zur mentalen Rotation trainieren.
2. Dann die Fähigkeit zum groben Erkennen verschiedener Winkelgrößen üben und perfektionieren.
3. Dann das Addieren von Kreisbogenlängen üben.
4. Als nächstes die Schritt-für-Schritt-Schemata einstudieren.
5. Zu guter Letzt: Aufgaben lösen, bis der Arzt kommt. Oder bis ihr die volle bzw. eure gewünschte Punktzahl erreicht.

3.3 Beispielaufgaben

3.3.1 Aufgaben

Auf den folgenden Seiten findet ihr drei Aufgabensets zum Üben.

Notizen

Erstes Aufgabenset

1.

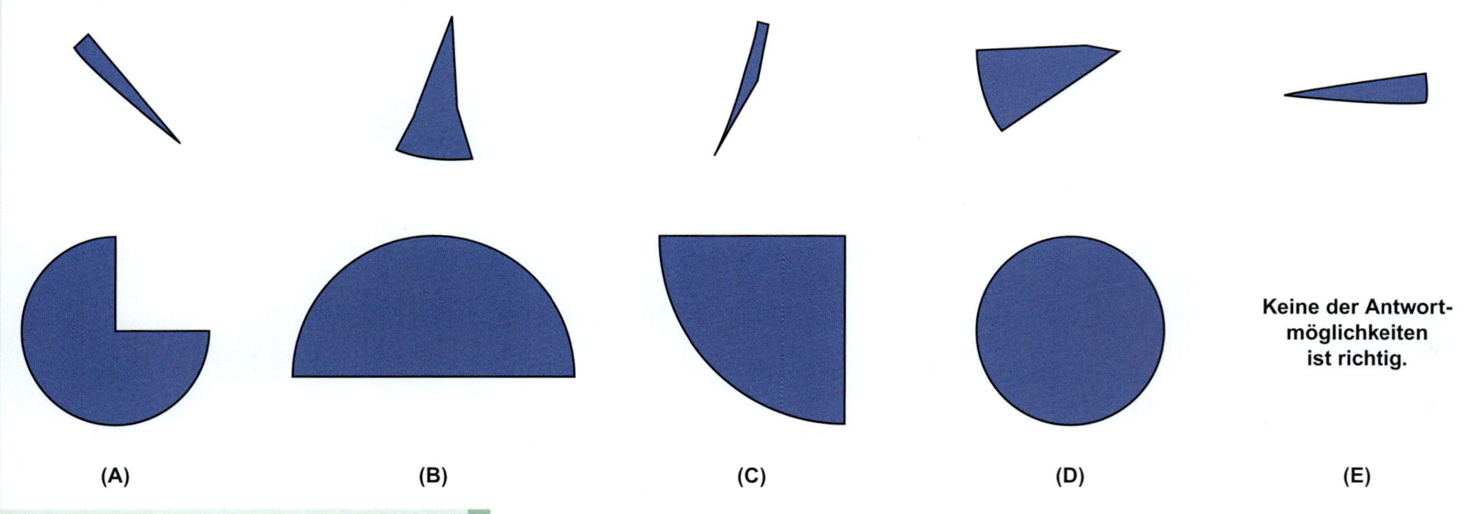

2.

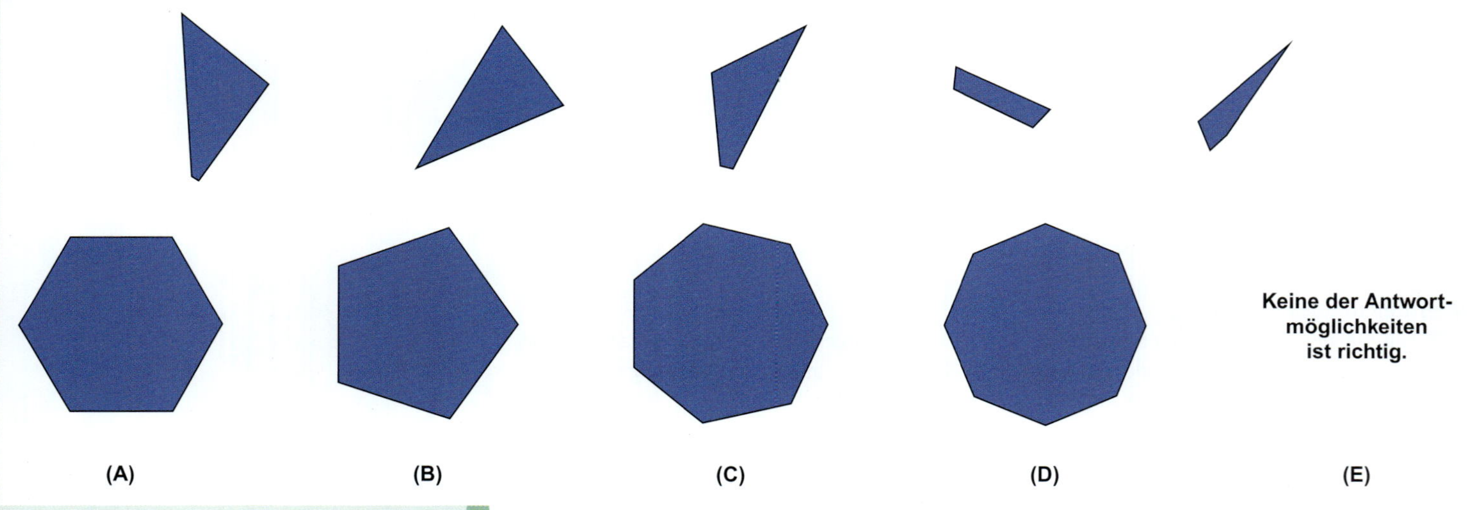

3.

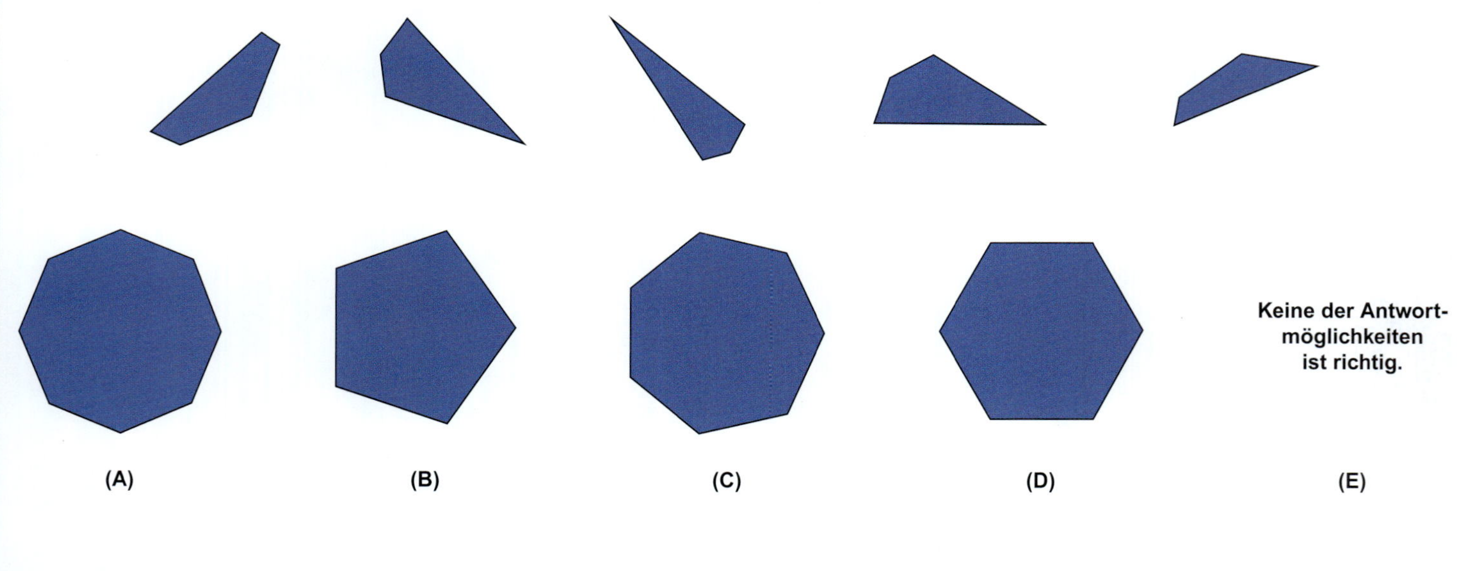

[Abb.: Deniz Tafrali, St. Gallen (CH)]

Notizen

4.

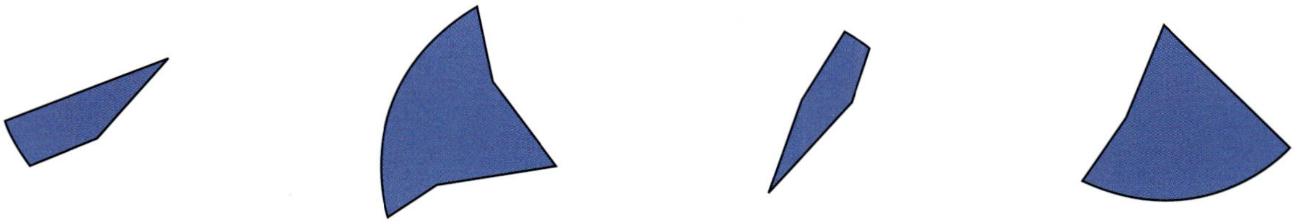

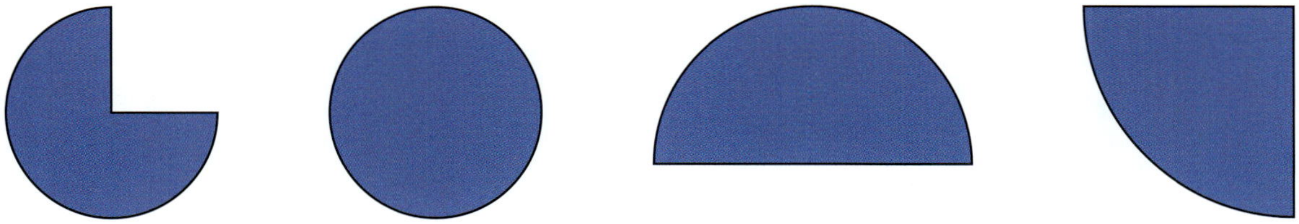

Keine der Antwortmöglichkeiten ist richtig.

(A) (B) (C) (D) (E)

5.

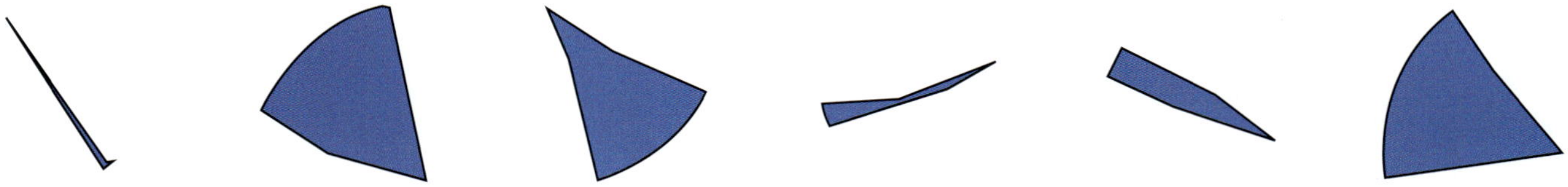

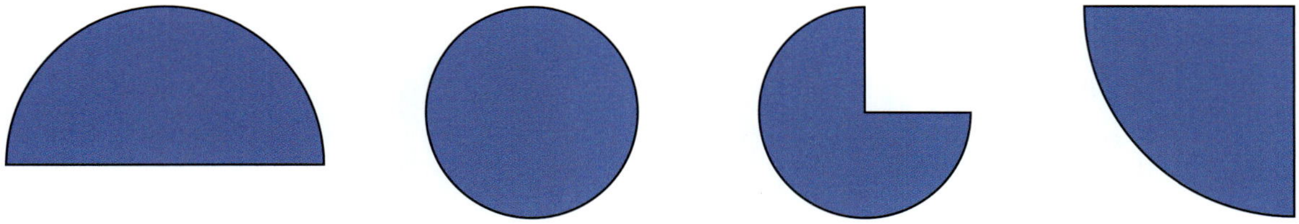

Keine der Antwortmöglichkeiten ist richtig.

(A) (B) (C) (D) (E)

6.

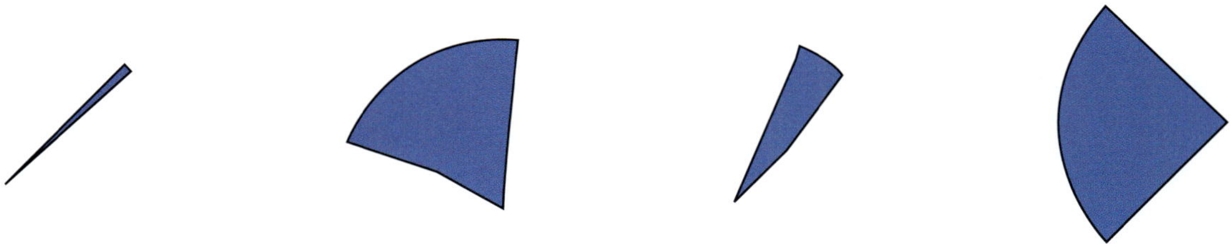

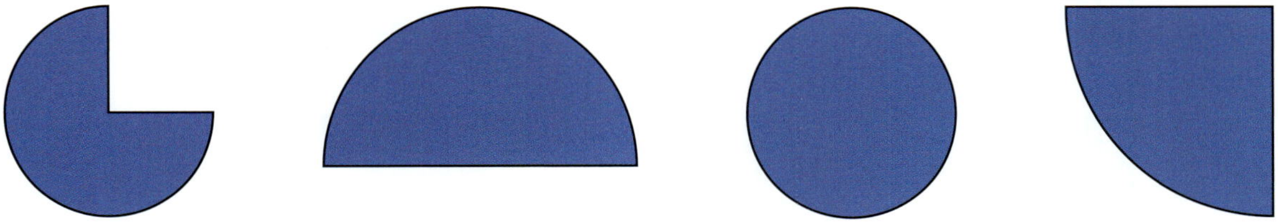

Keine der Antwortmöglichkeiten ist richtig.

(A) (B) (C) (D) (E)

[Abb.: Deniz Tafrali, St. Gallen (CH)]

7.

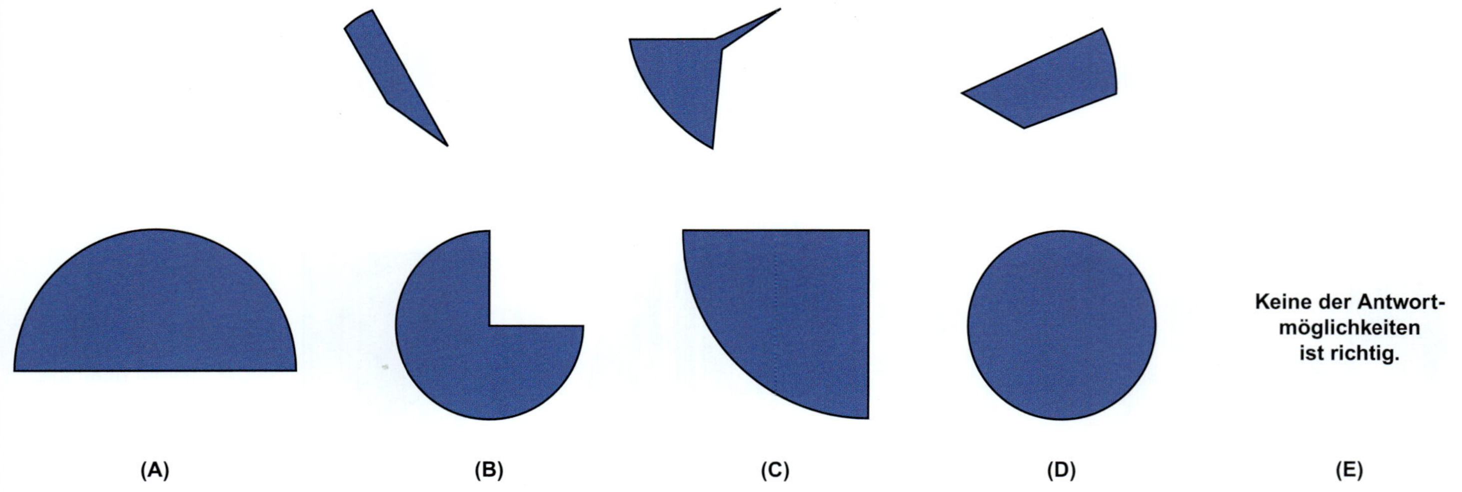

8.

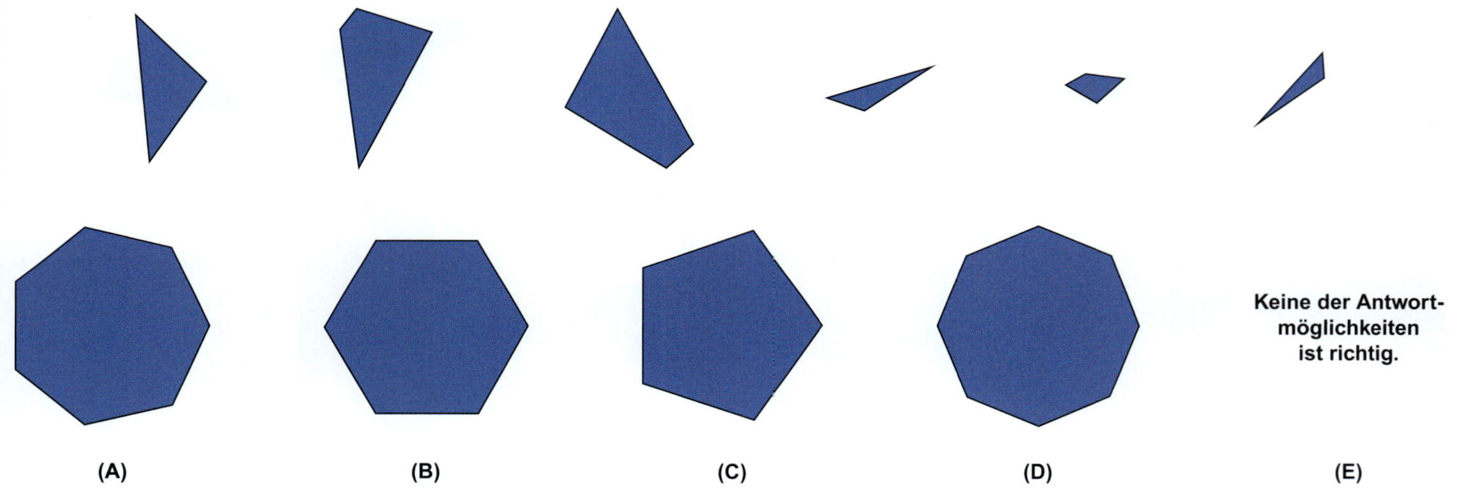

9.

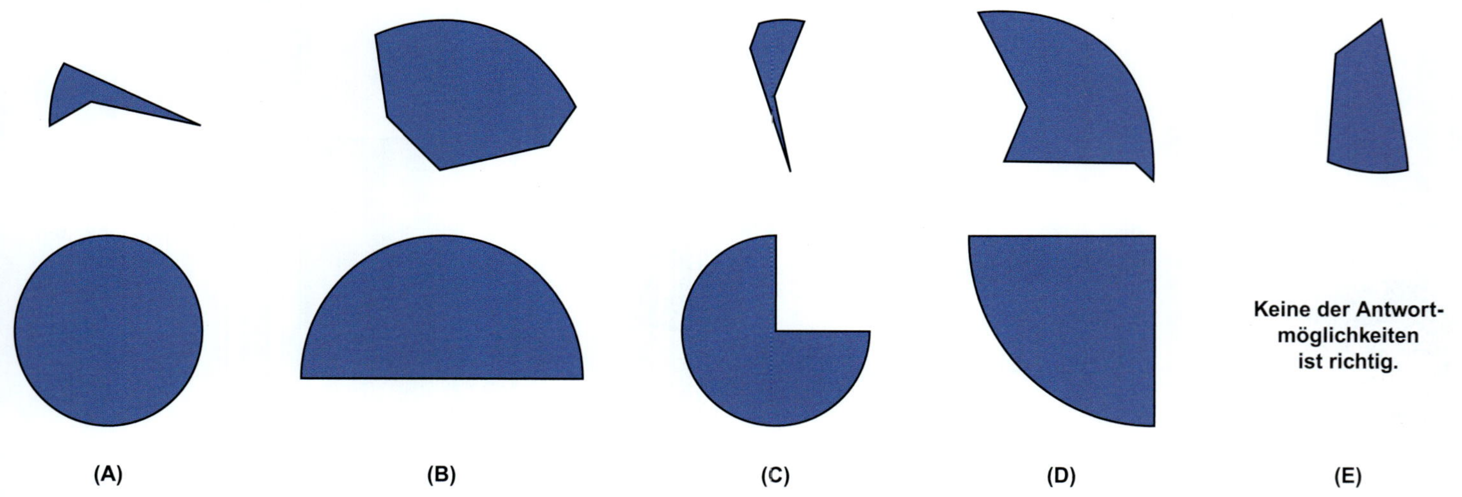

[Abb.: Deniz Tafrali, St. Gallen (CH)]

Notizen

10.

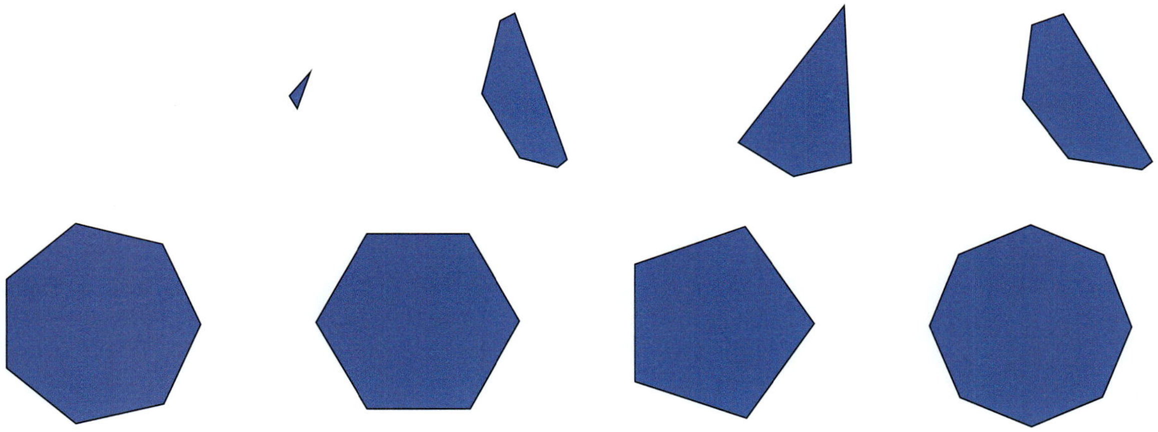

(A) (B) (C) (D) (E) Keine der Antwortmöglichkeiten ist richtig.

11.

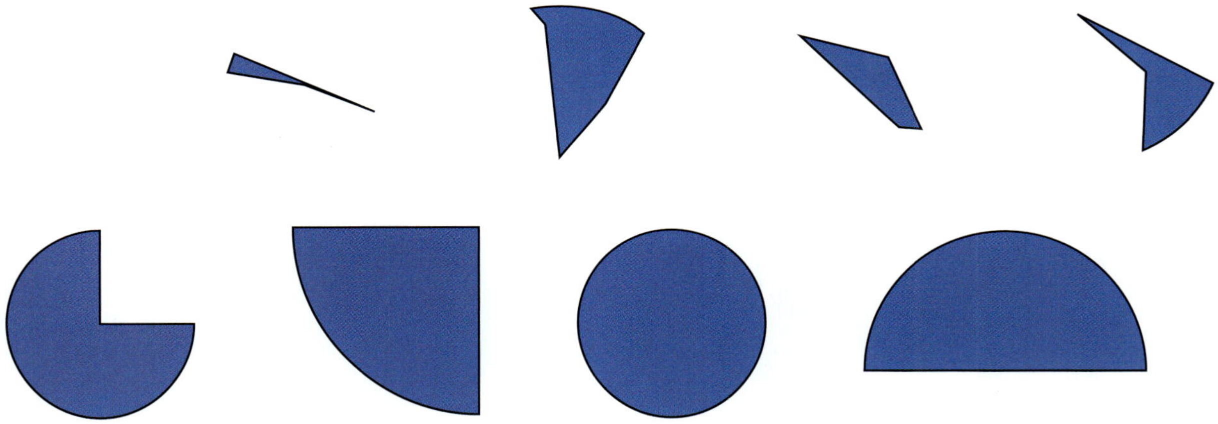

(A) (B) (C) (D) (E) Keine der Antwortmöglichkeiten ist richtig.

12.

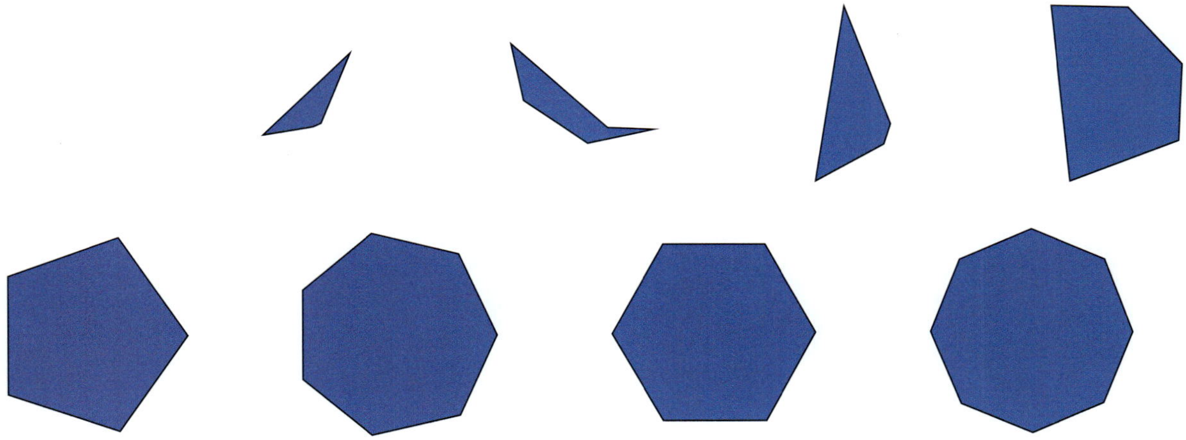

(A) (B) (C) (D) (E) Keine der Antwortmöglichkeiten ist richtig.

[Abb.: Deniz Tafrali, St. Gallen (CH)]

Notizen

13.

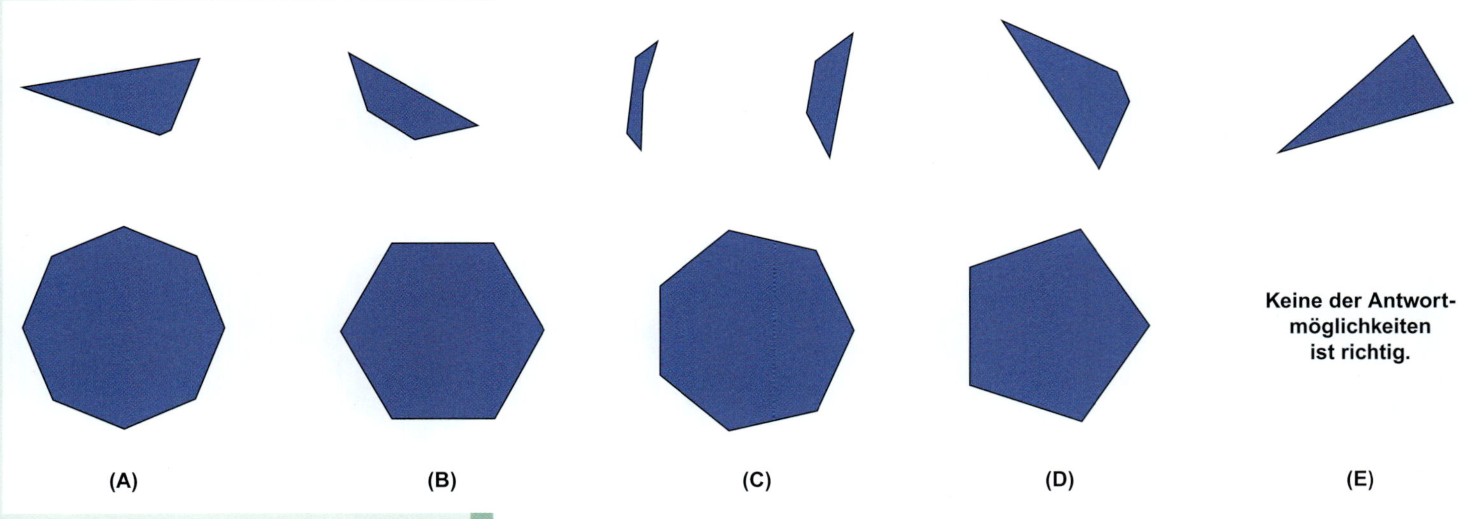

14.

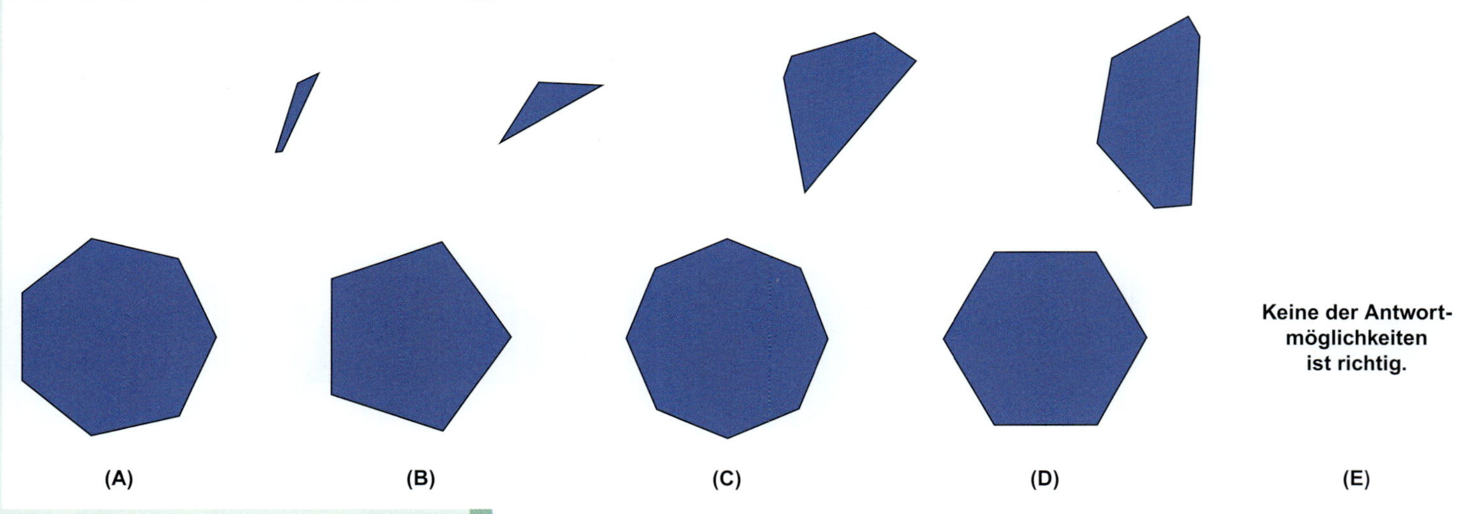

15.

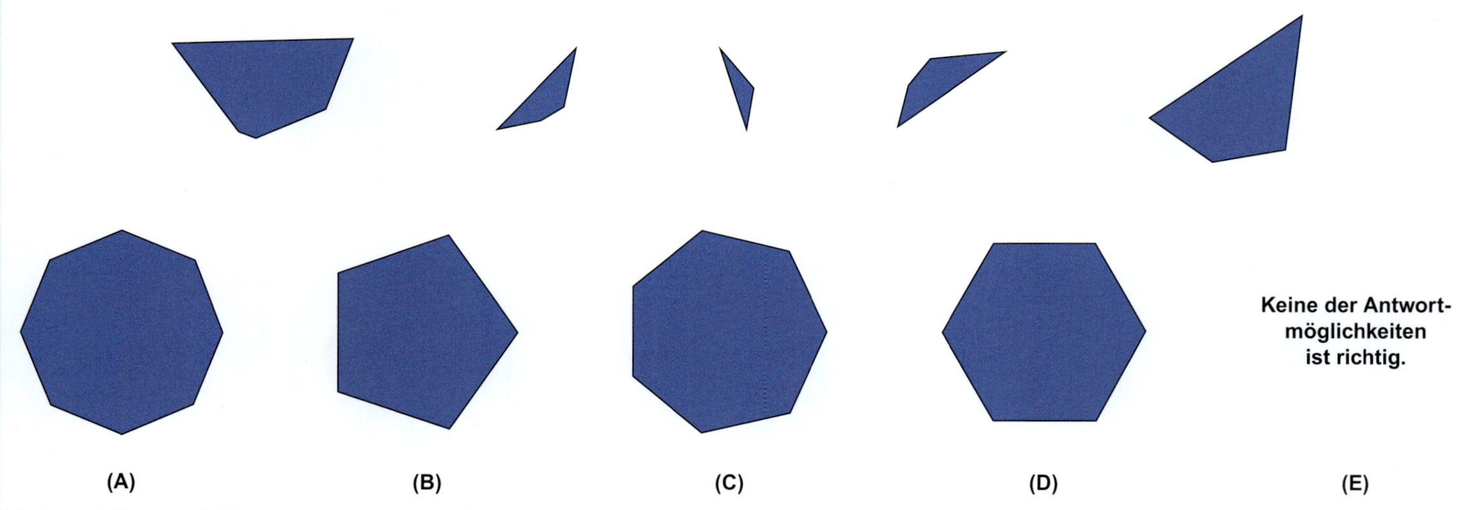

[Abb.: Deniz Tafrali, St. Gallen (CH)]

Notizen

Zweites Aufgabenset

16.

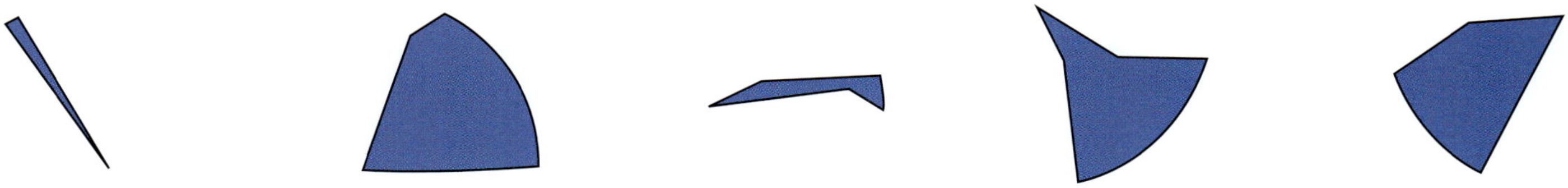

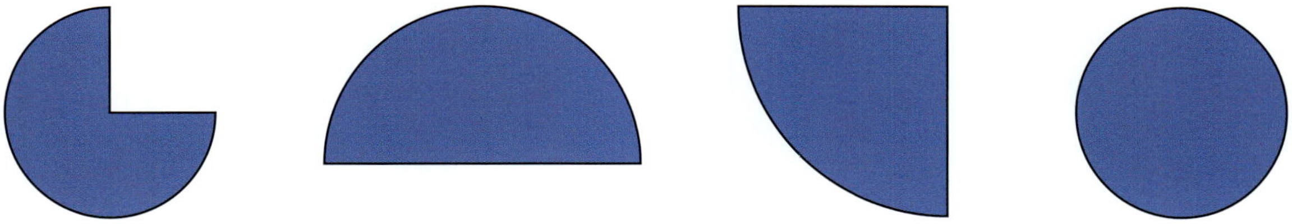

Keine der Antwortmöglichkeiten ist richtig.

(A) (B) (C) (D) (E)

17.

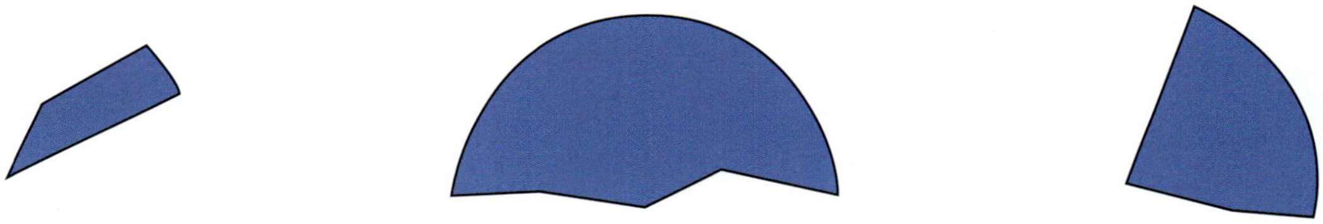

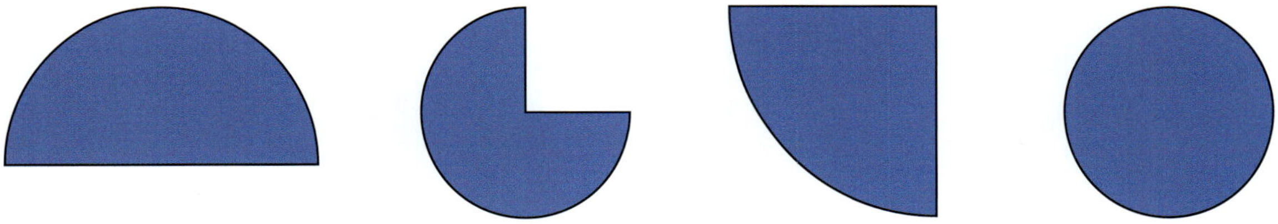

Keine der Antwortmöglichkeiten ist richtig.

(A) (B) (C) (D) (E)

18.

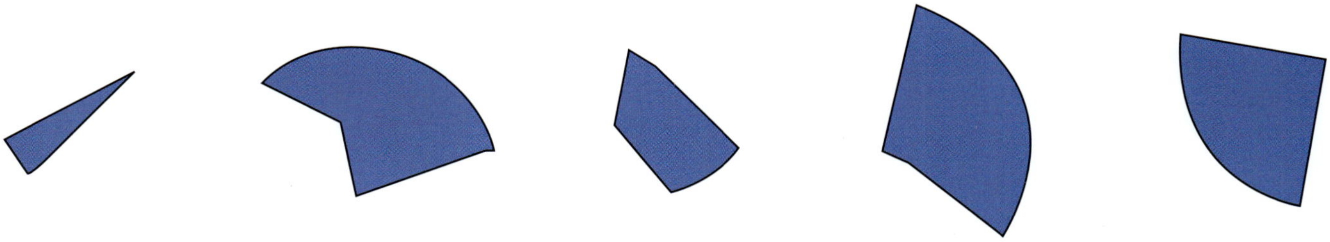

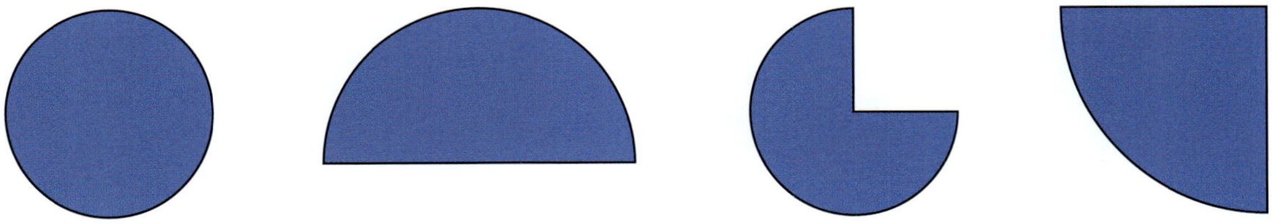

Keine der Antwortmöglichkeiten ist richtig.

(A) (B) (C) (D) (E)

[Abb.: Deniz Tafrali, St. Gallen (CH)]

19.

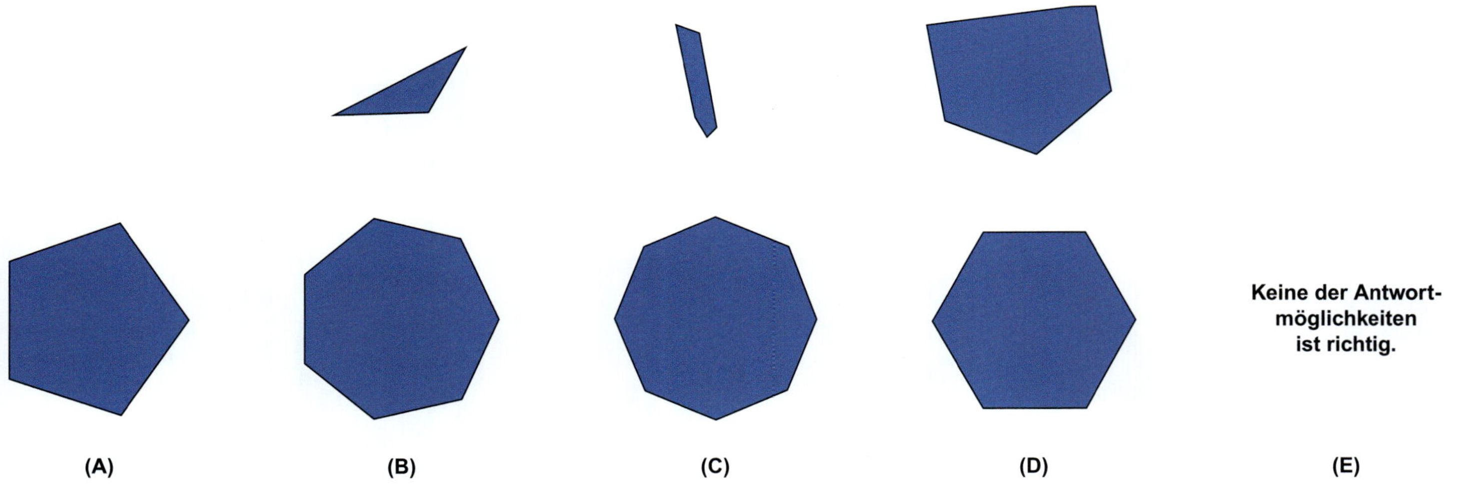

20.

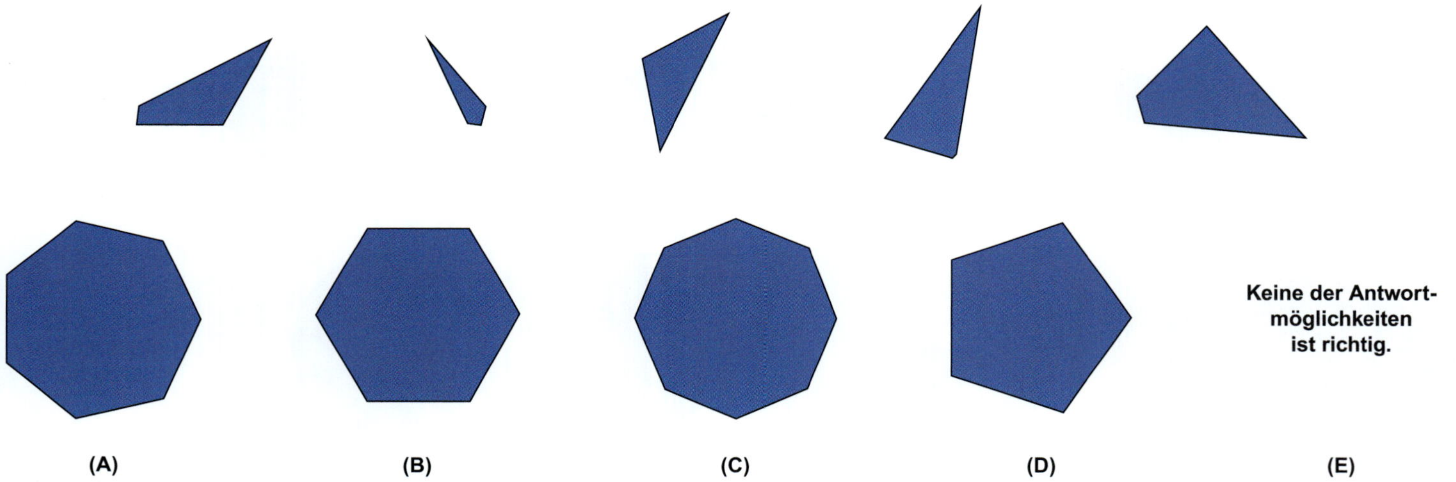

21.

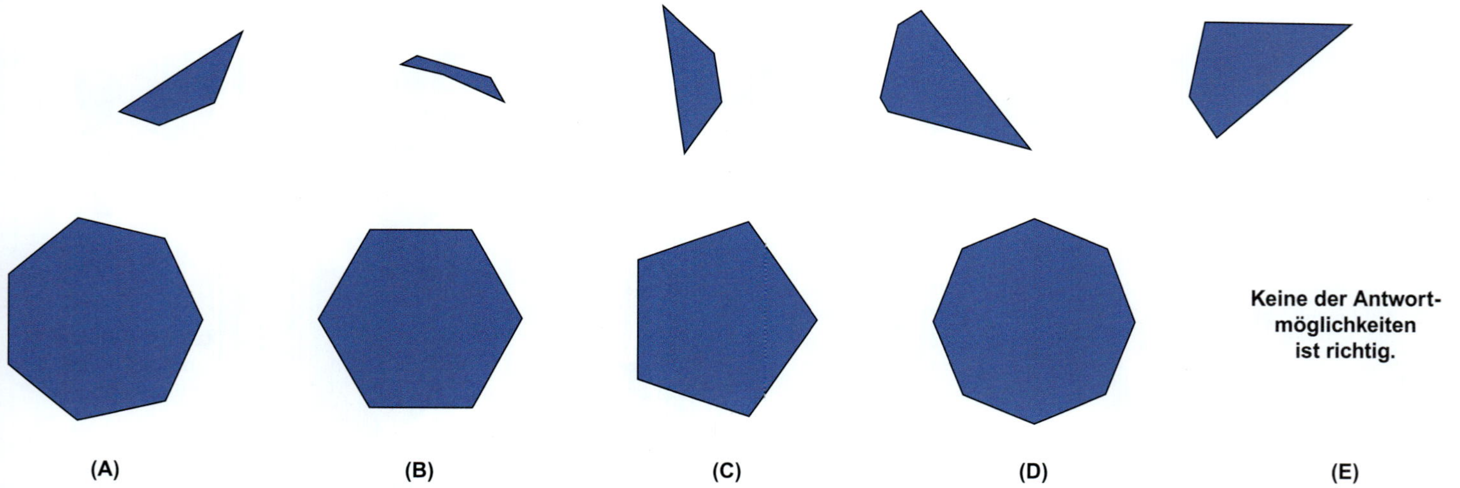

[Abb.: Deniz Tafrali, St. Gallen (CH)]

22.

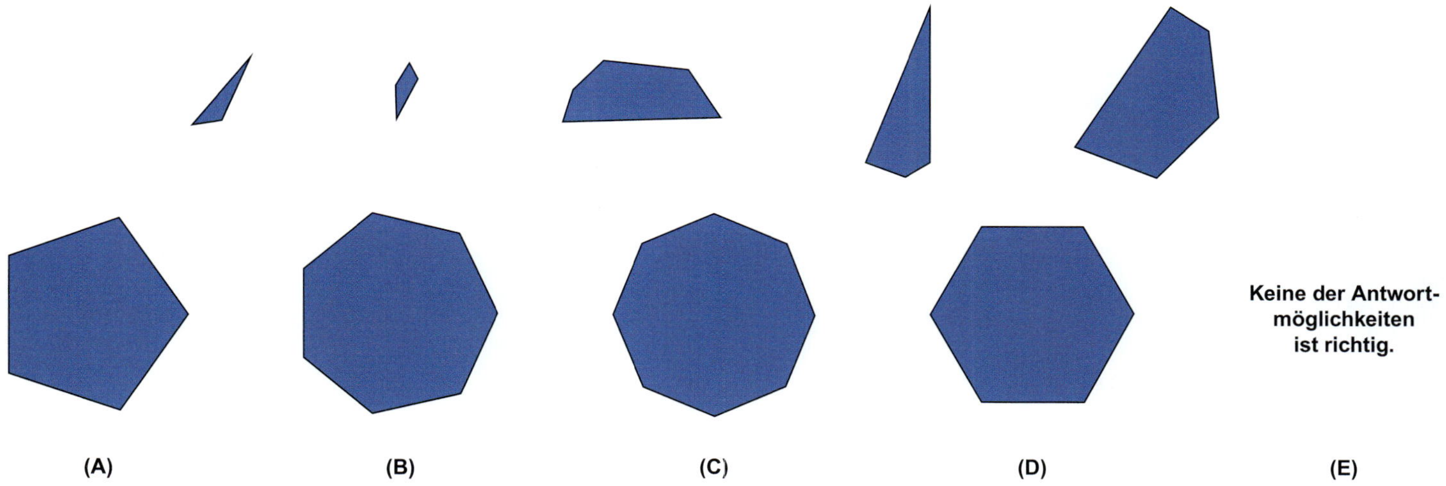

23.

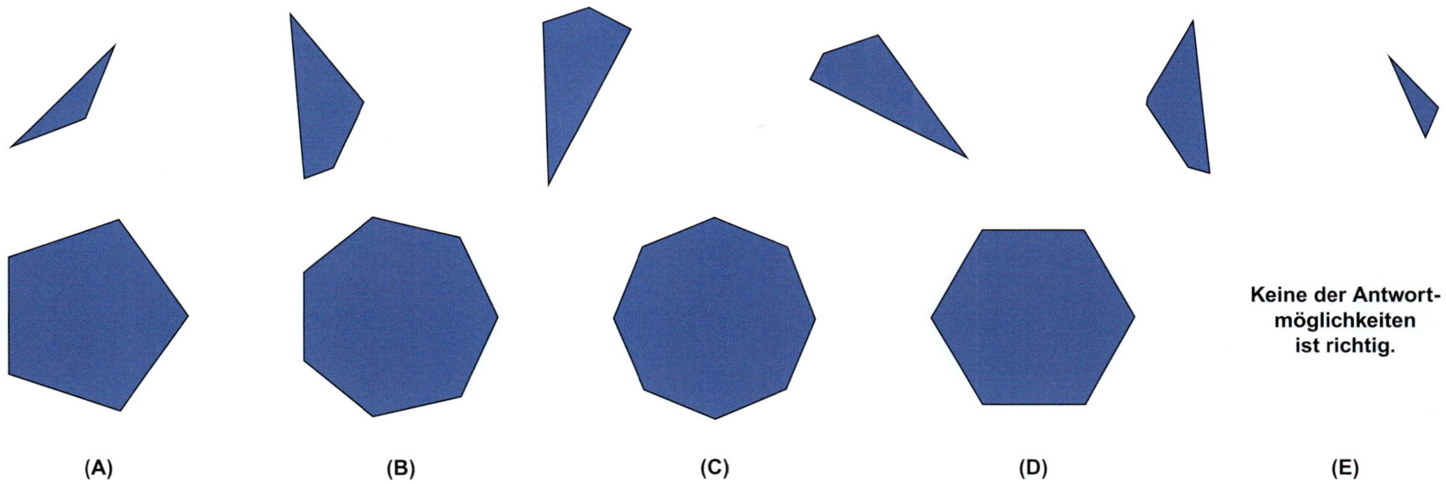

24.

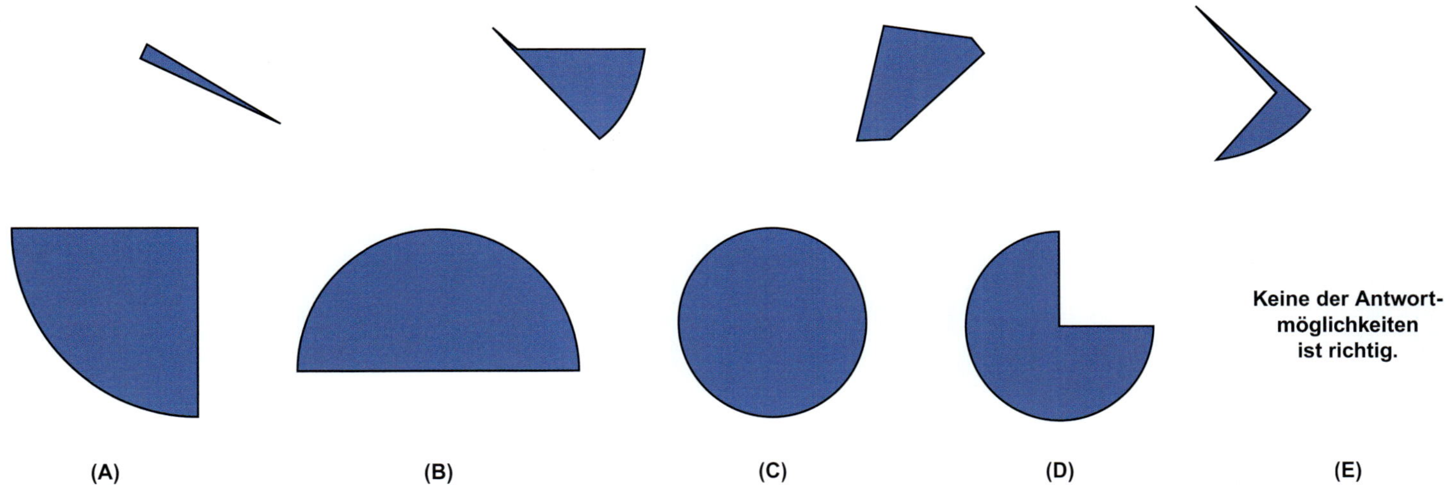

[Abb.: Deniz Tafrali, St. Gallen (CH)]

25.

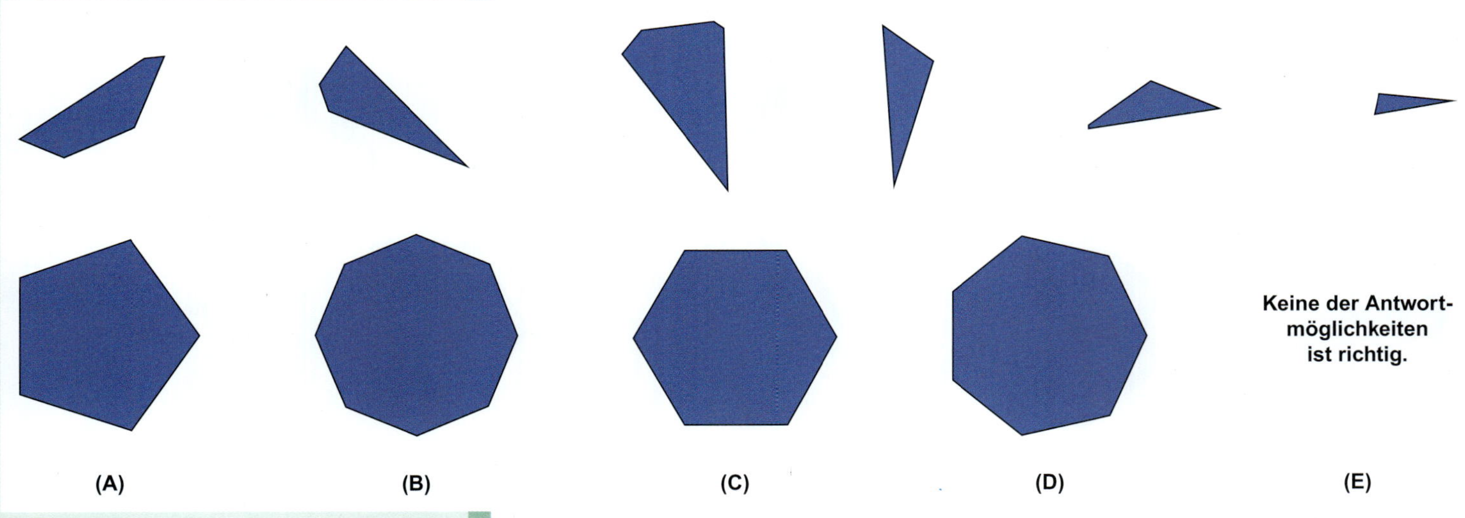

26.

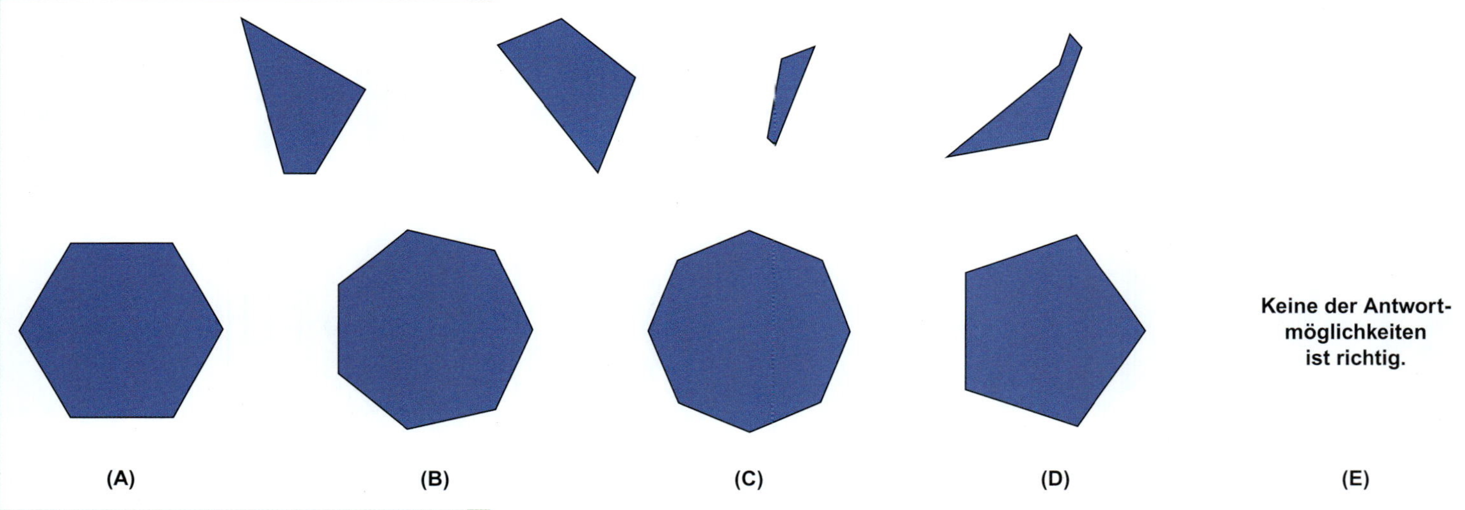

27.

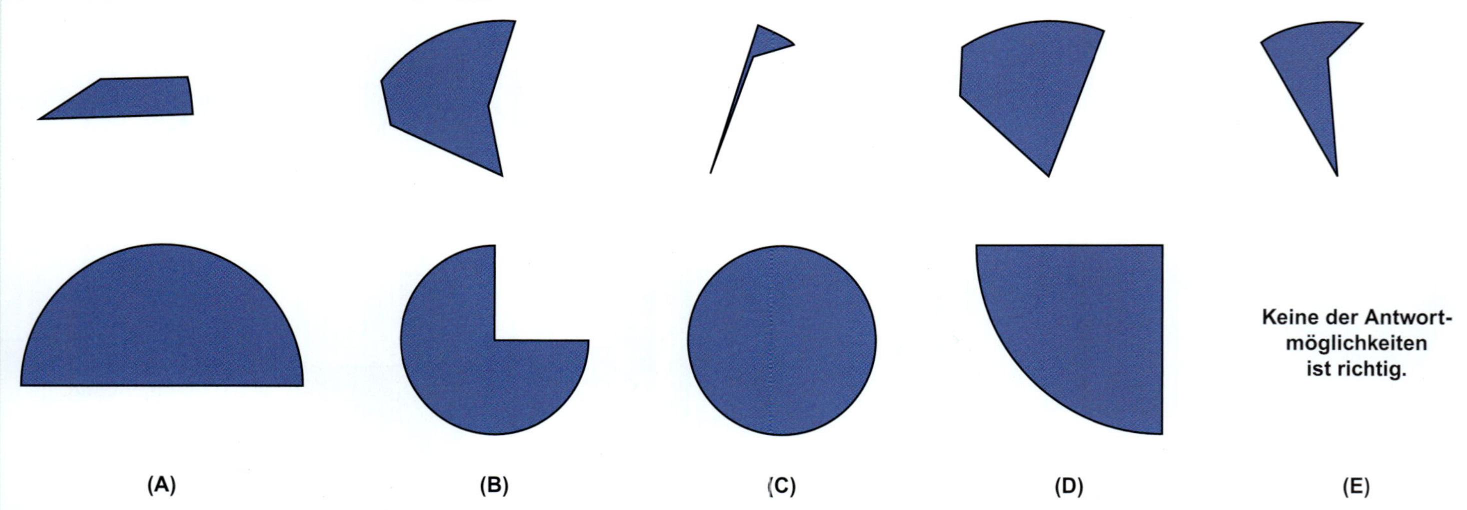

[Abb.: Deniz Tafrali, St. Gallen (CH)]

Notizen

28.

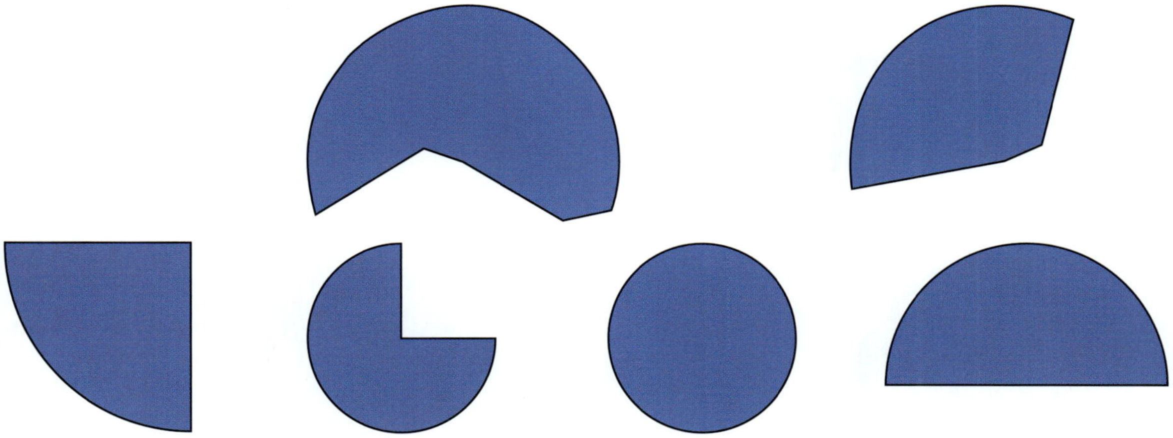

Keine der Antwortmöglichkeiten ist richtig.

(A) (B) (C) (D) (E)

29.

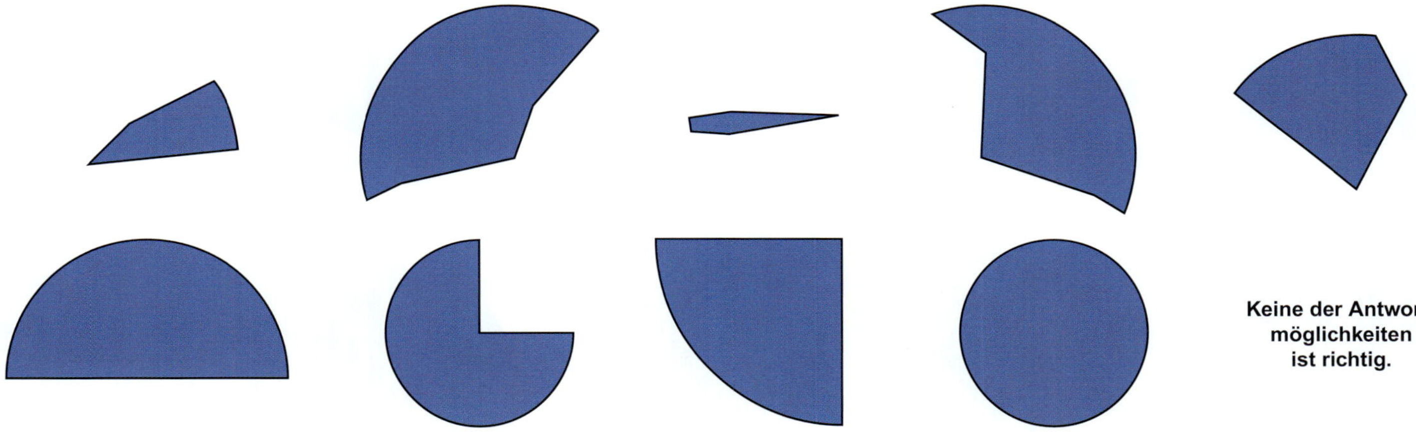

Keine der Antwortmöglichkeiten ist richtig.

(A) (B) (C) (D) (E)

30.

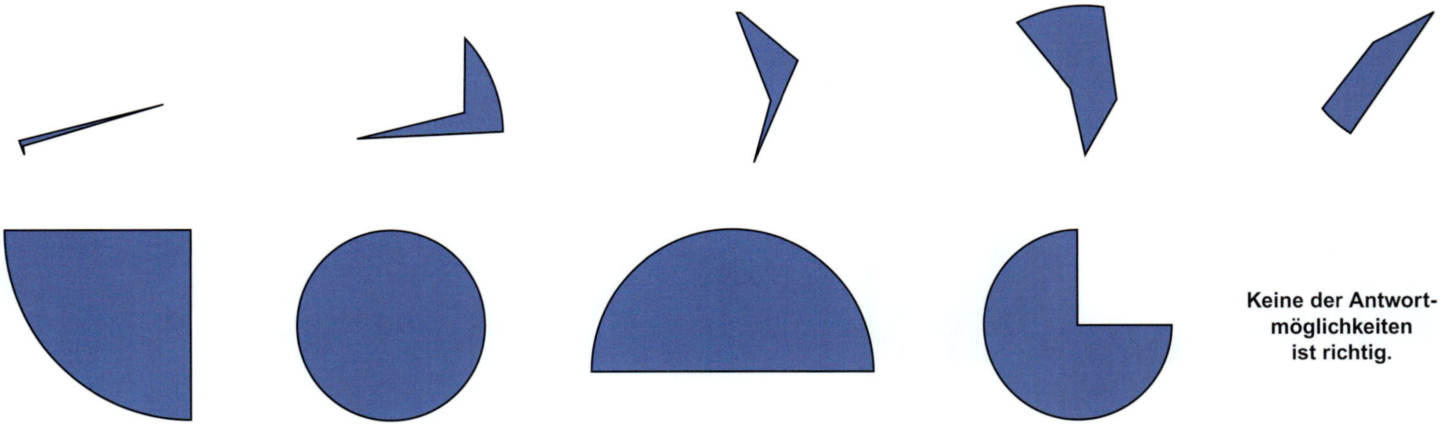

Keine der Antwortmöglichkeiten ist richtig.

(A) (B) (C) (D) (E)

[Abb.: Deniz Tafrali, St. Gallen (CH)]

Notizen

Drittes Aufgabenset

31.

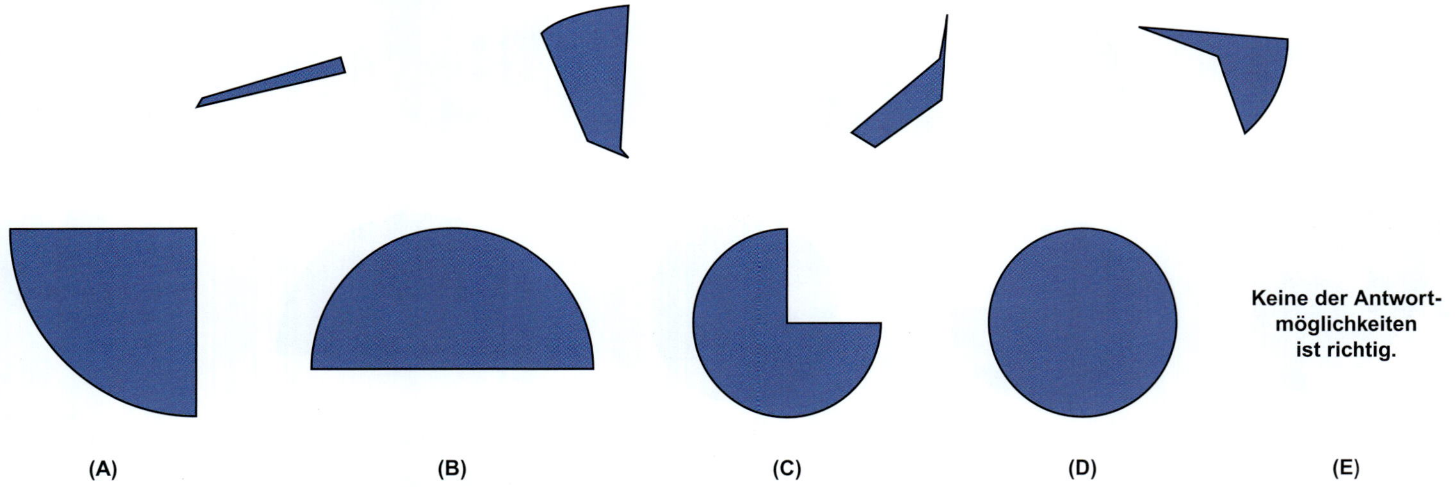

32.

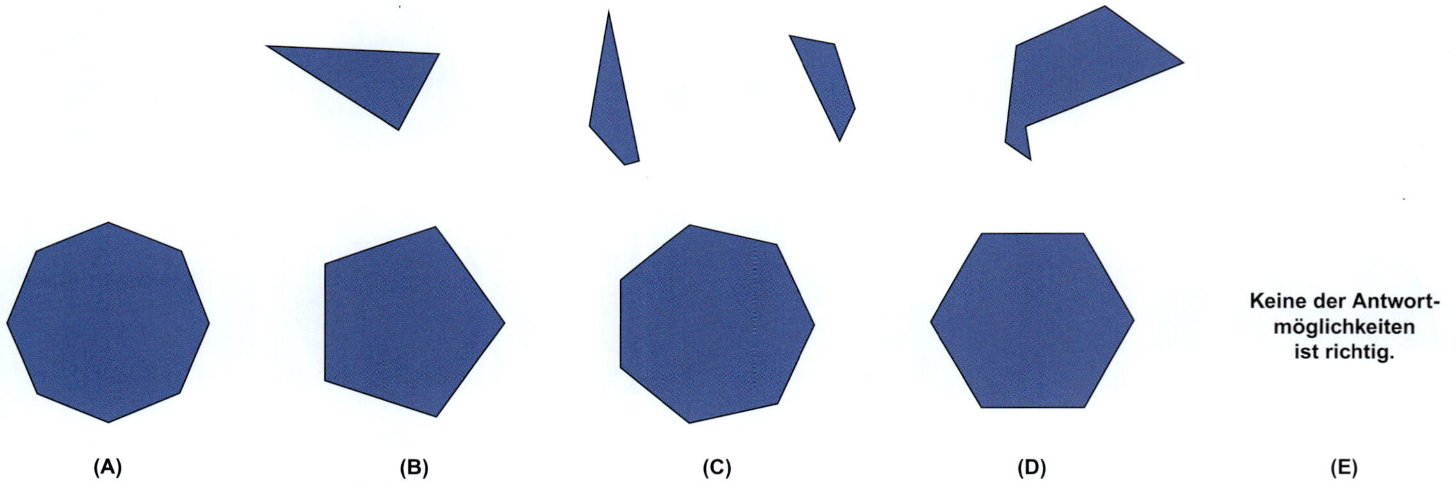

33.

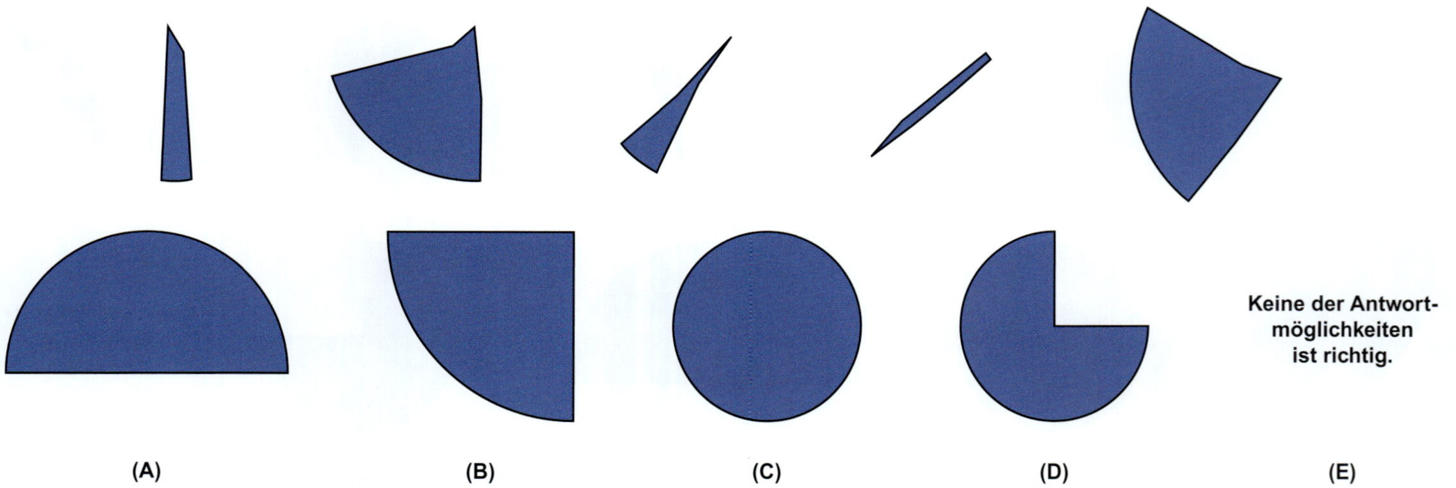

[Abb.: Deniz Tafrali, St. Gallen (CH)]

34.

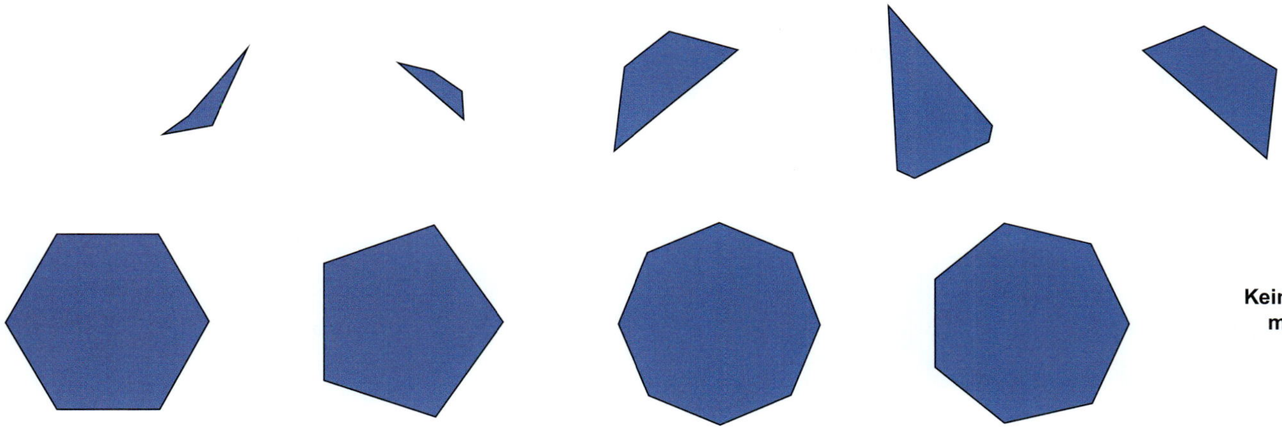

Keine der Antwortmöglichkeiten ist richtig.

(A) (B) (C) (D) (E)

35.

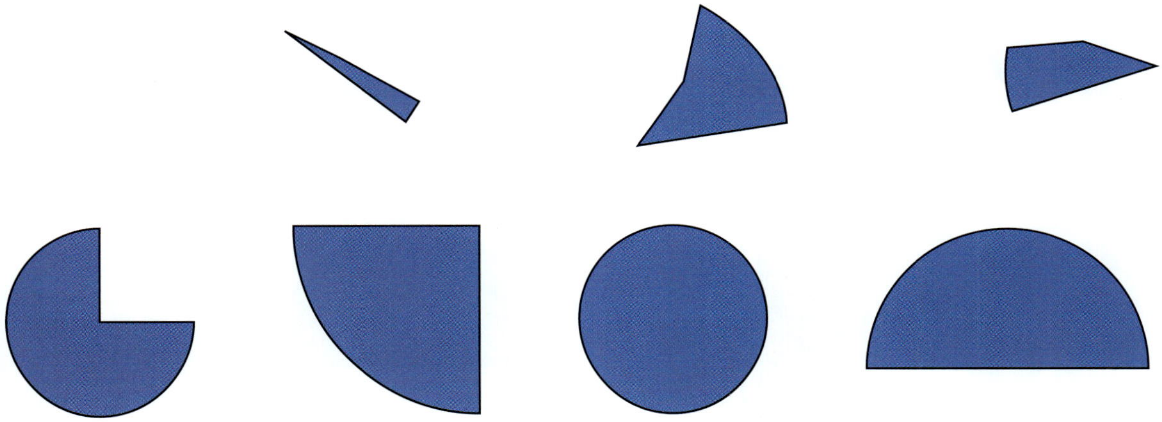

Keine der Antwortmöglichkeiten ist richtig.

(A) (B) (C) (D) (E)

36.

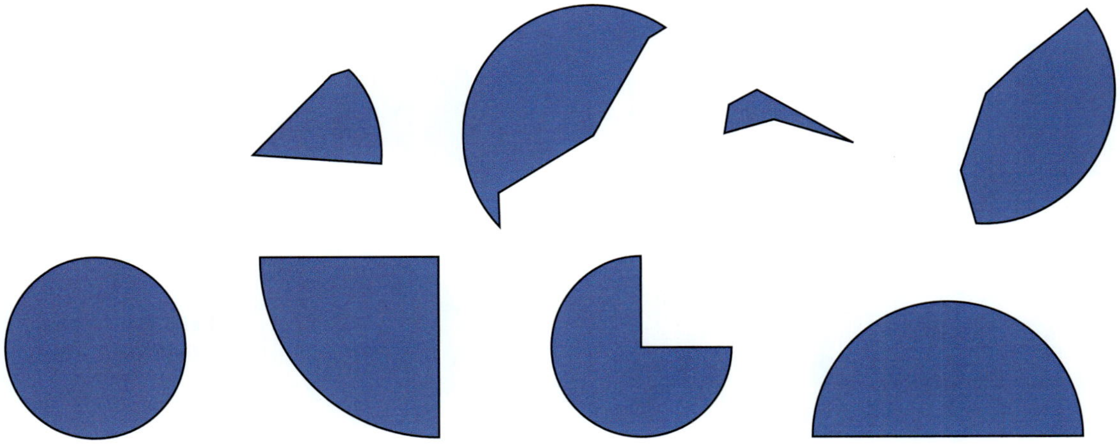

Keine der Antwortmöglichkeiten ist richtig.

(A) (B) (C) (D) (E)

[Abb.: Deniz Tafrali, St. Gallen (CH)]

Notizen

37.

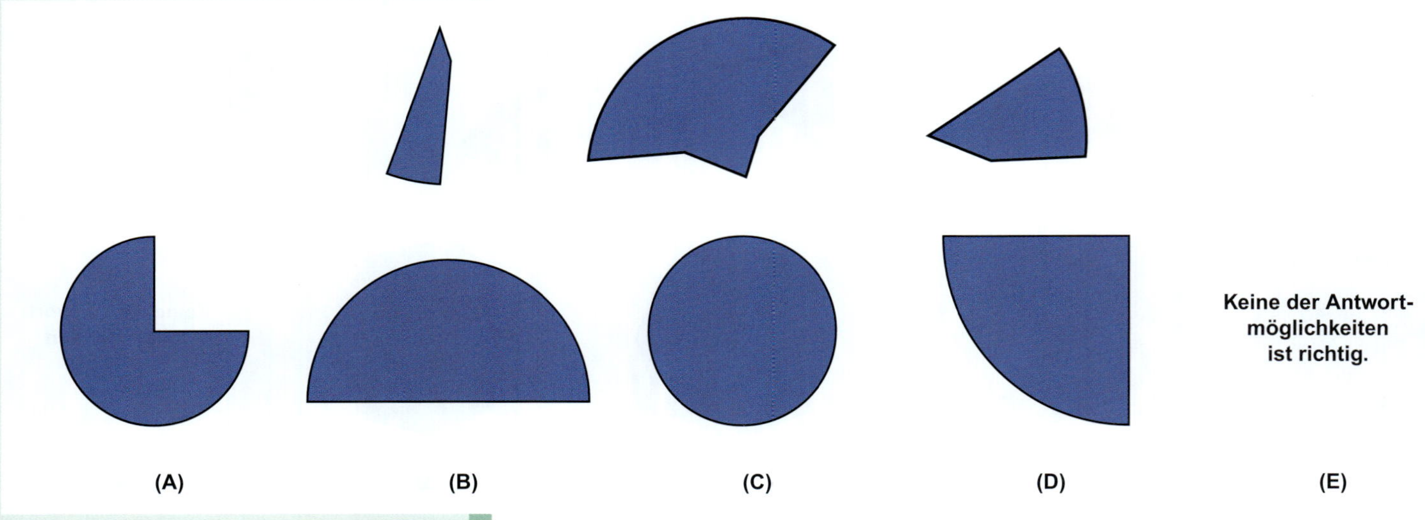

38.

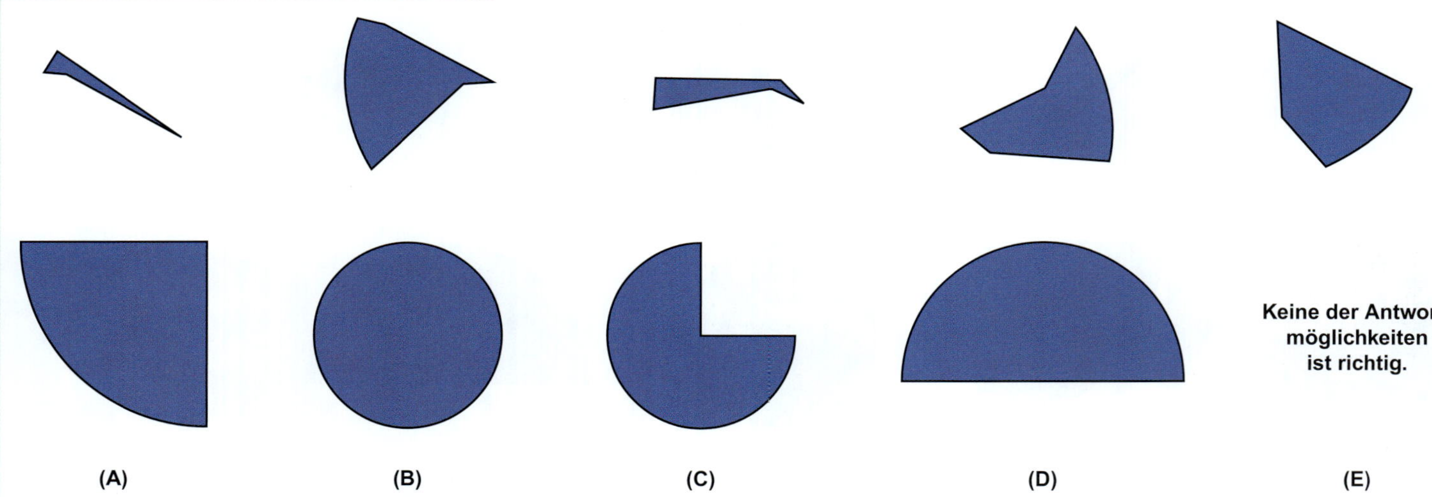

39.

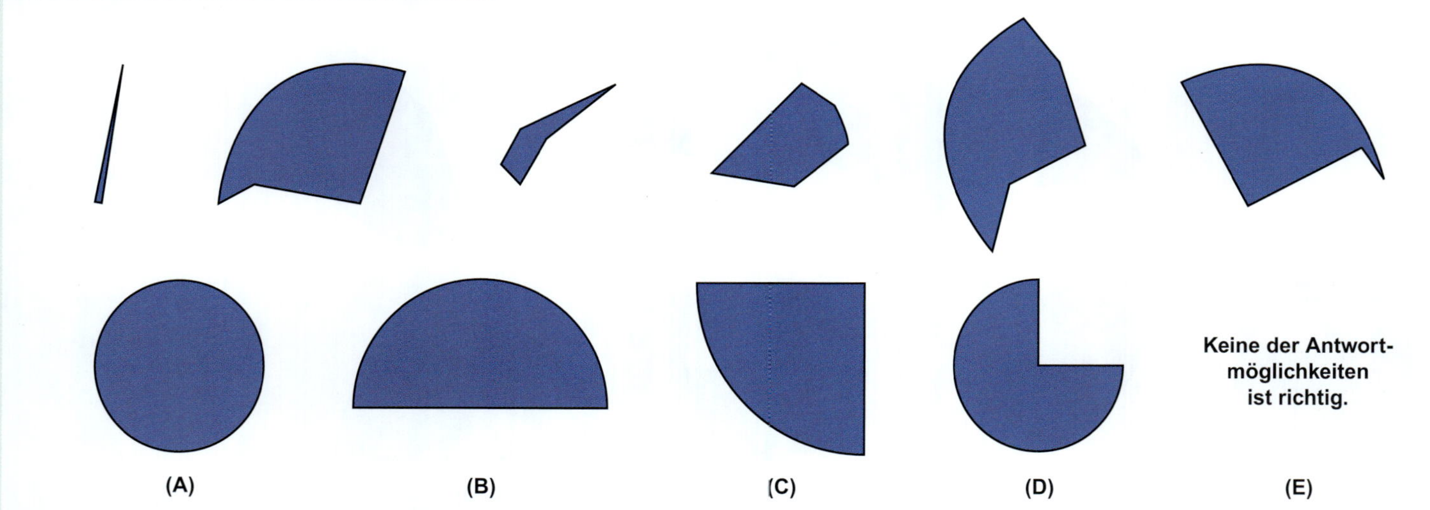

[Abb.: Deniz Tafrali, St. Gallen (CH)]

Notizen

40.

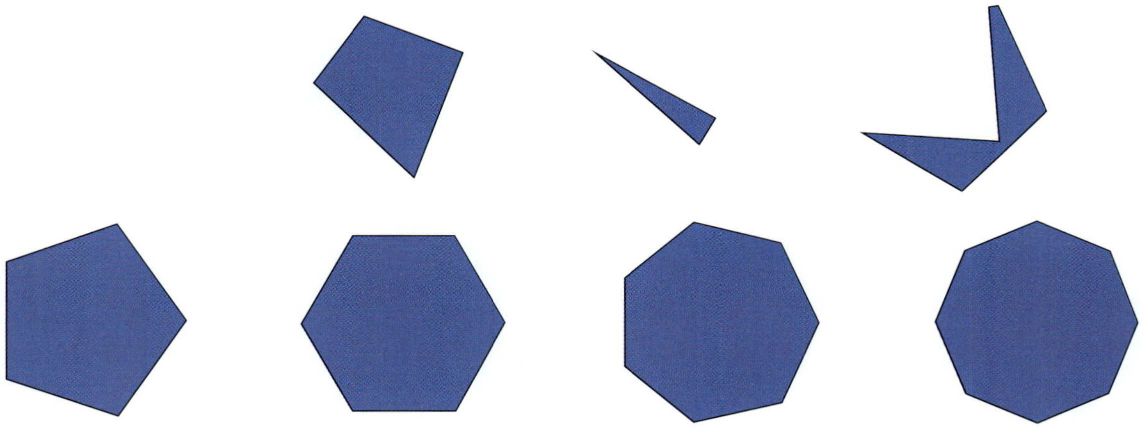

Keine der Antwortmöglichkeiten ist richtig.

(A) (B) (C) (D) (E)

41.

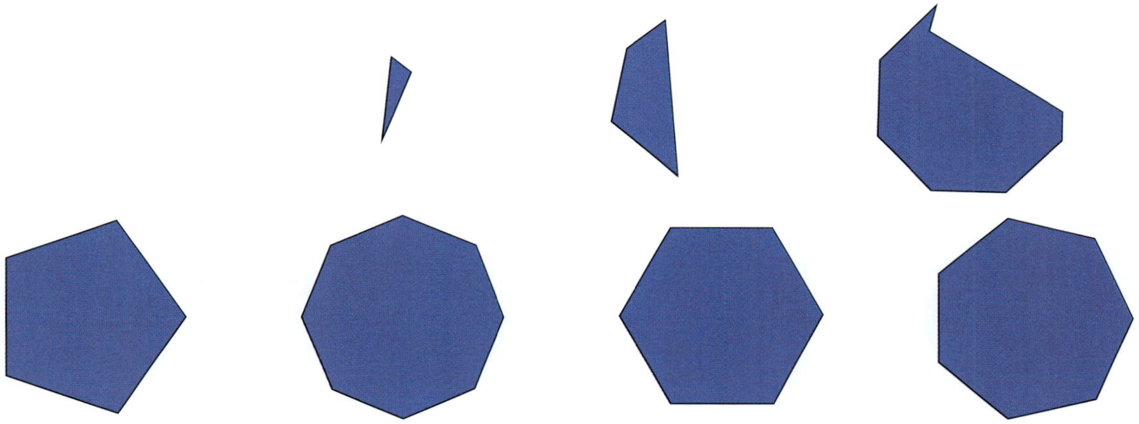

Keine der Antwortmöglichkeiten ist richtig.

(A) (B) (C) (D) (E)

42.

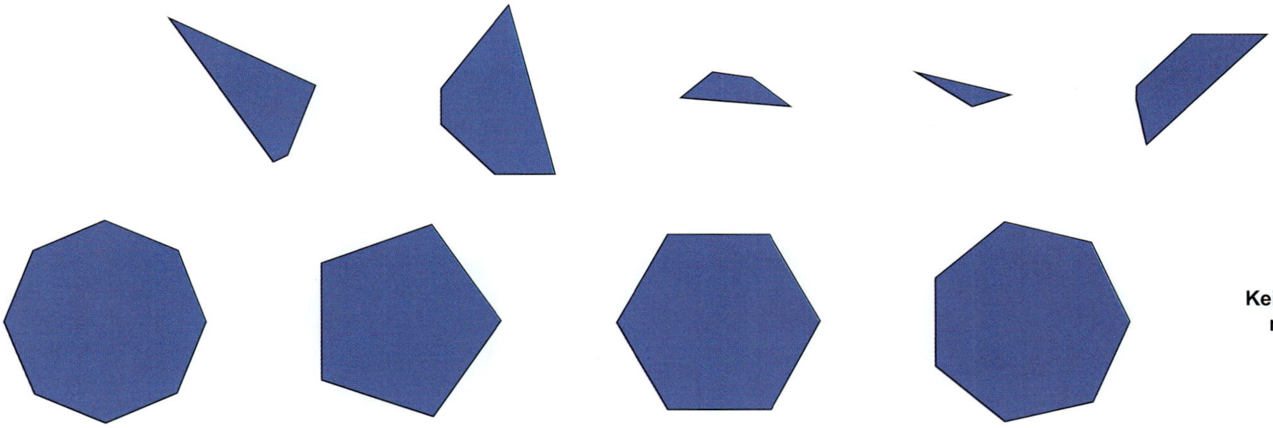

Keine der Antwortmöglichkeiten ist richtig.

(A) (B) (C) (D) (E)

[Abb.: Deniz Tafrali, St. Gallen (CH)]

Notizen

43.

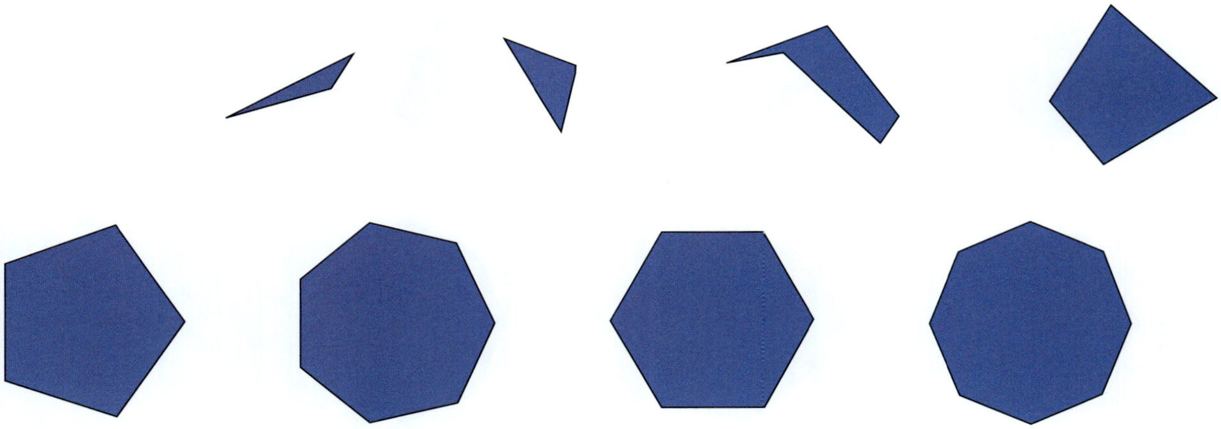

(A) (B) (C) (D) (E) Keine der Antwortmöglichkeiten ist richtig.

44.

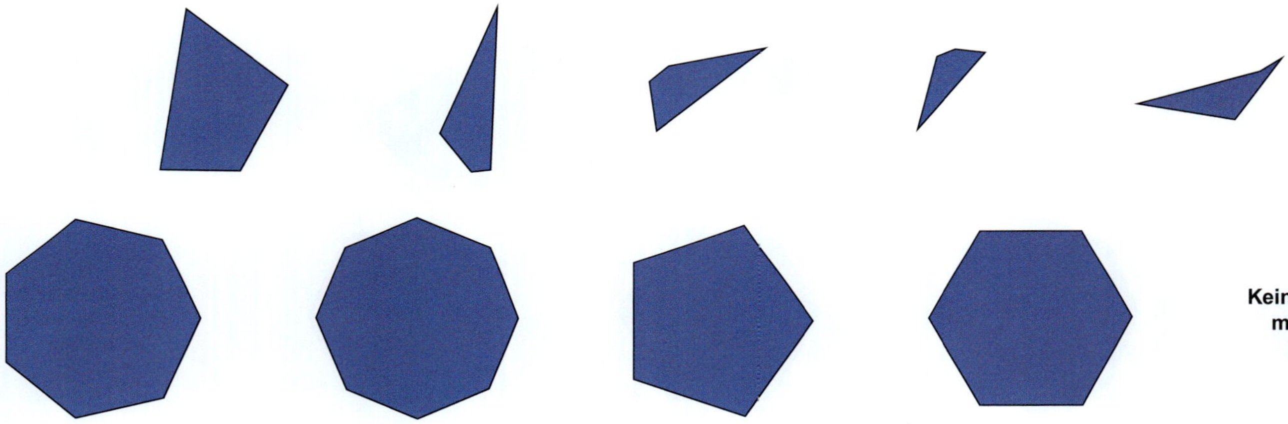

(A) (B) (C) (D) (E) Keine der Antwortmöglichkeiten ist richtig.

45.

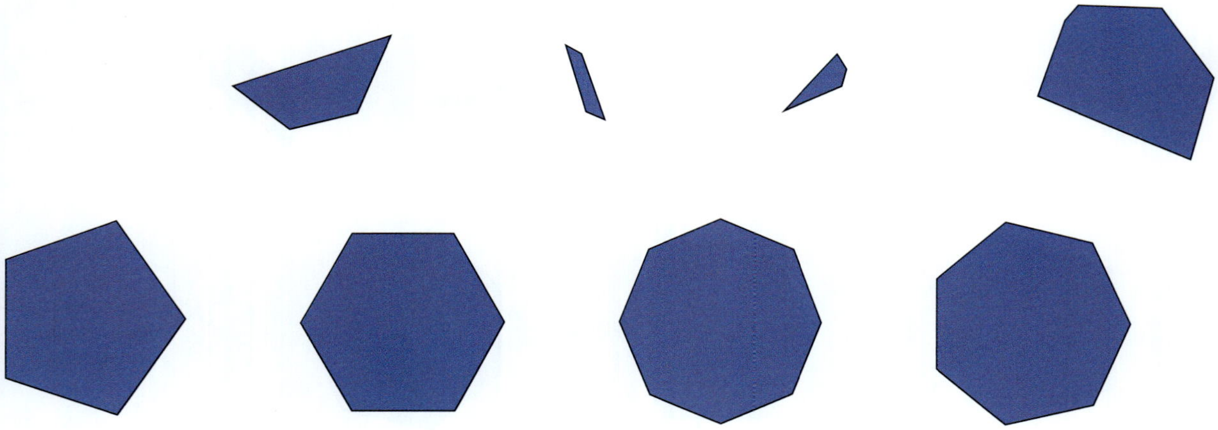

(A) (B) (C) (D) (E) Keine der Antwortmöglichkeiten ist richtig.

[Abb.: Deniz Tafrali, St. Gallen (CH)]

Notizen

Notizen

3.3.2 Lösungen

Aufgabenset 1

1 C
2 B
3 A
4 C
5 A
6 B
7 C
8 C
9 C
10 D
11 B
12 D
13 A
14 A
15 A

Aufgabenset 2

16 B
17 B
18 A
19 D
20 B
21 D
22 B
23 C
24 A
25 B
26 A
27 A
28 E
29 D
30 A

Aufgabenset 3

31 A
32 D
33 E
34 D
35 B
36 A
37 B
38 D
39 A
40 A
41 B
42 A
43 A
44 D
45 D

KAPITEL

4 Gedächtnis und Merkfähigkeit

Deniz Tafrali

4.1 Allgemeines

EMPFOHLENER ZEITPUNKT: TAG 3

Nach dem Lernplan steht dieses Kapitel für **Tag 3** an. Ihr solltet Euch hierfür **einen ganzen Tag** Zeit nehmen.

Wie viele Aufgaben muss man in welcher Zeit absolvieren?

- Lernphase
  - **8 Allergieausweise** in **8 Minuten**
  - pro Ausweis **1 Minute**
- Abrufphase
  - **25 Aufgaben** in **15 Minuten**
  - pro Aufgabe **36 Sekunden**

Welche Fähigkeiten werden geprüft?

- Fähigkeit, sich **visuelle, binäre, begriffliche, semantische und numerische Informationen** (hier in Form von Allergieausweisen) **in seiner Erinnerung abzuspeichern**
- Fähigkeit, nach einer gewissen Zeit (25 bis 40 Minuten) diese **Informationen exakt wieder abzurufen** (Langzeitgedächtnis)
- **Räumliches Vorstellungsvermögen**

Wie sehen die Aufgaben aus?

Dieser Untertest wird in zwei zeitlich getrennten Teilen absolviert: in einer **Lernphase** und einer **Abrufphase.**

Lernphase

In der Lernphase werden euch **8 Allergieausweise,** für gewöhnlich zwei pro Seite, präsentiert. Diese Ausweise beinhalten verschiedene Informationen, die wir euch hier aufzählen möchten:

1. **Name**
2. **Geburtstag**
3. **Medikamenteneinnahme**
4. **Blutgruppe**
5. **Bekannte Allergien**
6. **Ausweisnummer**
7. **Ausstellungsland**
8. **Passfoto**

Abrufphase

In der Abrufphase werden euch Multiple-Choice-Aufgaben zu den in den Allergieausweisen genannten Informationen gestellt. Das geschieht in zwei möglichen Formen:

- Aufgaben, die **Fakten einzelner Ausweise** prüfen
- Aufgaben, die **Fakten mehrerer Ausweise** prüfen

Notizen

Notizen

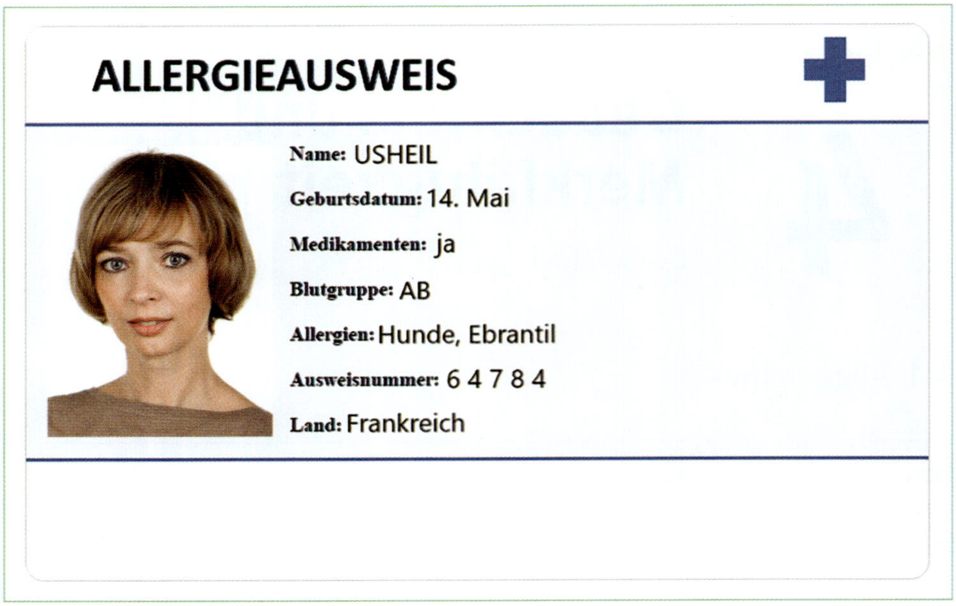

Abb. 4.1 Beispielausweis [J787, P605]

Beispiel

Ein Beispiel gestaltet sich, auf der Basis eines fiktiven Allergieausweises (➤ Abb. 4.1), wie folgt:

Prüfung von Fakten eines einzelnen Ausweises:

Welches Geburtsdatum hat die Person mit der Ausweisnummer 78654?

(A) 20. April
(B) 18. Dezember
(C) 1. April
(D) 29. Juni
(E) 26. Dezember

Prüfung von Fakten mehrerer Ausweise:

Personen aus welchem Land nehmen Medikamente ein?

(A) Island, Lettland, Litauen
(B) Russland, Weißrussland, Barbados
(C) Deutschland, Österreich, Schweiz
(D) Russland, Deutschland, Barbados
(E) Island, Deutschland, Lettland

Was muss man bei den Aufgaben beachten?

1. Während der gesamten Lernphase ist es **nicht erlaubt,** sich Notizen zu machen.
2. Die Personennamen sind eine **zufällige Ansammlung von Großbuchstaben.**
3. Am häufigsten wird nach den **Ausweisnummern** gefragt.
4. Es wurden in der Vergangenheit immer **max. 3 Allergien** pro Ausweis aufgezählt.
5. Die Personen auf den Passfotos sehen sich meist **sehr ähnlich.** Achtet auf Unterscheidungsmerkmale!

4.2 Lehrkapitel

4.2.1 Status praesens

Nehmt euch an diesem Punkt das **erste Set an Allergieausweisen** (➤ Kap. 4.3) vor und stellt euren Timer auf **8 Minuten** ein. Lernt alle Ausweise so auswendig, wie ihr es intuitiv machen würdet. Nach dem Ablauf der 8 Minuten absolviert ihr in den Testsimulationen am Ende dieses Buches ein Aufgabenset *Zahlenfolgen* (15 min) und dann das nächste Aufgabenset *Wortflüssigkeit* (20 min). Dabei ist es egal, welches Ergebnis ihr habt bzw. wenn ihr gar nicht wisst, um was es geht – Hauptsache, ihr beschäftigt euch mental mit diesen Dingen. Nach Ablauf der insgesamt 35 Minuten bearbeitet ihr dann die **dazugehörigen Aufgaben der Allergieausweise** innerhalb der nächsten **15 Minuten** (wieder Timer einstellen).

Fertig? Dann schreibt euch hier euer Ergebnis auf: _________ (von 25)

4.2.2 Anamnese

Manch einer hat von Haus aus ein gutes Gedächtnis, manch anderer eher nicht. Für diejenigen, die weniger als die Hälfte der Punkte erreicht haben (< 13 Punkte), gilt: Ihr müsst dieses Kapitel unbedingt auf intensivste Art und Weise durcharbeiten. Der Grund dafür ist simpel. Die in den nächsten Kapiteln aufgezeigten „Mnemotechniken" sind derart hilfreich, dass sie, wenn sie rechtzeitig und korrekt eingeübt werden, jedem die Fähigkeit geben, in diesem Untertest die **volle Punktzahl** zu erreichen.
Diejenigen unter euch, die schon jetzt eine hohe Punktzahl erreicht haben, können vielleicht trotzdem noch die eine oder andere Methode lernen, um ebenfalls die volle Punktzahl zu erreichen.
Wichtig ist auch hier, dass ihr euch im Notizbereich genau aufschreibt, bei welchen Arten von geprüften Fakten (Geburtsdatum, Ausweisnummer etc.) ihr Probleme hattet und wann diese auftraten (bei der Lern- oder der Abrufphase). Außerdem solltet ihr euch fragen, ob ihr bei den Aufgaben, die einzelne Ausweise abfragen, oder bei denen, die mehrere Ausweise abprüfen, mehr oder weniger Probleme hattet. Notiert alles im Notizbereich in der Randspalte.
Fertig? Super. Ihr solltet bei den folgenden Kapiteln stets den Fokus auf das **Verbessern eurer Schwächen** haben.

4.2.3 Diagnostik

Nun gehen wir die Einzelheiten dieses Untertests durch. Dabei betrachten wir die verschiedenen Phasen dieses Untertests getrennt (**Lern-** und **Abrufphase**).

Lernphase

In der Lernphase müsst ihr, wie oben schon erwähnt, verschiedene Arten von Informationen in kurzer Zeit auswendig lernen. Wir listen sie euch hier, diesmal mit ein paar Erläuterungen, noch einmal auf:

1. **Name**
   Die Namen der Ausweishalter sind nicht sinnhaft, soll bedeuten, dass sie eine Aneinanderreihung von fünf bis acht verschiedenen, groß geschriebenen Vokalen und Konsonanten sind. Ein Beispiel wäre KIFHAK oder AKJSSI.
2. **Geburtstag**
   Der Modus der Geburtstagsdarstellung reduziert sich auf die Präsentation des Tages und des ausgeschriebenen Monats, also so: *20. April, 18. Dezember, 29. Juli* (… googelt nicht, wessen Geburtstage das sind).
3. **Medikamenteneinnahme**
   Bei der Medikamenteneinnahme wird lediglich binär nach „Ja" oder „Nein" gefragt.
4. **Blutgruppe**
   Hier wird lediglich das AB0-System geprüft, ohne die Berücksichtigung des Rhesus- oder eines anderen Faktors. Die vier möglichen Daten sind also A, B, AB oder 0.
5. **Bekannte Allergien**
   Zu diesem Punkt werden echte Allergien angeführt, wie z. B. gegen Nüsse, Hausstaubmilben oder die MedAT-Lernunterlagen unserer Konkurrenz.
6. **Ausweisnummer**
   Die Ausweisnummer besteht immer aus fünf Ziffern. Beispiele wären 64899 oder 99563.
7. **Ausstellungsland**
   Theoretisch können hier alle von der internationalen Gemeinschaft anerkannten Länder aufgeführt sein. Häufig sind es jedoch europäische Staaten, die als Ausstellungsland abgeprüft werden.
8. **Passfoto**
   Es werden Bilder von Personen jeglichen Alters verwendet, wobei stets ein Passfoto (Kopf und Schultern) zu sehen ist. Das Outfit der Personen hat sich während der Jahre nicht einheitlich gehalten (mal hatten alle Personen der acht Ausweisfotos jeweils ein weißes Hemd an, mal war die Kleidung bei jedem anders).

Der besseren Übersicht halber können wir die oben aufgezeigten Informationen „clustern".

DEFINITIONEN & INFORMATIONEN Ein **Cluster** ist eine als einheitliches Ganzes zu betrachtende Menge von einzelnen Teilchen.

Unter dem Cluster *„numerische Informationen"* sammeln wir die **Ausweisnummer** und das **Geburtsdatum.**
Das Cluster *„schriftliche Informationen"* fasst die Informationen zu **Namen, Blutgruppe, Allergie** und **Ausstellungsland** zusammen.
Das Cluster *„visuell-binäre Informationen"* beinhaltet die **Medikamenteneinnahme** und das **Passfoto.**

4.2.4 Therapie

Bevor wir die Lösungsstrategie(n) für den Untertest *Gedächtnis und Merkfähigkeit* angehen können, müssen wir uns zunächst einmal das Werkzeug zurechtlegen, mit dem wir die Aufgaben bearbeiten. Mit diesem Werkzeug sind sowohl das Wissen über die **Funktionsweise unseres Gedächtnisses** als auch verschiedene **„Mnemotechniken"** gemeint, die es im Folgenden kennenzulernen gilt.

> **DEFINITIONEN & INFORMATIONEN** Die **Mnemotechnik** (von altgr. μνῆμη/mnḗmē „Gedächtnis" und τέχνη/téchnē „Kunst") ist ein Begriff für eine Ansammlung an abstrakten Strategien zum Zweck der Stärkung des Erinnerungsvermögens.

Wie funktioniert unser Gedächtnis?

Unser Gedächtnis ist eine der fundamentalsten Funktionen des Gehirns. Mit ihm werden bei Bedarf Informationen codiert, gespeichert und abgerufen.
Laut dem aktuellsten Stand der Wissenschaft geht man davon aus, dass es in drei verschiedene Formen unterschieden werden kann (➤ Tab. 4.1):

Tab. 4.1 Klassifizierung der verschiedenen Gedächtnisarten

Sensorisches Gedächtnis		Kurzzeit- und Arbeitsgedächtnis		Langzeitgedächtnis		
Echoisch	ikonisch	Phonologische Schleife	räumlich-visueller Notizblock	Deklarativ		prozedural
				Episodisch	semantisch	

1. Sensorisches Gedächtnis
2. Kurzzeit- und Arbeitsgedächtnis
3. Langzeitgedächtnis (*Baddely 2007*)

Das **sensorische Gedächtnis (SG)** ermöglicht es, Informationen von außen in Form von chemischen und physikalischen Reizen über die Sinnesorgane zu erfassen und für eine sehr kurze Zeit relativ detailreich wiederzugeben. Ein Beispiel wäre das Nachsprechen von Worten, die der Lehrer gesagt hat, ohne dass man in irgendeiner Art und Weise zugehört hat (*echoisches Gedächtnis*). Ein anderes Beispiel wäre die geistige Visualisierung einer Zahlenreihe oder eines Bildes, die man gar nicht bewusst aufgenommen hat, jedoch trotzdem für ein paar Sekunden im Gedächtnis bzw. im „inneren Auge" behält (*ikonisches Gedächtnis*).
Das **Kurzzeitgedächtnis (KZG)** ist eine Form des Gedächtnisses, das kleine Informationsmengen in einem aktiven, leicht zugänglichen Zustand und für eine kurze Zeit zu speichern vermag. Man kann sich mit dem KZG z. B. eine gewisse Anzahl an Ziffern in einer Zahlenfolge erfolgreich merken. Das **Arbeitsgedächtnis (AG)** als theoretisches Konzept der Kognitionswissenschaften ist ein Modell zur Beschreibung der verschiedenen Dimensionen des Kurzzeitgedächtnisses. Es teilt seine Funktionen in die *phonologische Schleife,* mit dem Sinn der Speicherung verbaler Informationen, in den *räumlich-visuellen Notizblock,* zur temporären Speicherung von visuellen Eindrücken, den *episodischen Puffer,* das visuelle und verbale Informationen nach Bedarf wie ein Puffer lagern kann, und die *zentralen Exekutive,* die die vorangegangenen Systeme verwaltet und ihre Informationen verknüpft (*Baddeley und Hitch 1974*).
Als **Langzeitgedächtnis (LZG)** beschreibt man diejenige Gedächtnisform, die Informationen dauerhaft (Minuten bis ein Leben lang) speichert. Die Funktionen des LZG werden dabei von mehreren Hirnarealen übernommen. Man teilt auch diese Gedächtnisform in zwei Funktionsbereiche auf, und zwar auf das *deklarative* und das *prozedurale* Gedächtnis (*Atkinson und Shiffrin 1968).*
Die Funktion des *deklarativen Gedächtnisses* ist die Speicherung von Tatsachen und Ereignissen. Zu diesem Zweck wird es aufgeteilt in das *semantische Gedächtnis,* das Faktenwissen wie z. B. Geschichtsdaten und Markennamen verarbeitet, und das *episodische Gedächtnis,* das Ereignisse, Erlebnisse und Tatsachen, wie z. B. den ersten Urlaub mit dem Sportwagen in St. Tropez, codiert (*Wood, Baxter und Belpaeme 2011).*
Das *prozedurale Gedächtnis* speichert unbewusste, automatische Handlungsabläufe wie die des Tanzens, des Fahrradfahrens, des Schwimmens und so weiter (*Milner 1962*).
Wir benötigen für die nachfolgenden Kapitel und den MedAT im engeren Sinn unser **Langzeitgedächtnis.** Genau genommen brauchen wir zunächst das Kurzzeit- sowie das Arbeitsgedächtnis zum Übertragen von Informationen in den semantischen Teil des deklarativen Langzeitgedächtnisses, da wir es bei den Allergieausweisen, mit Ausnahme des Passbildes, mit faktischen Tatsachen zu tun haben.

Grundlegende Tipps für das Gedächtnis

Das Abspeichern von Informationen in unserem Gedächtnis wird mal besser, mal schlechter bewerkstelligt. Euch ist im Laufe eures Lebens sicher aufgefallen, dass ihr euch an besonders schöne oder besonders schlimme Momente oder Erlebnisse sehr gut erinnern könnt – auch noch lange danach. Deshalb ist ein wichtiger Aspekt der Speicherung von Gedächtnisinhalten das **emotionale Gewicht** von Informationen.

FUN FACT Interessant ist auch, dass ihr euch an den ersten Allergieausweis aufgrund eurer vermeintlichen Aufregung besser erinnern werdet als z. B. an den vierten Ausweis. Der Grund dafür ist, *surprise, surprise,* eure emotionale Gefühlslage, in der ihr euch beim Bearbeiten des Untertests befindet.

Manche von euch werden sich auch noch an besonders schwere Aufgaben in der Matura oder dem Abitur erinnern. Liegt das daran, dass das geprüfte Thema euren liebsten Interessen entsprach? Eher unwahrscheinlich. Doch die Hochschulzugangsprüfung ist ein wichtiger Test, dem die meisten Schüler eine **hohe Bedeutung** beimessen. Dieser Umstand führt ebenfalls zum besseren Abspeichern von Informationen im Gedächtnis.
Zu guter Letzt solltet ihr zu lernende Sachverhalte mit so vielen schon bestehenden Erinnerungen wie möglich verknüpfen. Diesen Vorgang nennt man **Assoziation.** Wir Menschen denken hauptsächlich assoziativ und speichern Informationen daher vorwiegend in dieser Form ab. Ein wichtiges Beispiel, bezugnehmend auf unsere nachfolgende Lösungsstrategie, führen wir hier nun an.

Räumliches Langzeitgedächtnis

Das räumliche Langzeitgedächtnis ist eine Funktion des Gehirns, die unabdingbar für die Orientierung im Raum ist. Mit ihm kann man bereits bekannte Räume und Wege erkennen. Hauptdarsteller dieser Gedächtnisleistung sind die sogenannten *place cells* (engl. für „Ortszellen“). Diese werden je nach dreidimensionaler Lage des informationsverarbeitenden Systems, also des Menschen bzw. Säugetiers, aktiviert und senden neuronale Reize aus, die mit anderen Hirnarealen interagieren. Dadurch erinnert man sich an die räumlichen Begebenheiten in genau dieser Situation.
Für unsere Zwecke ist es überaus interessant, dass sowohl die *place cells* als auch der Ort der Überführung von Gedächtnisinhalten aus dem Kurzzeit- in das Langzeitgedächtnis an ein und demselben Ort vorzufinden sind: dem **Hippocampus** (*O'Keefe and Dostrovsky 1971*). Außerdem werden sehr starke Emotionen, namentlich z. B. Angst und Empathie, in einer Struktur sehr nahe dem Hippocampus, in der **Amygdala,** gespeichert und verarbeitet (*Amunts, Kedo und Kindler 2005*).
Deshalb finden wir es angebracht, die im Folgenden aufgezeigten Methoden zur Steigerung der Gedächtnisleistung um eine einzige Methode, der **Loci-Methode,** herum aufzubauen, um sowohl die neuroanatomischen wie neurophysiologischen Begebenheiten und die maximal mögliche Effizienz dieser Techniken zu gewährleisten.

TRICKKISTE Soll heißen: Wenn ihr euch Dinge sehr gut merken wollt, solltet ihr sie am besten mit extremen Emotionen und besonders bedeutenden Erlebnissen und Dingen in Verbindung bringen. Außerdem solltet ihr die Informationen, wie schon erwähnt, mit so vielen Assoziationen wie möglich ausschmücken!

Pegword-Systeme

DEFINITIONEN & INFORMATIONEN **Pegword** bedeutet auf Deutsch so viel wie „Stift-Wort“. Damit sind nicht etwa Stifte zum Schreiben oder Malen gemeint, sondern Haltestifte wie z. B. Holzdübel. Dieses Kunstwort soll daher das Zusammenstecken von Informationen zu einem festen Konstrukt der Erinnerung symbolisieren.

Das allgemeine Prinzip der Pegword-Systeme als Gedächtnishilfen basiert auf der Bildung von mentalen Assoziationen zwischen zwei konkreten Objekten, die später auf Informationen, die in der Erinnerung bleiben sollen, angewendet wird. Das bedeutet, dass man die zu merkenden Objekte wie z. B. **Karten oder Zahlen** (das erste Objekt) mit Bildern, Formen oder Begriffen (dem zweiten Objekt) assoziiert, da man sich Letztere besser im Gedächtnis behalten kann. Oft nutzt man bei der Verbindung von Zahlen und Begriffen solche, die sich reimen (Eins – *Mainz,* Zwei – *Chai,* Vier – *Bier* usw.). Um ein Pegword-System anwenden zu können, muss man diese Assoziationen vorher auswendig lernen, damit sie später als zusammengesetzte Pegword-Cluster neue Informationen codieren können.
Im Folgenden werden wir die drei berühmtesten und sinnvollsten Pegword-Systeme kennenlernen.

Zahl-Form-System

Das Zahl-Form-System ist eine Mnemotechnik (bzw. ein Pegword-System), mit der man sich längere Zahlenfolgen per Assoziation von Zahlen mit Bildern bzw. Formen (Symbolen) einfacher merken kann.

Dabei wird jeder Zahl ein bestimmtes Symbol bzw. Bild zugeordnet. Durch die Aneinanderreihung der Bilder anstelle der Zahlen in der sich zu verinnerlichenden Zahlenfolge, fällt es dem Anwender dieser Mnemotechnik einfacher, sich längere Zahlenfolgen zu merken.

AUFGEPASST! Mit Zahlenfolge ist hier nur eine Aneinanderreihung von irgendwelchen Ziffern gemein – das hat nichts mit dem Untertest *Zahlenfolgen* zu tun!

Am besten wählt man die Symbole (Bilder) dergestalt, dass man sie anhand der Ähnlichkeit ihrer Form bzw. ihres Erscheinungsbildes mit den jeweiligen arabischen Ziffern visuell-intuitiv zu eben diesen Ziffern zuordnen kann. Zur Verdeutlichung haben wir euch in ➤ Tab. 4.2 ein paar Beispiele aufgelistet.

Tab. 4.2 Zahl-Form- und Zahl-Reim-System

Zahl	Bild, Form oder Symbol	Reim
0	Reifen, Orange, Saure Apfelringe, Ei	Pitbull
1	Penis, Kerze, Zigarre	Karlheinz, Mainz
2	Schwan, Angelhaken	Polizei, Brei
3	Hoden, Herz (<3), Kinn von Peter G.	Metzgerei
4	Segel	Bier, Klavier, Papier
5	Seepferdchen, Hand	Strümpf
6	Kirsche, Würfel	T-Rex, Snacks
7	Flagge, Sense	Siegen
8	Handschellen	Yacht, Tracht
9	Golfschläger	BitCoin

Zahl-Reim-System

Die Funktionsweise des **Zahl-Reim-Systems** ist mit dem des Zahl-Form-Systems identisch, jedoch mit der Ausnahme, dass man statt Bildern, Formen oder Symbolen **Reime** als Assoziationsobjekte für die arabischen Ziffern verwendet. Beispiele findet ihr in ➤ Tab. 4.2.

FUN FACT Der **Rhyme-as-reason-Effekt** (Synonym: *Eaton-Rosen-Phänomen*) ist eine kognitive Verzerrung, bei der ein Sprichwort oder Aphorismus als zutreffender oder wahrheitsgetreuer wahrgenommen wird, wenn er sich reimt.
Außerdem weiß man auch schon relativ lange, dass man sich Begriffe, Sätze oder Sprüche **viel einfacher merken** kann, wenn sie sich reimen. Dieser Umstand liegt der Tatsache zu Grunde, dass Gedächtnisleistung und Reimverständnis zum Teil einem gemeinsamen kognitiven Prozess entsprechen (*Gathercole, Willis und Baddeley 1991*). Wir erinnern an folgendes prominentes Beispiel:
„*Make* America *great* again!"

Zahl-Laut-System (Major-System)

Das Major-System verbindet **Laute mit Zahlen.** Im Prinzip funktioniert es wie folgt:

1. Man weist den 10 Ziffern des arabischen Dezimalsystems **Laute von Buchstaben** zu. Aus praktischen Gründen handelt es sich bei den den Ziffern zugewiesenen Lauten alle um Konsonanten (p, r, k usw.). Die gängigste Zuweisung von Zahlen zu Lauten listen wir euch unten auf (➤ Tab. 4.3).
2. Daraufhin kombiniert man die Ziffern mit den ihnen zugewiesenen Buchstaben wie ganz gewöhnliche natürliche Zahlen bis zu einem beliebig großen Grenzwert. Am sinnvollsten ist dabei das Intervall von 0–99.
3. Jetzt der Clou: Man transformiert die Zweier-Buchstabenkombination zu einem Begriff, den man sich am besten lebhaft vorstellen kann. In ➤ Tab. 4.4 seht ihr ein paar Beispiele.
4. Wollt ihr die numerische Information in Form von Zahlen wieder abrufen, müsst ihr euch zunächst an die relevanten Konsonanten des Begriffs erinnern, denen ihr die arabischen Ziffern zugewiesen habt (➤ Tab. 4.3).

Wichtig bei dieser Methode ist, dass sie eine gewisse Vorlaufzeit benötigt. Denn ihr müsst die den Ziffern zugewiesenen Laute auswendig lernen, euch Begriffe für die Zahlen von 0 bis 99 ausdenken und dann auch diese auswendig lernen. Erarbeitet euch ein entsprechendes Arsenal an Zahl-Laut-Systemen in ➤ Tab. 4.5. Und bedenkt auch, dass es auch eine gewisse Übung braucht, im Geiste zunächst Zahlen zu Begriffen und Begriffe zu Bildern zu transformieren – und dann nach einer gewissen Zeit wieder die Bilder zu Begriffen und zurück zu Zahlen zu transformieren.

Notizen

Tab. 4.3 Ziffern und ihre zugewiesenen Konsonanten zum Zwecke des Major-Systems

Arabische Ziffer	Laute bzw. Konsonanten
0	s, x, z
1	t, d
2	n
3	m
4	r
5	l
6	sch, ch, j, weiches g
7	c, k, hartes g, q
8	f, v
9	p, b

Tab. 4.4 Beispiele für die Transformation von Ziffern zu Konsonanten zu Begriffen

Zahl	Beispiel
14	t für 1 und r für 4 → **Tr**aktor
37	m für 3 und k für 7 → **M**er**k**el, Angela
49	r für 4 und b für 9 → **R**a**b**e
66	2 x sch für 6 → **Schis(c)h**a
91	p für 9 und t für 1 → **P**a**t**e, Der

Tab. 4.5 Mit transformierten Begriffen auszufüllende Major-System-Tabelle

Zahl	Wort	Zahl	Wort	Zahl	Wort	Zahl	Wort
0		25		50		75	
1		26		51		76	
2		27		52		77	
3		28		53		78	
4		29		54		79	
5		30		55		80	
6		31		56		81	
7		32		57		82	
8		33		58		83	
9		34		59		84	
10		35		60		85	
11		36		61		86	
12		37		62		87	
13		38		63		88	
14		39		64		89	
15		40		65		90	
16		41		66		91	
17		42		67		92	
18		43		68		93	
19		44		69		94	
20		45		70		95	
21		46		71		96	
22		47		72		97	
23		48		73		98	
24		49		74		99	

TRICKKISTE Es hilft euch auch ungemein, wenn ihr die Bilder in Zehnerschritten bestimmten Kategorien zuordnet. Z. B. könnten die ersten 10 Begriffe (0 – 9) Tiere sein (01 → s, t → **St**ier oder 02 → s, p → **Sp**inne) und die zweiten 10 (10 – 19) Städte (17 → t, k → **T**o**k**yo) usw., sodass ihr immer anhand der ersten Ziffer zunächst an eine Kategorie denkt.

Machen wir zum Abschluss noch ein Beispiel:
7689 → k (7) + sch (6) und f (8) + b (9) → **Kaschmir**(-Pulli) und **Fabio**
Wir stellen uns bei dieser Transformation unseren sehr guten Freund Fabio vor, wie er ganz stolz und erhobenen Hauptes seinen Kaschmir-Pulli trägt. Wenn wir uns später dann an Fabio wieder erinnern müssen, können wir die Reihenfolge der Codierung einfach umkehren:
Kaschmir(-Pulli) und **Fabio** → k (7) + sch (6) und f (8) + b (9) → 7689
Et voilá: Wir haben uns vier sinnlos aneinandergereihte Ziffern auswendig gemerkt.

AUFGEPASST! Wichtig ist, dass man die Reihenfolge der Konsonanten unbedingt beibehält, da man ansonsten logischerweise die falsche Reihenfolge auswendig lernt bzw. abruft!

Die Loci-Methode

Die **Loci-Methode** (lat. *loci* „Orte") ist eine Gedächtnisstrategie, bei der die mentale Visualisierung von bekannten Orten oder Wegen mit der Ablage von physischen Objekten in Form von Gedächtnisinhalten kombiniert wird. Die Methode nutzt dabei das **räumliche Vorstellungsvermögen** des Anwenders.
Wie ihr diese Technik anwendet, seht ihr weiter unten bei der *Lösungsstrategie für abstrakte Denker.*

Praktische Anwendung der Mnemotechniken

Mnemotechnik für den Namen (Sinnvolle Umwandlung)

Nehmen wir eine x-beliebige sinnlose Aneinanderreihung von sechs Buchstaben, wie sie im MedAT als Name bei den Allergieausweisen vorkommt:
HUSKEN
Wir nutzen einfach unsere Kreativität und machen aus
HUSKEN → HUSKY
Dann können wir uns ganz einfach eines der schönsten Tiere auf der Welt als Objekt unseres Gedächtnisinhaltes vorstellen.
Zur Verdeutlichung machen wir noch ein schwereres Beispiel:
LOKJIA
Formen wir diese Buchstabenfolge sinnhaft um, ergibt sich (für uns) folgender Begriff:
LOKJIA → LOCKENJIA → LOCKENWICKLA → LOCKENWICKLER
Ihr seht: Die Umwandlung ist dabei abhängig von eurer Kreativität und eurem Wortschatz. Wichtig ist dabei, dass bestenfalls die erste bzw. notfalls auch nur irgendeine Silbe der sinnlosen Buchstabenkombination mit dem sinnvollen Begriff identisch oder beinahe identisch ist.
Ihr solltet für alle Formen der *schriftlichen Informationen,* bis auf das Ausstellungsland, diese Methode verwenden.

Mnemotechnik für den Geburtstag

Wir empfehlen euch für den Geburtstag, wie für alle *numerischen Informationen,* das Major-System zu verwenden. Dabei solltet ihr den ausgeschriebenen Monat einfach in die dazugehörige Zahl umwandeln (z. B. 20. April → 20.04.).

Mnemotechnik für die visuell-binären Informationen (Passbild und Medikamenteneinnahme)

Viele unter euch haben es vielleicht schon einmal erlebt, dass sie im Wald, in der Dunkelheit oder auf der Marsoberfläche (sucht mal im Internet nach „Cydonia Mensae") ein Gesicht erkannt haben, das zu keinem Menschen gehört. Aufgrund unserer soziobiologischen Entwicklung sind wir vom Anbeginn unseres Lebens nämlich darauf getrimmt, Gesichter zu erkennen und uns ihre Einzelheiten zu merken.

FUN FACT Laut einer relativ neuen Studie reagieren sogar ungeborene Kinder, also Feten, eher auf Lichtstimuli von außen, die dem Erscheinungsbild von Gesichtern gleichen, als auf andere Stimuli (*Reid, Dunn und Young 2017*). Dieses Experiment lässt darauf schließen, dass wir das Erkennen von Gesichtern nicht postnatal, also nach der Geburt lernen, sondern schon in unserem Genom als lebensnotwendige Fähigkeit codiert haben.

Deshalb sollte es für jeden von euch ein Leichtes sein, sich auch 8 Gesichter in 8 Minuten zu merken. Schwerer wird es, wenn ihr diese Gesichter mit bestimmten Informationen verknüpfen müsst, was wir aber später noch lernen werden.

Notizen

Da wir uns noch keine Mnemotechnik für die Medikamenteneinnahme als binäre Information, also 0 oder 1 bzw. „*ja*" oder „*nein*", überlegt haben, verknüpfen wir diese Information am besten mit der des Passbilds. Dabei schreiben wir jedem Passbild **eine von zwei Eigenschaften** zu. Wie könnte das aussehen?
Da Medikamenteneinnahmen im Grunde genommen immer mit einer Krankheit einhergehen, können wir davon ausgehen, dass diejenigen Besitzer der Allergieausweise, die als Information *Medikamenteneinnahme: Ja* aufweisen, eher ungesund leben. Diejenigen, die keine Medikamenteneinnahme vorzuweisen haben, leben eher gesund. Daher können wir uns die ungesunden Personen mit einer *Crack-Pfeife* im Mund vorstellen, während die gesunden Personen ohne Medikamenteneinnahme *zwei Gurkenscheiben* auf den Augen als Zeichen eines Sich-gut-gehen-Lassens in einem Spa haben könnten. Ihr könnt euch natürlich eure eigenen Bilder erstellen. Wir nutzen aber diese, da sie Extreme repräsentieren und man sie sich daher besser einprägen kann (➤ Tab. 4.6):

Tab. 4.6 Modifiziertes Passbild

Medikamenteneinnahme?	Modifiziertes Passbild
Ja	Crack-Pfeife im Mund
Nein	Gurkenscheiben auf den Augen

Mnemotechnik für die Blutgruppen

Für die Blutgruppen verwenden wir am einfachsten die *sinnvolle Umwandlung.* Soll bedeuten, wir nehmen einfach die Buchstaben des AB0-Systems, wobei wir statt 0 (Null) einfach O als Buchstabe nehmen, und transformieren diese Buchstaben zu ganzen Begriffen um, die wir uns lebhaft vorstellen können. Wir haben das mit ein und derselben Kategorie von Dingen (hier: Obst) gemacht, damit man sich den Zusammenhang dieser Information zum Thema Blutgruppen besser einprägen kann. Ihr werdet gleich verstehen, was wir meinen. Habt einen Blick auf ➤ Tab. 4.7:

Tab. 4.7 Sinnvolle Umwandlung von Blutgruppenantigenen zu Obstsorten

Blutgruppe	
0	**O**range
A	**A**nanas
B	**B**irne
AB	**AB**(p)fel

Sobald ihr in späterer Folge bei der Kombination unserer Mnemotechniken zu einer Lösungsstrategie auf die Objektgruppe Obst stoßt, werdet ihr wissen: Es geht um die Blutgruppen der Allergieausweise.

Mnemotechnik für die Allergien

Zum Thema Allergien nur so viel: Die in der Vergangenheit abgefragten Allergien waren zumeist leicht vorstellbar. Ein paar Beispiele sind *Hamster, Erdnüsse, Löwenzahn* und *Wespen.* Fast jedes Jahr wird jedoch auch ein Wirkstoffname von einem oder zwei Medikamenten als Allergie mancher Personen aufgezählt. 2015 waren z. B. mehrere Personen auf Penicillin und/oder Phenobarbital und 2017 auf Insulin allergisch. Deshalb empfehlen wir euch folgende Vorgehensweise: Falls es nur ein Medikament zu lernen gibt, stellt euch entweder eine **ganz normale Pille** oder eine **Medikamentenverpackung** vor. Falls es zwei oder mehr Medikamente gibt, deren Namen ihr noch nie gehört habt, nehmt die erste Silbe jedes Medikaments und setzt jeweils die *sinnvolle Umwandlung* ein. Beispiele:
Penicillin → **Pe**nis in Wien
Insulin → **Ins**el

Mnemotechnik für das Ausweisnummern

Bei den Ausweisnummern ist das Zahl-Laut-System, also die Major-Methode, angesagt. Dabei empfiehlt es sich, lediglich jeweils die **beiden ersten und letzten Ziffern** auswendig zu lernen und nicht alle.

AUFGEPASST!

Das schlimmste Szenario ist dabei das beste Szenario. Wie bitte?

Denken wir es durch: Wenn ihr jeweils die beiden ersten und letzten Ziffern auswendig lernt, diese aber bei **allen** Allergieausweisen gleichermaßen vorkommen, werdet ihr das 1. sehr schnell merken und 2. müsst ihr dann nur noch die mittlere Zahl auswendig lernen – denn der Rest wäre ja gleich. Diese Methode sollte also vollkommend ausreichend sein.

Mnemotechnik für das Ausstellungsland

Wodka, Siesta und attraktive blonde Frauen. Nein, wir reden nicht über unseren Alltag als Mediziner und Lehrbuchautoren – das passiert eher am Wochenende. Wir sprechen über **Klischees** verschiedener Länder. Genau diese Klischees solltet ihr bei den Informationen zum Ausstellungsland bei *Gedächtnis und Merkfähigkeit* bedienen. Da europäische Länder öfter als Drittstaaten geprüft werden, zählen wir euch in ➢ Tab. 4.8 einfach mal ein paar Klischees zu einigen EU-Mitgliedsstaaten auf:

Tab. 4.8 Klischees verschiedener europäischer Länder

Land	Klischee
Österreich	Bergsteigen, Lederhosen, Wintersport
Deutschland	Bier, Oktoberfest, Currywurst, Fußball, Autos, Handtuch auf Liegen
Italien	Pizza, gestikulierender Italiener, Stiefel von Italien
Frankreich	Baguette, Eiffelturm, Froschschenkel
Spanien	Stierkämpfe, Siesta, Flamenco, schwarzhaarige Señoritas
Russland	Wodka, Fellmütze, „Russenhocke“
Schweden	Attraktive blonde Schwedinnen, Einrichtungshäuser
Niederlande	Tulpen, Grachten, Fahrräder, Marihuana
Großbritannien	Die Royals, höfliche Rothaarige, ständiger Regen, Tea-Time, betrunkene Hooligans mit Sonnenbrand im Nacken

Am besten, ihr überlegt euch mindestens einmal vor dem MedAT für die meisten Länder ein Klischee, das ihr dann in eure endgültige Lösungsstrategie miteinbezieht.

Endgültige Lösungsstrategie: Für abstrakte Denker

So, jetzt geht es los. Das Grundgerüst unserer Lösungsstrategie ist die **Loci-Methode.** Deshalb werdet ihr euch nun **acht Wege bzw. Routen** aus eurem heutigen und früheren Alltag ins Gedächtnis rufen und sie an den Seitenrand in folgender Art und Weise aufschreiben:

Weg 1: Name des Weges (z. B. Weg vom Bett zur Schule)

1. Station (z. B. Mein Zimmer)
2. Station (z. B. unser Wohnzimmer)
3. Station (z. B. unsere Haustüre)
4. Station (z. B. die erste Kreuzung Richtung Bushaltestelle)
5. Station (z. B. Bushaltestelle)
6. Station (z. B. Schulhof)
7. Station (z. B. Eingang zum Schulgebäude)
8. Station (z. B. Klassenzimmer)

Weg 2: Station 1–8 …

Weg 3: etc.

Die Reihenfolge der abzuspeichernden Informationen legen wir hier und jetzt fest. Sie sieht wie folgt aus:

1. Name
2. Geburtstag
3. Blutgruppe
4. Bekannte Allergien
5. Ausweisnummer: erste zwei Ziffern
6. Ausweisnummer: letzte zwei Ziffern
7. Ausstellungsland
8. Passfoto und Medikamenteneinnahme

Ihr seht: 8 Stationen für 8 Informationen. Jetzt kombiniert ihr die codierten Infos, wie ihr es in den vorhergegangenen Kapiteln gelernt habt, nach der Reihenfolge und legt sie an die von euch definierten Stationen der acht Wege ab. Der Einfachheit halber zählen wir euch hier noch einmal die erklärten Methoden passend zu den zu lernenden Informationen auf:

1. Name – **Sinnvolle Umwandlung**
2. Geburtstag – **Major-System**
3. Blutgruppe – **Sinnvolle Umwandlung**
4. Bekannte Allergien – **ggf. sinnvolle Umwandlung**
5. Ausweisnummer: erste zwei Ziffern – **Major-System**
6. Ausweisnummer: letzte zwei Ziffern – **Major-System**

7. Ausstellungsland – **Klischees**
8. Passfoto und Medikamenteneinnahme – **modifiziertes Passbild**

Beispiel

Zum besseren Verständnis zeigen wir euch im Folgenden ein Beispiel anhand eines konkreten Allergieausweises (➤ Abb. 4.2):

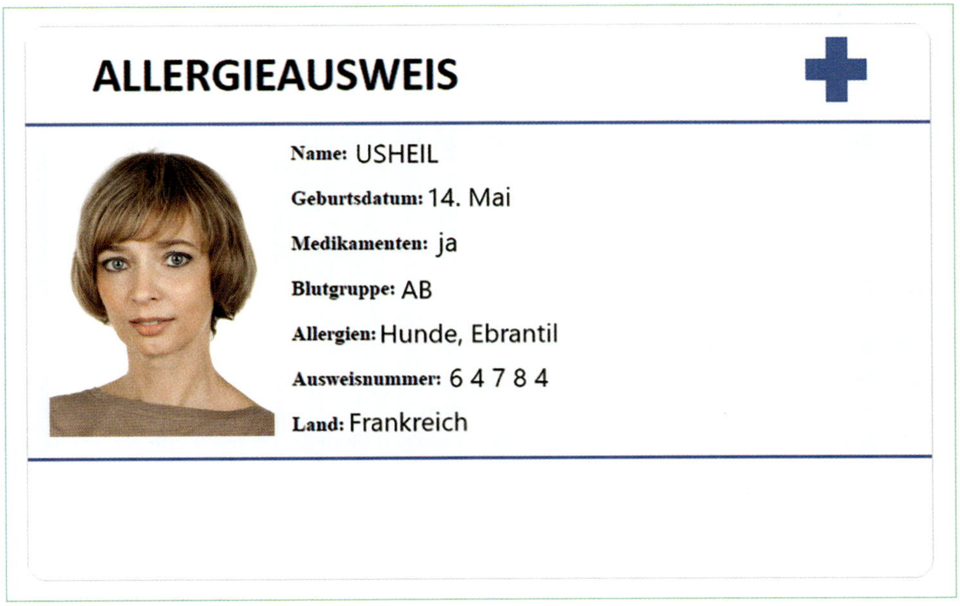
ALLERGIEAUSWEIS

Name: USHEIL
Geburtsdatum: 14. Mai
Medikamenten: ja
Blutgruppe: AB
Allergien: Hunde, Ebrantil
Ausweisnummer: 6 4 7 8 4
Land: Frankreich

Abb. 4.2 Beispielaufgabe [J787, P605]

1. Nach dem Wachwerden mache ich meine Zimmertüre auf und erblicke den Sänger **USHE**R, wie er gerade, nur mit einer Decke bekleidet, aus dem Zimmer meiner Schwester kommt und mir peinlich berührt zunickt.
2. Ich schüttle den Kopf und gehe weiter in unser Wohnzimmer. Dort sehen meine Augen das Unfassbare: Ein **Tr**aktor ist in die Westwand unseres Wohnzimmers gefahren und hat sie niedergerissen. Der Fahrer ist … eine **S**ch**l**ange mit weißen Handschuhen?
3. Jetzt brauche ich erst einmal eine Stärkung und nehme mir einen **Ap**fel aus der Obstschale neben der Haustür zum Frühstück mit, bevor ich das Haus verlasse.
4. Auf dem Weg zur Bushaltestelle sehe ich einen ganz süßen kleinen **Hund.** Gerade als ich ihn streicheln möchte, rennt mitten in der Stadt ein ausgewachsener **Eb**er her, packt den Hund am Nacken und rennt mit ihm davon. Wer weiß, was er mit ihm anstellen wird?!
5. An der Bushaltestelle angekommen, sehe ich an der Reflexion des Lacks des Busses mein Spiegelbild und denke mir nur: Mann, was für ein **Schr**ank.
6. Aus dem Bus raus und im Schulhof angekommen treffe ich die **fr**igide **Fr**ida, die zwar noch nie einen Jungen geküsst hat, aber irgendwie auf mich steht. Ich mag sie und wir machen uns beide auf den Weg ins Klassenzimmer.
7. Am Eingang zum Schulgebäude treffen wir einige Austauschschüler aus Grenoble, die tatsächlich auch in unserer Schule mit **Baguette und Baskenmütze** rumlaufen.
8. Im Klassenzimmer angekommen sehe ich, wie sich unser Mathe-Lehrer erst einmal eine **Crack-Pfeife** anmacht – what???

Wie ihr seht, arbeiten wir oft mit Extremen. Wie eingangs in diesem Kapitel erklärt, solltet ihr euch das ebenfalls angewöhnen.
Bei der **Abrufphase** erinnert ihr euch dann am besten **gezielt** an die benötigten Informationen.

AUFGEPASST! Euch hier eine **Schritt-für-Schritt-Vorgehensweise** und einen **Entscheidungsbaum** für das Bearbeiten der Aufgaben in der Abrufphase zu erstellen, macht keinen Sinn, da jeder individuelle Erinnerungsnetze mit seinen eigenen Assoziationen aufbaut, die niemand besser kennt als ihr selbst!

Endgültige Lösungsstrategie: Für soziale Denker

Für diejenigen unter euch, die eine besonders soziale Ader haben, kann es angebracht sein, sich die Allergieausweise wie folgt zu merken:
Ihr erinnert euch an jemanden aus eurem Bekanntenkreis und denkt euch einfach für jeden Allergieausweis eine Geschichte aus, in der ihr die einzelnen Informationen miteinbezieht, die geprüft werden. Ergänzend könnt ihr euch gerne jeglicher in den vorangegangenen Kapiteln vorgestellten Mnemotechniken bedienen, wenn ihr bei einem Typ der Informationen Probleme habt. Besonders angebracht, da leicht zu verwenden, ist dabei unsere Tabelle zu den Zahl-Form- und Zahl-Reim-Systemen (➤ Tab. 4.2).

FUN FACT Wieso behandeln wir diese Strategie nicht ausführlicher? Weil es nicht notwendig ist. Personen, die sich anhand von sozialen Interaktionen Gedächtnisinhalte merken, arbeiten stets mit **Assoziationen** – und diese Art zu denken, ist uns Menschen in die Wiege gelegt (im Gegensatz zum mathematischen Denken, ächz!). Würden wir solchen Leuten erzählen wollen, wie „ihre Methoden gehen", würden wir die Lehre der Mnemotechniken quasi ad absurdum führen.

4.2.5 Empfehlung

Lernplan und Zeitmanagement

Erinnert euch an eure Anamnese in ➤ Kap. 4.2.2. Wie geht es euch jetzt mit euren Schwächen – habt ihr sie verbessern können oder habt ihr sie sogar überwunden?
Außerdem fragt ihr euch bestimmt, **mit welchen Aufgaben** und **wann** ihr diesen Untertest lernen solltet.

Welche Aufgaben?

Bearbeitet zu Beginn die übrig gebliebenen Aufgaben in ➤ Kap. 4.3.

Wann?

Wir haben ziemlich viel zum Thema gelernt, was wir nicht sofort umsetzen können. Deshalb ist jetzt der Moment gekommen, wo wir unsere Vorbereitung zeitlich planen müssen. Deshalb geben wir euch hier einen groben Zeitplan, wann ihr was machen sollt:

- **ab ca. April**
  Ihr solltet eure Major-Liste (➤ Tab. 4.5) am besten so früh wie möglich ausfüllen und die Begriffe auswendig lernen. Außerdem solltet ihr euch frühzeitig genau acht bekannte Routen, wie in ➤ Kap. 4.2.4 besprochen, zurechtlegen, die ihr dann später einüben sollt.
- **Tag 34 bzw. 64 des Lernplans**
  Jetzt beginnt ihr die Mnemotechniken zu lernen, die wir euch in den vorangegangenen Kapiteln nähergebracht haben.
- **Testsimulationen**
  Absolviert die Testsimulationen, wie wir sie euch in den Lernplänen aufgetragen haben. Falls euch noch Zeit bleibt, auch gerne mehr.
- **Allgemeiner Ablauf**
  Ihr solltet die Simulationen zu diesem Untertest stets in einer gemeinsamen Einheit mit zuerst der Merkphase von *Gedächtnis und Merkfähigkeit,* dann den *Zahlenfolgen, Wortflüssigkeit* und der Abrufphase der *Gedächtnis und Merkfähigkeit*-Aufgaben absolvieren, da das dem Ablauf beim MedAT entspricht.

TRICKKISTE Wir empfehlen euch, in der Pause zwischen *Zahlenfolgen* und *Wortflüssigkeit* die Erinnerungen an die Allergieausweise im Geiste aufzufrischen! Aufgepasst: Ihr dürft auch hier nichts zu den Ausweisen niederschreiben (wird bei der Auswertung begutachtet).

Notizen

4.3 Beispielaufgaben

4.3.1 Aufgaben

Auf den folgenden Seiten findet ihr drei Aufgabensets zum Üben.

Erstes Aufgabenset

Lernphase

ALLERGIEAUSWEIS

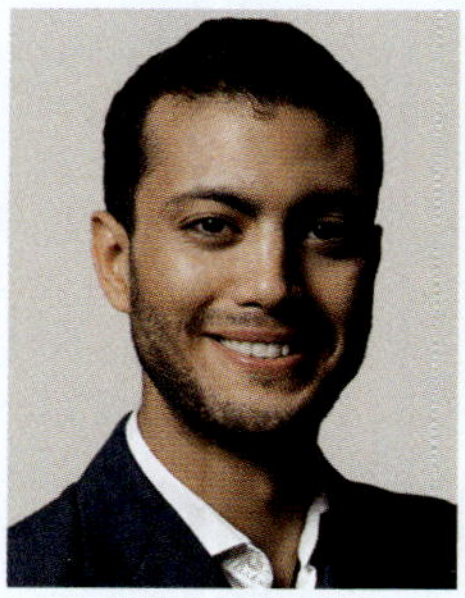

Name: TIMLAN

Geburtsdatum: 13. Februar

Medikamenten: nein

Blutgruppe: 0

Allergien: Hülsenfrüchte, Katzenhaare, Muscheln

Ausweisnummer: 1 5 6 4 7

Land: Spanien

ALLERGIEAUSWEIS

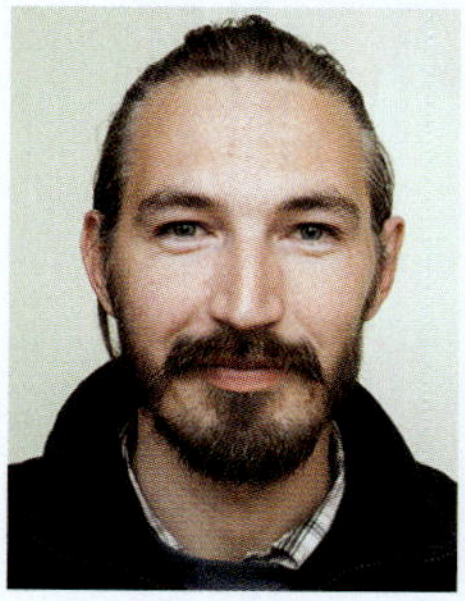

Name: SOHANLI

Geburtsdatum: 31. Oktober

Medikamenten: ja

Blutgruppe: AB

Allergien: Hausstaub

Ausweisnummer: 4 4 0 2 1

Land: Dänemark

[Abb.: Deniz Tafrali, St. Gallen (CH); Fotos: Colourbox.com]

Notizen

ALLERGIEAUSWEIS

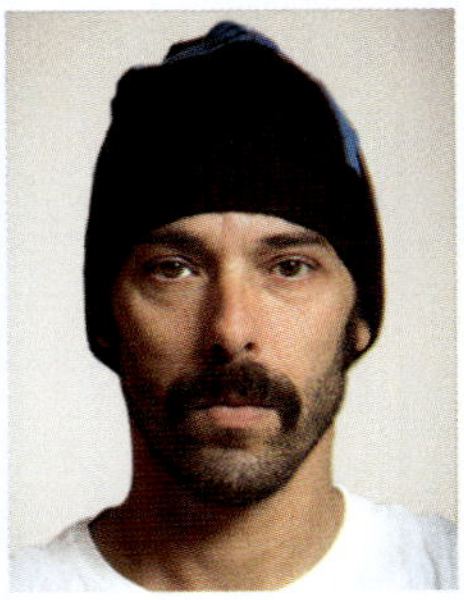

Name: ASHIKLA

Geburtsdatum: 12. September

Medikamenten: ja

Blutgruppe: 0

Allergien: Katzen, Hamster

Ausweisnummer: 7 8 4 6 1

Land: Schweiz

ALLERGIEAUSWEIS

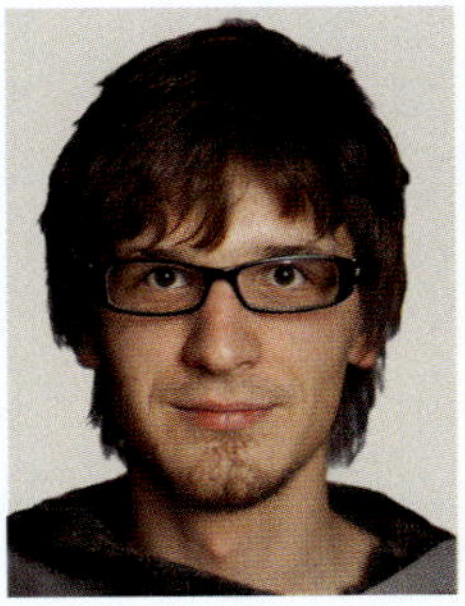

Name: ERTLUN

Geburtsdatum: 01. März

Medikamenten: ja

Blutgruppe: B

Allergien: Diuretika, Ananas

Ausweisnummer: 1 5 2 8 4

Land: Polen

[Abb.: Deniz Tafrali, St. Gallen (CH); Fotos: Colourbox.com]

Notizen

ALLERGIEAUSWEIS

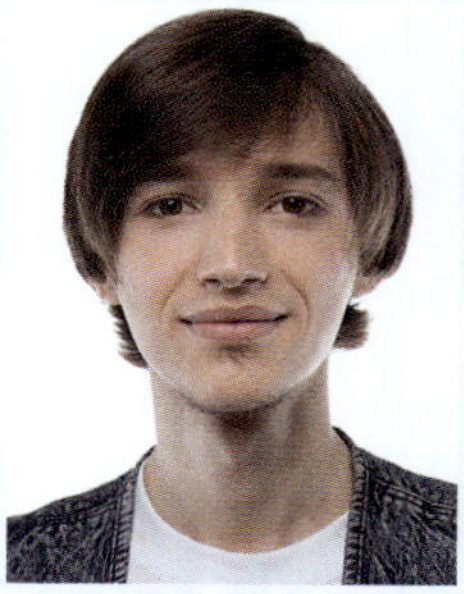

Name: AGHITH

Geburtsdatum: 26. April

Medikamenten: nein

Blutgruppe: A

Allergien: Bananen, Hunde, Acryl

Ausweisnummer: 4 7 6 5 4

Land: Italien

ALLERGIEAUSWEIS

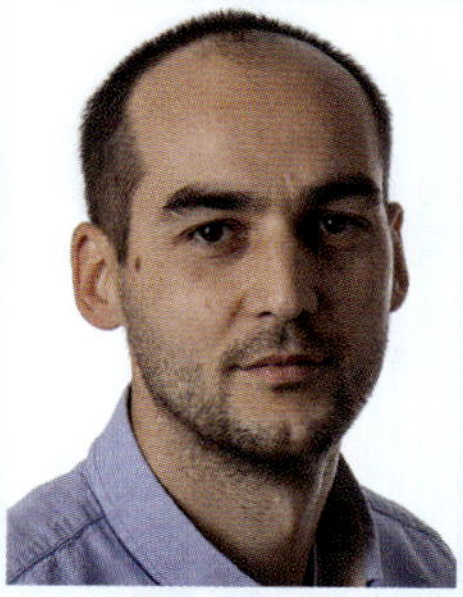

Name: OPLIDA

Geburtsdatum: 23. Dezember

Medikamenten: ja

Blutgruppe: A

Allergien: Diuretika, Eichhörnchen

Ausweisnummer: 7 5 4 1 2

Land: Deutschland

[Abb.: Deniz Tafrali, St. Gallen (CH); Fotos: Colourbox.com]

Notizen

ALLERGIEAUSWEIS

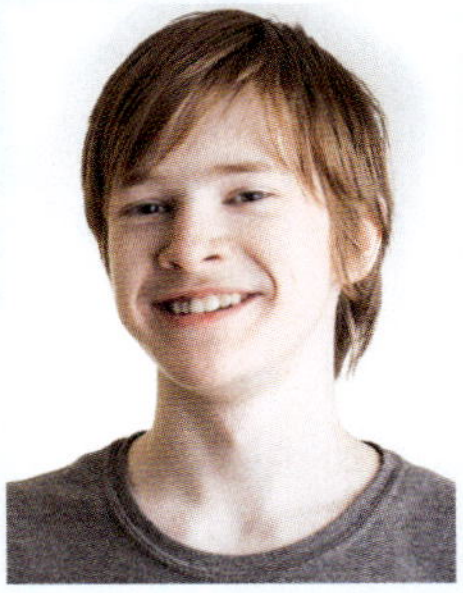

Name: EBRANTO

Geburtsdatum: 17. Jänner

Medikamenten: ja

Blutgruppe: 0

Allergien: Hunde, Katzen, Hausstaubmilben

Ausweisnummer: 5 5 1 2 3

Land: Äthiopien

ALLERGIEAUSWEIS

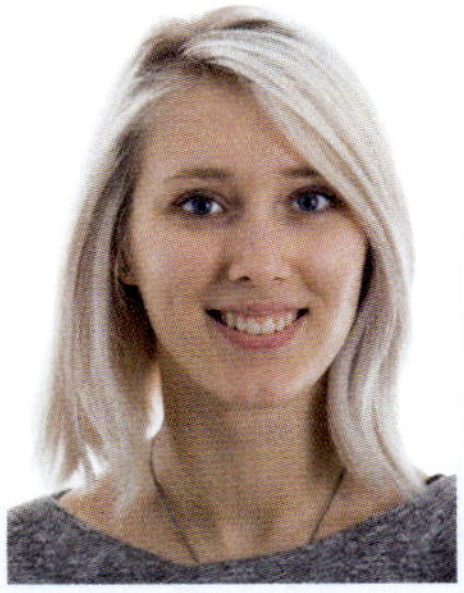

Name: ASHDUKT

Geburtsdatum: 15. Mai

Medikamenten: ja

Blutgruppe: AB

Allergien: Bienen, Wespen, Blütenstaub

Ausweisnummer: 9 4 1 3 5

Land: Papua-Neuguinea

[Abb.: Deniz Tafrali, St. Gallen (CH); Fotos: Colourbox.com]

Reproduktionsphase

1. Wie heißt die Person mit der Ausweisnummer 1 5 6 4 7?
   (A) TIMLAN
   (B) SOHANLI
   (C) ASHIKLA
   (D) OPLIDA
   (E) EBRANTO

2. Welche Allergien hat die folgende Person?
   (A) Hunde, Katzen, Hausstaubmilben
   (B) Bienen, Wespen, Blütenstaub
   (C) Diuretika, Eichhörnchen
   (D) Diuretika, Ananas
   (E) Keine der Antwortmöglichkeiten ist korrekt.

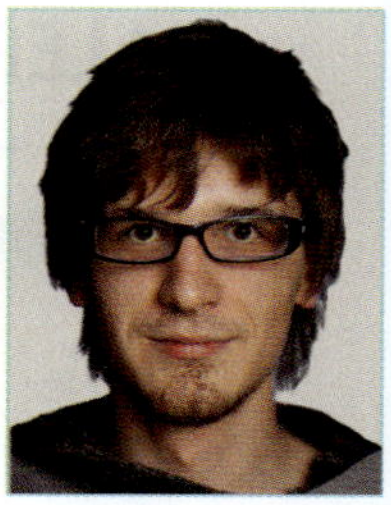

3. Wann hat die Person mit der Blütenstaub-Allergie Geburtstag?
   (A) 01. März
   (B) 15. September
   (C) 01. April
   (D) 15. Mai
   (E) Keine der Antwortmöglichkeiten ist korrekt.

4. Woher kommt AGHITH?
   (A) Lettland
   (B) Deutschland
   (C) Litauen
   (D) Estland
   (E) Keine der Antwortmöglichkeiten ist korrekt.

5. Welche Ausweisnummer hat die Person aus Spanien?
   (A) 1 5 2 8 4
   (B) 7 8 4 6 1
   (C) 4 4 0 2 1
   (D) 1 5 6 4 7
   (E) Keine der Antwortmöglichkeiten ist korrekt.

6. Welche Blutgruppe hat folgende Person?
   (A) B
   (B) A
   (C) AB
   (D) 0
   (E) Keine der Antwortmöglichkeiten ist korrekt.

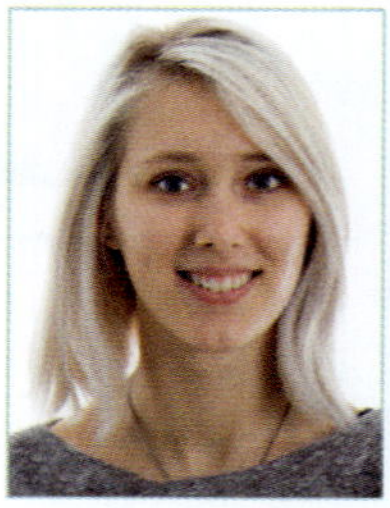

7. Wann hat die Person mit der Eichhörnchen-Allergie Geburtstag?
   (A) 23. Dezember
   (B) März
   (C) 26. April
   (D) 15. Mai
   (E) Keine der Antwortmöglichkeiten ist korrekt.

8. Woher kommt OPLIDA?
   (A) Lettland
   (B) Deutschland
   (C) Litauen
   (D) Estland
   (E) Keine der Antwortmöglichkeiten ist korrekt.

9. Welche Ausweisnummer hat die Person aus Deutschland?
   (A) 1 5 2 8 4
   (B) 7 8 4 6 1
   (C) 4 4 0 2 1
   (D) 1 5 6 4 7
   (E) Keine der Antwortmöglichkeiten ist korrekt.

10. Welche Person nimmt Medikamente ein?
   (A) TIMLAN
   (B) SOHANLI
   (C) AGHITH
   (D) ASHDUT
   (E) Keine der Antwortmöglichkeiten ist korrekt.

11. Welche Person mit der unten aufgeführten Ausweisnummer hat eine Kiwi-Allergie?
   (A) 1 5 2 8 4
   (B) 7 8 4 6 1
   (C) 4 4 0 2 1
   (D) 1 5 6 4 7
   (E) Keine der Antwortmöglichkeiten ist korrekt.

12. Wann hat die Person aus Deutschland Geburtstag?
   (A) 23. Dezember
   (B) 01. März
   (C) 26. April
   (D) 15. Mai
   (E) Keine der Antwortmöglichkeiten ist korrekt.

13. Woher kommt ASHDUKT?
   (A) Lettland
   (B) Deutschland
   (C) Litauen
   (D) Estland
   (E) Keine der Antwortmöglichkeiten ist korrekt.

14. Welche Ausweisnummer hat die Person aus Papua-Neuguinea?
   (A) 1 5 2 8 4
   (B) 7 8 4 6 1
   (C) 4 4 0 2 1
   (D) 1 5 6 4 7
   (E) Keine der Antwortmöglichkeiten ist korrekt.

Notizen

15. Welche Person nimmt keine Medikamente ein?
   (A) TIMLAN
   (B) OBLIDA
   (C) EBRANTO
   (D) ASHDUKT
   (E) Keine der Antwortmöglichkeiten ist korrekt.

16. Welche Person mit der unten aufgeführten Ausweisnummer hat eine Wespen-Allergie?
   (A) 1 5 2 8 4
   (B) 7 8 4 6 1
   (C) 4 4 0 2 1
   (D) 9 4 1 3 5
   (E) Keine der Antwortmöglichkeiten ist korrekt.

17. Wie heißt die Person, die am 17. Jänner Geburtstag feiert?
   (A) TIMLAN
   (B) OBLIDA
   (C) EBRANTO
   (D) ASHDUKT
   (E) Keine der Antwortmöglichkeiten ist korrekt.

18. Welche Ausweisnummer hat die in Italien geborene Person?
   (A) 1 5 2 8 4
   (B) 7 8 4 6 1
   (C) 4 7 6 5 4
   (D) 9 4 1 3 5
   (E) Keine der Antwortmöglichkeiten ist korrekt.

19. Wie heißt die Person mit der Ausweisnummer 4 7 6 5 4?
   (A) AGHITH
   (B) SOHANLI
   (C) ASHIKLA
   (D) OPLIDA
   (E) EBRANTO

20. Wann hat die folgende Person Geburtstag?
   (A) 23. Dezember
   (B) 01. März
   (C) 26. April
   (D) 15. Mai
   (E) Keine der Antwortmöglichkeiten ist korrekt.

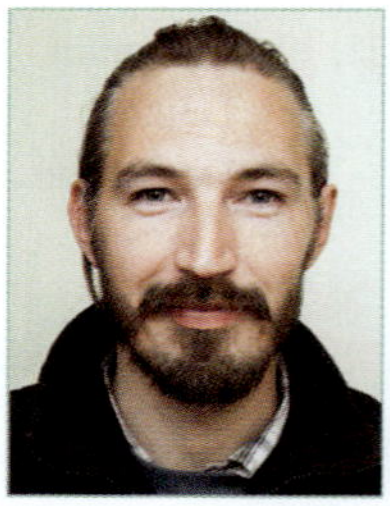

21. Wann hat die Person mit der Hamster-Allergie Geburtstag?
   (A) 01. März
   (B) 12. September
   (C) 01. April
   (D) 15. Mai
   (E) Keine der Antwortmöglichkeiten ist korrekt.

22. Woher kommt ASHIKLA?
   (A) Äthiopien
   (B) Deutschland
   (C) Papua-Neuguinea
   (D) Schweiz
   (E) Keine der Antwortmöglichkeiten ist korrekt.

23. Welche Ausweisnummer hat die Person aus Polen?
   (A) 1 5 2 8 4
   (B) 7 8 4 6 1
   (C) 4 4 0 2 1
   (D) 1 5 6 4 7
   (E) Keine der Antwortmöglichkeiten ist korrekt.

24. Welche Blutgruppe hat folgende Person?
   (A) B
   (B) A
   (C) AB
   (D) 0
   (E) Keine der Antwortmöglichkeiten ist korrekt.

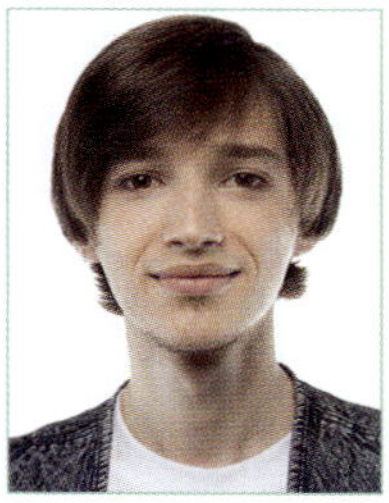

25. Wann hat die Person mit der Bienen-Allergie Geburtstag?
   (A) 23. Dezember
   (B) 01. März
   (C) 26. April
   (D) 15. Mai
   (E) Keine der Antwortmöglichkeiten ist korrekt.

Notizen

Zweites Aufgabenset

Lernphase

ALLERGIEAUSWEIS

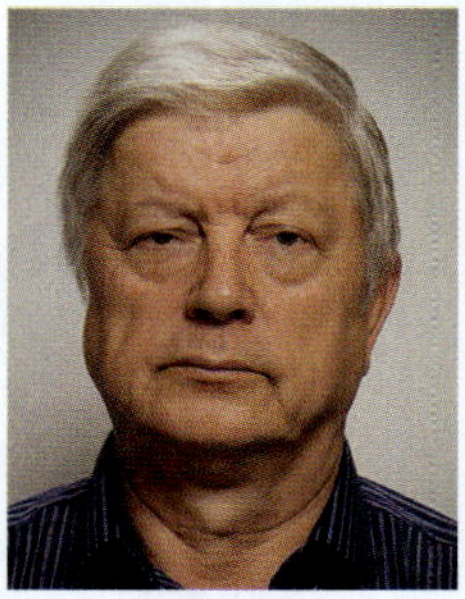

Name: DLJHDJK
Geburtsdatum: 05. März
Medikamenten: ja
Blutgruppe: 0
Allergien: Hunde, Pollen
Ausweisnummer: 64573
Land: Frankreich

ALLERGIEAUSWEIS

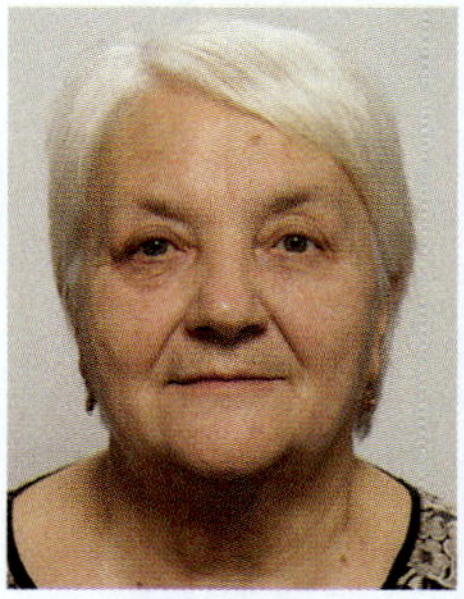

Name: LDLSPW
Geburtsdatum: 31. August
Medikamenten: nein
Blutgruppe: AB
Allergien: Schwermetalle, Latex
Ausweisnummer: 74319
Land: Litauen

[Abb.: Deniz Tafrali, St. Gallen (CH); Fotos: Colourbox.com]

Notizen

ALLERGIEAUSWEIS

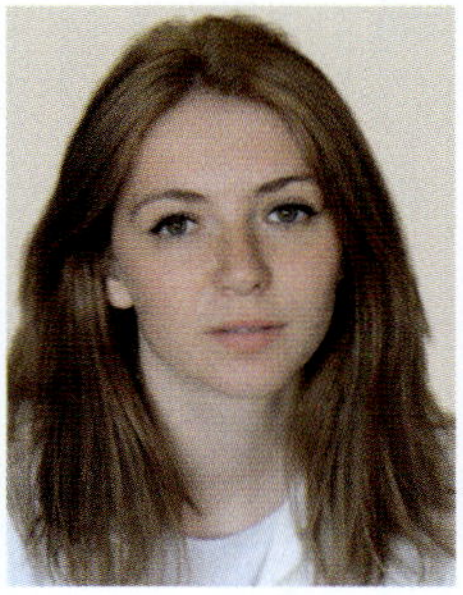

Name: QERUSKS

Geburtsdatum: 17. April

Medikamenten: ja

Blutgruppe: B

Allergien: Nüsse

Ausweisnummer: 64531

Land: Polen

ALLERGIEAUSWEIS

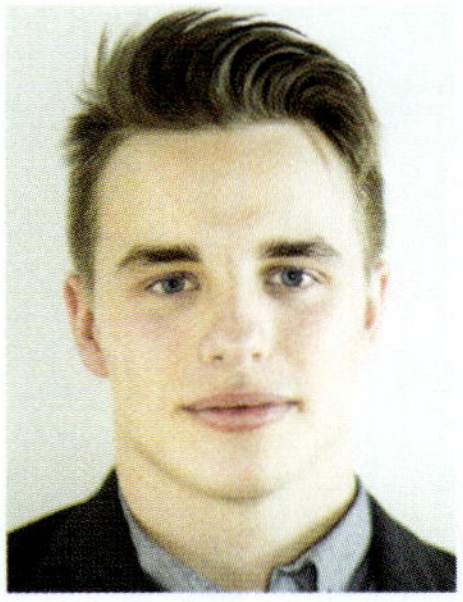

Name: OIHJUKL

Geburtsdatum: 28. Februar

Medikamenten: ja

Blutgruppe: AB

Allergien: Hunde

Ausweisnummer: 12456

Land: Grönland

[Abb.: Deniz Tafrali, St. Gallen (CH); Fotos: Colourbox.com]

Notizen

ALLERGIEAUSWEIS

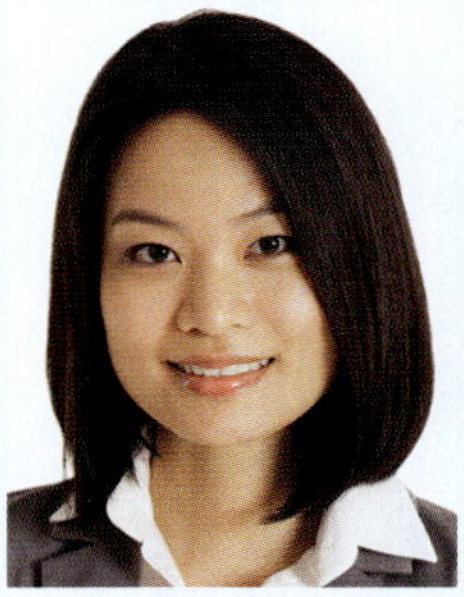

Name: ERHNAUTI

Geburtsdatum: 11. Dezember

Medikamenten: nein

Blutgruppe: A

Allergien: Apfel, Birne

Ausweisnummer: 17546

Land: Deutschland

ALLERGIEAUSWEIS

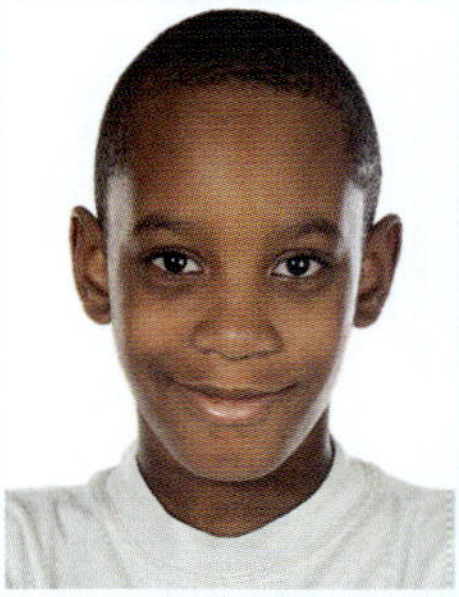

Name: ERTZUKLI

Geburtsdatum: 14. Februar

Medikamenten: nein

Blutgruppe: 0

Allergien: Braunes Pflaster

Ausweisnummer: 78456

Land: Vatikan

[Abb.: Deniz Tafrali, St. Gallen (CH); Fotos: Colourbox.com]

Notizen

ALLERGIEAUSWEIS

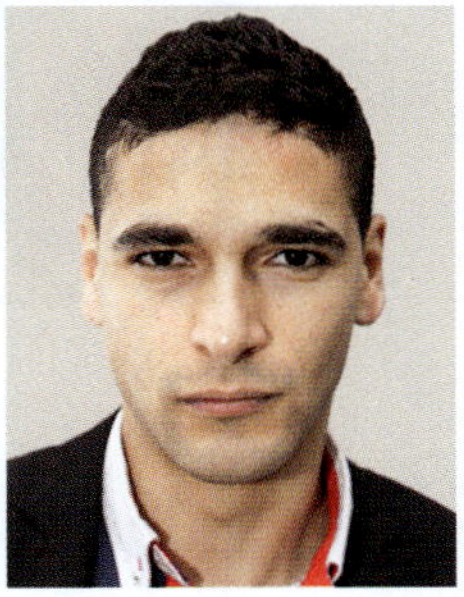

Name: ASDFGUIL

Geburtsdatum: 08. September

Medikamenten: ja

Blutgruppe: B

Allergien: Avocado, Diclofenac

Ausweisnummer: 87361

Land: Portugal

ALLERGIEAUSWEIS

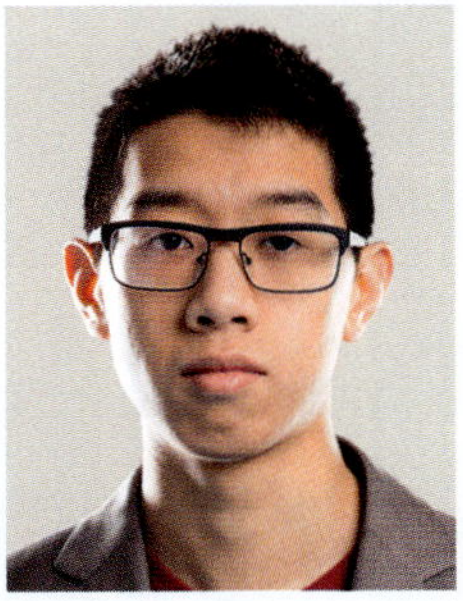

Name: OLGUJLKIM

Geburtsdatum: 12. Juni

Medikamenten: ja

Blutgruppe: A

Allergien: Exemestan, Valproat

Ausweisnummer: 34098

Land: Schweden

[Abb.: Deniz Tafrali, St. Gallen (CH); Fotos: Colourbox.com]

Reproduktionsphase

26. Wie heißt die Person mit der Ausweisnummer 6 4 5 7 3?
    (A) DLJHDJK
    (B) OIHJUKL
    (C) ERHNAUTI
    (D) ERTZUKLI
    (E) Keine der Antworten ist korrekt.

27. Welche Allergien hat die folgende Person?
    (A) Braunes Pflaster
    (B) Pollen
    (C) Nüsse
    (D) Avocado
    (E) Keine der Antwortmöglichkeiten ist korrekt.

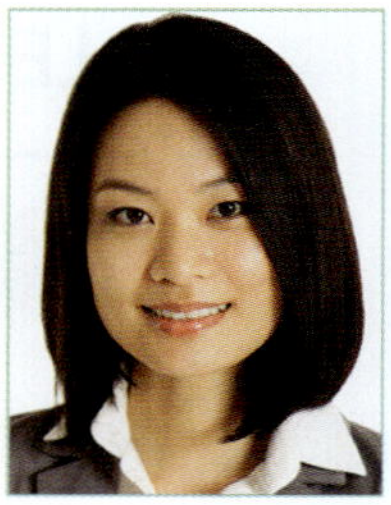

28. Wann hat die Person mit der Latex-Allergie Geburtstag?
    (A) 12. Juni
    (B) 08. September
    (C) 17. April
    (D) 31. August
    (E) Keine der Antwortmöglichkeiten ist korrekt.

29. Woher kommt ASDFGUIL?
    (A) Schweden
    (B) Deutschland
    (C) Vatikan
    (D) Grönland
    (E) Keine der Antwortmöglichkeiten ist korrekt.

30. Welche Ausweisnummer hat die Person aus Schweden?
    (A) 1 7 5 4 6
    (B) 7 8 4 5 6
    (C) 8 7 3 6 1
    (D) 3 4 0 9 8
    (E) Keine der Antwortmöglichkeiten ist korrekt.

31. Welche Blutgruppe hat folgende Person?
    (A) B
    (B) A
    (C) AB
    (D) 0
    (E) Keine der Antwortmöglichkeiten ist korrekt.

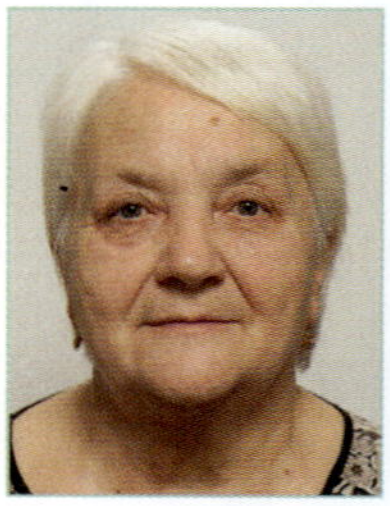

32. Wann hat die Person mit der Valproat-Allergie Geburtstag?
    (A) 12. Juni
    (B) 14. Februar
    (C) 11. Dezember
    (D) 28. Februar
    (E) Keine der Antwortmöglichkeiten ist korrekt.

Notizen

33. Woher kommt ERHNAUTI?
    (A) Vatikan
    (B) Deutschland
    (C) Portugal
    (D) Frankreich
    (E) Keine der Antwortmöglichkeiten ist korrekt.

34. Welche Ausweisnummer hat die Person aus Deutschland?
    (A) 1 7 5 4 5
    (B) 1 7 5 4 4
    (C) 1 7 5 4 7
    (D) 1 7 5 4 8
    (E) Keine der Antwortmöglichkeiten ist korrekt.

35. Welche Person nimmt keine Medikamente ein?
    (A) DLJHDJK
    (B) LDLSPW
    (C) QUERUSKS
    (D) OIHJUKL
    (E) Keine der Antwortmöglichkeiten ist korrekt.

36. Welche Person mit der unten aufgeführten Ausweisnummer hat eine Hunde-Allergie?
    (A) 1 7 5 4 6
    (B) 7 8 4 5 6
    (C) 8 7 3 6 1
    (D) 3 4 0 9 8
    (E) Keine der Antwortmöglichkeiten ist korrekt.

37. Wann hat die Person aus Deutschland Geburtstag?
    (A) 11. Dezember
    (B) Valentinstag
    (C) 08. September
    (D) 12. Juni
    (E) Keine der Antwortmöglichkeiten ist korrekt.

38. Woher kommt OLGUJKIM?
    (A) Portugal
    (B) Deutschland
    (C) Grönland
    (D) Litauen
    (E) Keine der Antwortmöglichkeiten ist korrekt.

39. Welche Ausweisnummer hat die Person aus Polen?
    (A) 1 7 5 4 6
    (B) 7 8 4 5 6
    (C) 8 7 3 6 1
    (D) 3 4 0 9 8
    (E) Keine der Antwortmöglichkeiten ist korrekt.

40. Welche Person nimmt Medikamente ein?
(A) OIHJUKL
(B) ERHNAUTI
(C) ERTZUKLI
(D) LDLSPW
(E) Keine der Antwortmöglichkeiten ist korrekt.

41. Welche Person mit der unten aufgeführten Ausweisnummer hat eine Pollen-Allergie?
(A) 1 7 5 4 6
(B) 7 8 4 5 6
(C) 8 7 3 6 1
(D) 6 4 5 7 3
(E) Keine der Antwortmöglichkeiten ist korrekt.

42. Wie heißt die Person, die am 05. März Geburtstag feiert?
(A) OIHJUKL
(B) QERUSKS
(C) DLJHDJK
(D) LDLSPW
(E) Keine der Antwortmöglichkeiten ist korrekt.

43. Welche Ausweisnummer hat die in Litauen geborene Person?
(A) 1 7 5 4 6
(B) 7 8 4 5 6
(C) 7 4 3 1 9
(D) 6 4 5 7 3
(E) Keine der Antwortmöglichkeiten ist korrekt.

44. Wie heißt die Person mit der Ausweisnummer 1 2 4 5 6?
(A) OIHJUKL
(B) QERUSKS
(C) DLJHDJK
(D) LDLSPW
(E) Keine der Antwortmöglichkeiten ist korrekt.

45. Wann hat die folgende Person Geburtstag?

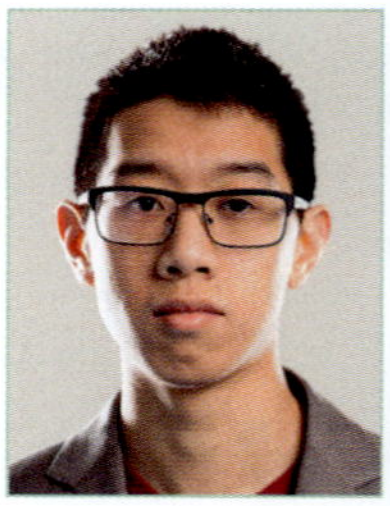

(A) 11. Dezember
(B) 28. Februar
(C) 08. September
(D) 12. Juni
(E) Keine der Antwortmöglichkeiten ist korrekt.

46. Wann hat die Person mit der Exemestan-Allergie Geburtstag?
(A) 11. Dezember
(B) 12. Juni
(C) 08. September
(D) 28. Februar
(E) Keine der Antwortmöglichkeiten ist korrekt.

Notizen

47. Woher kommt OLGUJLKIM?
   (A) Portugal
   (B) Deutschland
   (C) Grönland
   (D) Schweden
   (E) Keine der Antwortmöglichkeiten ist korrekt.

48. Welche Ausweisnummer hat die Person aus Polen?
   (A) 1 7 5 4 6
   (B) 7 8 4 5 6
   (C) 7 4 3 1 9
   (D) 6 4 5 7 3
   (E) Keine der Antwortmöglichkeiten ist korrekt.

49. Welche Blutgruppe hat folgende Person?
   (A) B
   (B) A
   (C) AB
   (D) 0
   (E) Keine der Antwortmöglichkeiten ist korrekt.

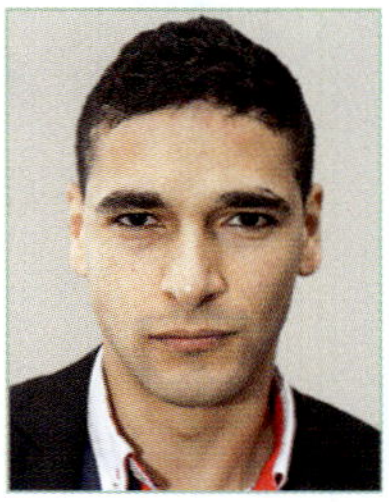

50. Wann hat die Person mit der Hunde-Allergie Geburtstag?
   (A) 11. Dezember
   (B) 12. Juni
   (C) 08. September
   (D) 28. Februar
   (E) Keine der Antwortmöglichkeiten ist korrekt.

Notizen

Drittes Aufgabenset

Lernphase

ALLERGIEAUSWEIS

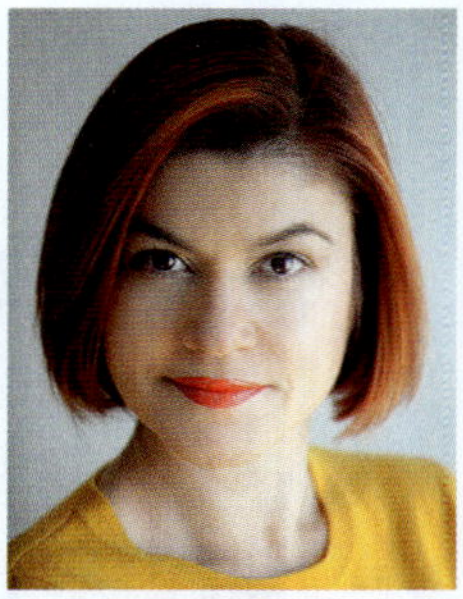

Name: KSDUDGHI

Geburtsdatum: 05. März

Medikamenten: ja

Blutgruppe: 0

Allergien: Porzellan, Blei

Ausweisnummer: 15467

Land: Marokko

ALLERGIEAUSWEIS

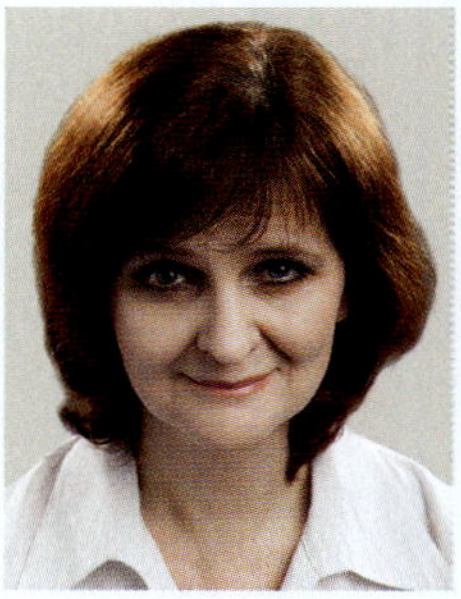

Name: UHJDIKL

Geburtsdatum: 01. Januar

Medikamenten: nein

Blutgruppe: AB

Allergien: Pollen, Clarithromycin

Ausweisnummer: 45618

Land: Mazedonien

[Abb.: Deniz Tafrali, St. Gallen (CH); Fotos: Colourbox.com]

Notizen

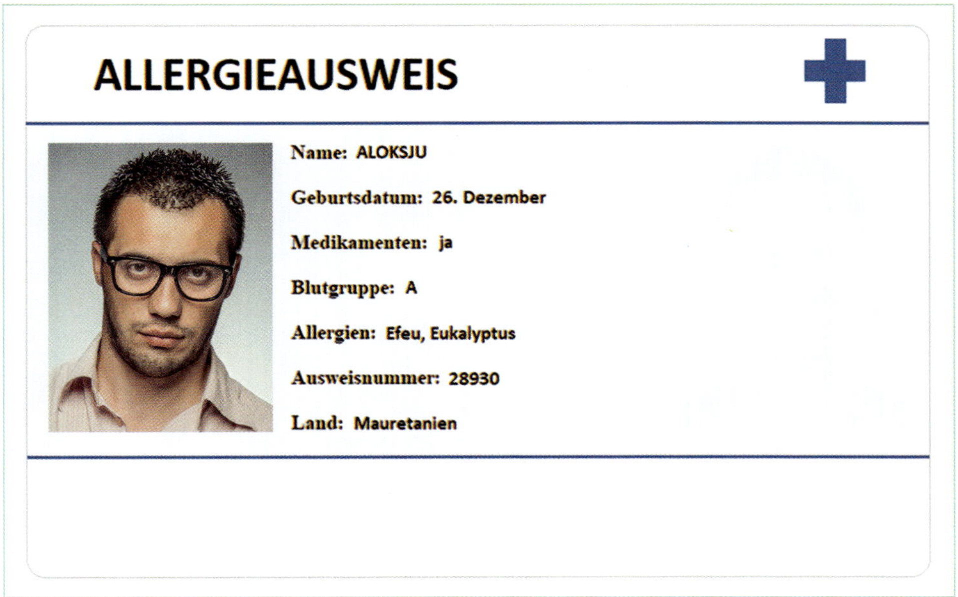

ALLERGIEAUSWEIS

Name: ALOKSJU

Geburtsdatum: 26. Dezember

Medikamenten: ja

Blutgruppe: A

Allergien: Efeu, Eukalyptus

Ausweisnummer: 28930

Land: Mauretanien

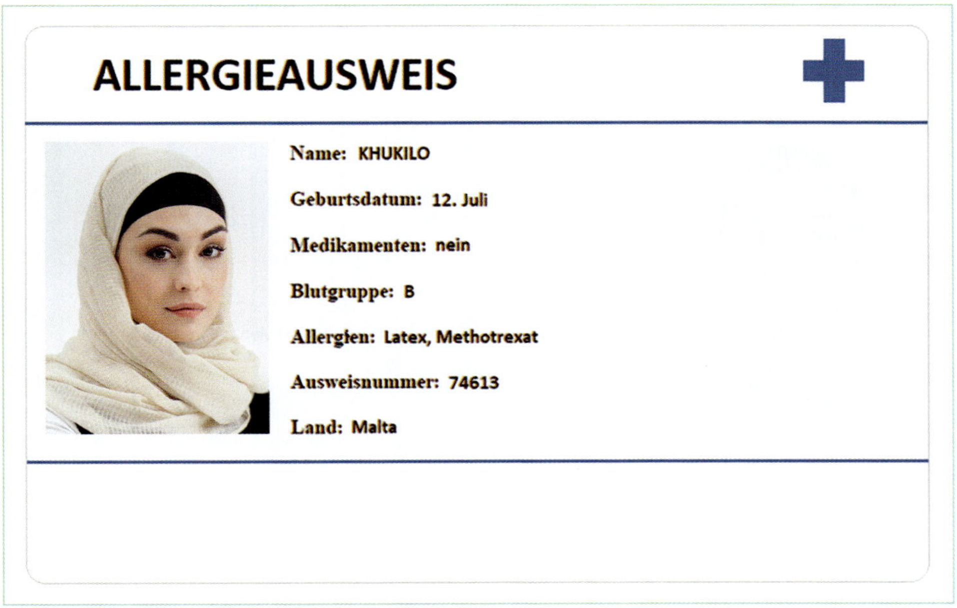

ALLERGIEAUSWEIS

Name: KHUKILO

Geburtsdatum: 12. Juli

Medikamenten: nein

Blutgruppe: B

Allergien: Latex, Methotrexat

Ausweisnummer: 74613

Land: Malta

[Abb.: Deniz Tafrali, St. Gallen (CH); Fotos: Colourbox.com]

ALLERGIEAUSWEIS

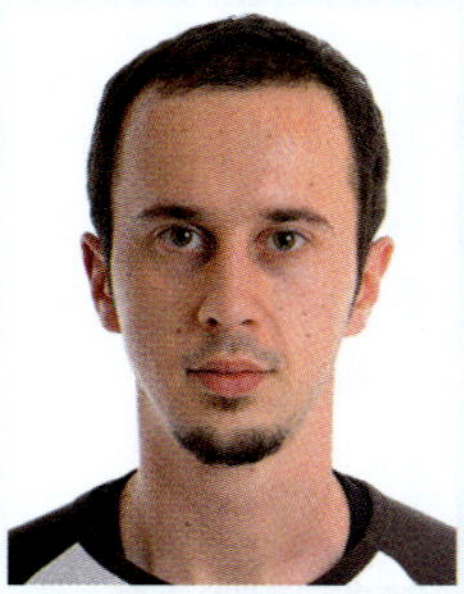

Name: SDHUJKCV

Geburtsdatum: 14. Mai

Medikamenten: nein

Blutgruppe: AB

Allergien: Silbernitrat, Clarithromycin

Ausweisnummer: 41236

Land: Monaco

ALLERGIEAUSWEIS

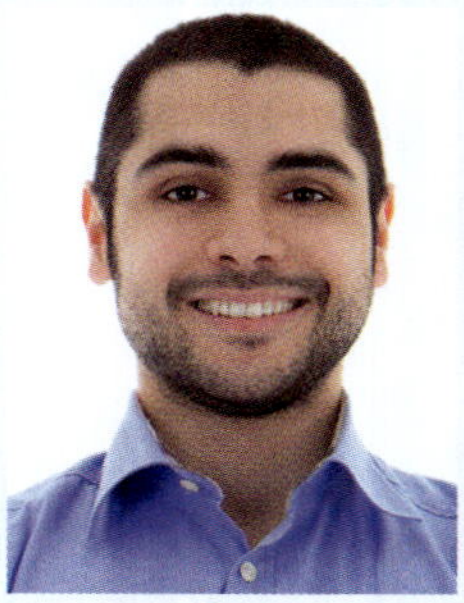

Name: KILOHUJ

Geburtsdatum: 30. Januar/Jänner

Medikamenten: nein

Blutgruppe: A

Allergien: Polyester, Polyethylenglykol, Polyethylen

Ausweisnummer: 11547

Land: Mexiko

[Abb.: Deniz Tafrali, St. Gallen (CH); Fotos: Colourbox.com]

Notizen

ALLERGIEAUSWEIS

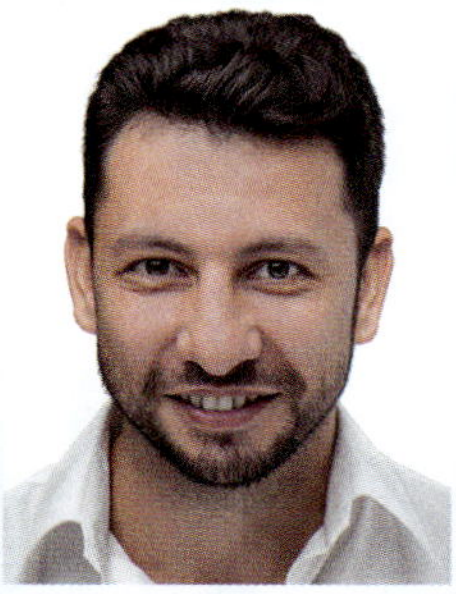

Name: LMKLIOJ

Geburtsdatum: 15. August

Medikamenten: ja

Blutgruppe: 0

Allergien: Polyester, Penicillin

Ausweisnummer: 45612

Land: Mongolei

ALLERGIEAUSWEIS

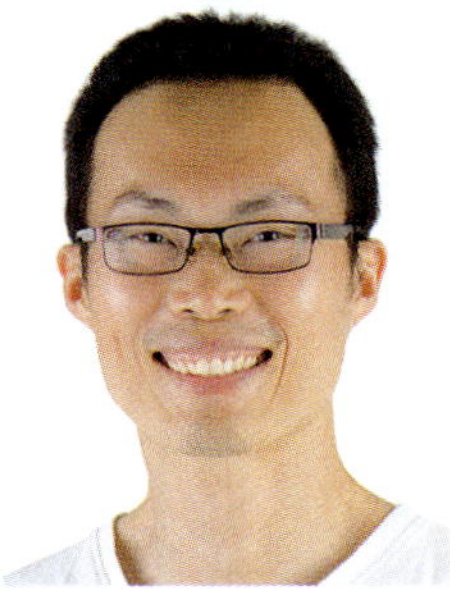

Name: SGHUJKLI

Geburtsdatum: 11. März

Medikamenten: ja

Blutgruppe: B

Allergien: Äpfel, Birnen, Kirschen

Ausweisnummer: 14237

Land: Mali

[Abb.: Deniz Tafrali, St. Gallen (CH); Fotos: Colourbox.com]

Reproduktionsphase

51. Wann hat die Person mit der Latex-Allergie Geburtstag?
    (A) 12. Juli
    (B) 11. März
    (C) 15. August
    (D) 30. Januar/Jänner
    (E) Keine der Antwortmöglichkeiten ist korrekt.

52. Woher kommt KILOHUJ?
    (A) Malta
    (B) Mali
    (C) Mexiko
    (D) Moldawien
    (E) Keine der Antwortmöglichkeiten ist korrekt.

53. Welche Allergien hat die folgende Person?
    (A) Efeu, Clarithromycin
    (B) Pollen, Clarithromycin
    (C) Äpfel, Kirschen
    (D) Polyester, Silbernitrat
    (E) Keine der Antwortmöglichkeiten ist korrekt.

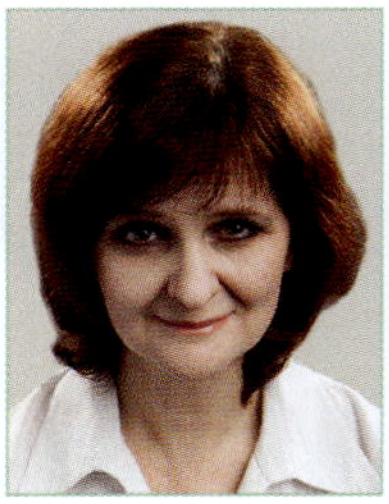

54. Welche Blutgruppe hat folgende Person?
    (A) B
    (B) A
    (C) AB
    (D) 0
    (E) Keine der Antwortmöglichkeiten ist korrekt.

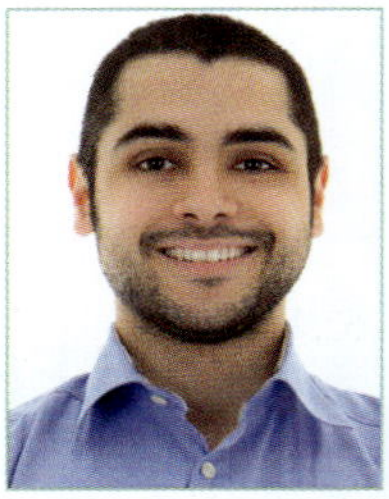

55. Wann hat die Person mit der Polyethylenglykol-Allergie Geburtstag?
    (A) 30. Januar/Jänner
    (B) 15. August
    (C) 11. März
    (D) 14. Mai
    (E) Keine der Antwortmöglichkeiten ist korrekt.

56. Woher kommt SDHUJKCV?
    (A) Mongolei
    (B) Mauretanien
    (C) Mali
    (D) Malta
    (E) Keine der Antwortmöglichkeiten ist korrekt.

57. Welche Ausweisnummer hat die Person aus Mali?
    (A) 41236
    (B) 11547
    (C) 45612
    (D) 14237
    (E) Keine der Antwortmöglichkeiten ist korrekt.

58. Welche Person nimmt keine Medikamente ein?
(A) SGHUJKLI
(B) LMKLIOJ
(C) ALOKSJU
(D) UHJDIKL
(E) Keine der Antwortmöglichkeiten ist korrekt.

59. Welche Person mit der unten aufgeführten Ausweisnummer hat eine Polyester-Allergie?
(A) 28930
(B) 74613
(C) 41236
(D) 45612
(E) Keine der Antwortmöglichkeiten ist korrekt.

60. Wann hat die Person aus Mauretanien Geburtstag?
(A) 26. Dezember
(B) 12. Juli
(C) 14. Mai
(D) 15. August
(E) Keine der Antwortmöglichkeiten ist korrekt.

61. Welche Ausweisnummer hat die Person aus der Mongolei?
(A) 14237
(B) 11547
(C) 41236
(D) 74613
(E) Keine der Antwortmöglichkeiten ist korrekt.

62. Woher kommt KSDUDGHI?
(A) Marokko
(B) Mali
(C) Malta
(D) Mexiko
(E) Keine der Antwortmöglichkeiten ist korrekt.

63. Welche Ausweisnummer hat die Person aus Mali?
(A) 45612
(B) 14237
(C) 41236
(D) 74613
(E) Keine der Antwortmöglichkeiten ist korrekt.

64. Welche Person nimmt Medikamente ein?
(A) KHUKILO
(B) SHUJKCV
(C) KILOHUJ
(D) LMKLIOJ
(E) Keine der Antwortmöglichkeiten ist korrekt.

65. Wie heißt die Person, die am 12. Juli Geburtstag feiert?
(A) UHJDIKL
(B) KHUKILO
(C) SDHUJKCV
(D) KSDUDGHI
(E) Keine der Antwortmöglichkeiten ist korrekt.

66. Welche Ausweisnummer hat die in Marroko geborene Person?
(A) 05. März
(B) 14. Mai
(C) 12. Juli
(D) 30. Januar/Jänner
(E) Keine der Antwortmöglichkeiten ist korrekt.

67. Wie heißt die Person mit der Ausweisnummer 11547?
(A) KILOHUJ
(B) SDHUJKCV
(C) KHUKILO
(D) ALOKSJU
(E) Keine der Antwortmöglichkeiten ist korrekt.

68. Wann hat die folgende Person Geburtstag?

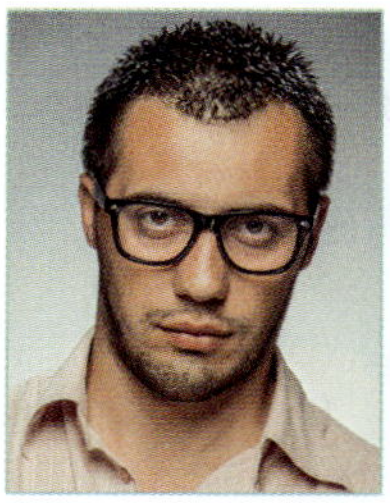

(A) 14. Mai
(B) 11. März
(C) 26. Dezember
(D) 12 Juli
(E) Keine der Antwortmöglichkeiten ist korrekt.

69. Welche Person mit der unten aufgeführten Ausweisnummer hat eine Methotrexat-Allergie?
(A) 41236
(B) 45612
(C) 14237
(D) 74513
(E) Keine der Antwortmöglichkeiten ist korrekt.

70. Wann hat die Person mit der Polyester-Allergie Geburtstag?
(A) 11. März
(B) 14. Mai
(C) 15. August
(D) 26. Dezember
(E) Keine der Antwortmöglichkeiten ist korrekt.

71. Woher kommt ALOKSJU?
   (A) Mongolei
   (B) Mexiko
   (C) Mauretanien
   (D) Malawi
   (E) Keine der Antwortmöglichkeiten ist korrekt.

72. Welche Ausweisnummer hat die Person aus Mazedonien?
   (A) 45618
   (B) 28930
   (C) 41236
   (D) 11547
   (E) Keine der Antwortmöglichkeiten ist korrekt.

73. Welche Blutgruppe hat folgende Person?
   (A) B
   (B) A
   (C) AB
   (D) 0
   (E) Keine der Antwortmöglichkeiten ist korrekt.

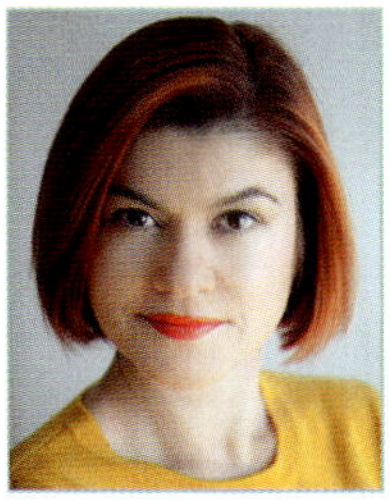

74. Wann hat die Person mit der Eukalyptus-Allergie Geburtstag?
   (A) 11. März
   (B) 14. Mai
   (C) 15. August
   (D) Dezember
   (E) Keine der Antwortmöglichkeiten ist korrekt.

75. Wie heißt die Person mit der Ausweisnummer 11547?
   (A) KILOHUJ
   (B) LMKLIOJ
   (C) SGHUJKLI
   (D) ALOKSJU
   (E) Keine der Antworten ist korrekt.

Notizen

4.3.2 Lösungen

Aufgabenset 1	Aufgabenset 2	Aufgabenset 3
1 A	26 A	51 A
2 D	27 E	52 C
3 D	28 D	53 B
4 E	29 E	54 B
5 D	30 D	55 E
6 C	31 C	56 E
7 A	32 A	57 D
8 B	33 B	58 D
9 E	34 E	59 D
10 B	35 B	60 A
11 E	36 E	61 E
12 A	37 A	62 A
13 E	38 E	63 B
14 E	39 E	64 D
15 A	40 A	65 B
16 D	41 D	66 A
17 C	42 C	67 A
18 C	43 C	68 C
19 A	44 A	59 E
20 E	45 D	70 C
21 B	46 B	71 C
22 D	47 D	72 A
23 A	48 E	73 D
24 B	49 A	74 D
25 D	50 D	75 A

Notizen

KAPITEL

5 Zahlenfolgen

Deniz Tafrali

5.1 Allgemeines

EMPFOHLENER ZEITPUNKT: TAG 4
Nach dem Lernplan steht dieses Kapitel für **Tag 4** an. Ihr solltet Euch hierfür **einen ganzen Tag** Zeit nehmen.

Wie viele Aufgaben muss man in welcher Zeit absolvieren?

- **10 Aufgaben** in **15 Minuten**
- Pro Aufgabe **1 Minute und 30 Sekunden**

Welche Fähigkeiten werden geprüft?

- **Logisches Denken**
- **Rechenfähigkeit**
- **Muster erkennen**

Wie sehen die Aufgaben aus?

Aufgabenstellung

Bei den Zahlenfolgen werden euch nacheinander **7 Zahlen** präsentiert, die in einem **bestimmten Rechensystem** (➤ Kap. 5.2.3) miteinander in Zusammenhang stehen.

Antwortmöglichkeiten

Als Antwortmöglichkeiten sind von (A) bis (D) jeweils zwei Zahlen gegeben, die die Fortsetzung der Zahlenfolge in der Aufgabenstellung aufweisen sollen. Finden sich die korrekten Folgezahlen nicht in den ersten vier Antworten, ist die Antwortmöglichkeit (E), *„Keine der Antwortmöglichkeiten ist richtig"*, anzukreuzen.

Beispiel

Die Lösung der Aufgabe wird erreicht, indem man das der Zahlenfolge zugrunde liegende Rechensystem erkennt und die Zahlenreihe anhand der im Rechensystem vorgegebenen Regeln um **zwei weitere Zahlen** fortführt. Ein Beispiel für eine Aufgabe beim Untertest *Zahlenfolgen* ist folgende:

1	3	5	7	9	11	13	?	?

(A) 15/18
(B) 11/13
(C) 16/18
(D) 15/ 17
(E) Keine der Antwortmöglichkeiten ist richtig.

Das System hinter dieser Aufgabe ist sehr einfach: Man addiert zu jeder Zahl einfach + **2.** Das bedeutet, **Antwort (D)** ist richtig.

Was muss man bei den Aufgaben beachten?

1. Antwort (E) ist verhältnismäßig **selten** korrekt.
2. Die 5-Schritt-Muster-Regel (➤ Kap. 5.2.3) grenzt die möglichen Zahlenfolgen-Systeme bis zu einem gewissen Grad ein.

5.2 Lehrkapitel

5.2.1 Status praesens

An diesem Punkt stellt ihr euch wie gewohnt den Timer auf 15 Minuten und bearbeitet das erste Set an Aufgaben in ➤ Kap. 5.3.
Fertig? Dann schreibt euch hier euer Ergebnis auf: ________ (von 10)

5.2.2 Anamnese

Solltet ihr im Kopfrechnen nicht besonders gut sein, werdet ihr euch mit dem Test-Set wahrscheinlich eher schwergetan haben. Auch wenn ihr eine gewisse Begabung für das Kopfrechnen habt, kann es sein, dass ihr die Aufgaben als verhältnismäßig kompliziert empfunden habt. Wie dem auch sei:
Ihr solltet euch an diesem Punkt im Notizbereich in der Randspalte niederschreiben, bei welchen Aufgaben ihr euch besonders schwer bzw. besonders leicht getan habt. Dabei solltet ihr ein besonderes Augenmerk auf die Art der Rechensysteme legen, mit denen ihr kämpfen musstet.
Auch fertig? Gut. Von diesem Punkt an solltet ihr die nächsten Kapitel stets mit dem Fokus auf das **Verbessern eurer Schwächen** bearbeiten.

5.2.3 Diagnostik

Wir werden auch den Untertest *Zahlenfolgen* systematisch angehen. Dazu werden wir in diesem Kapitel erst einmal die verschiedenen Arten von Aufgaben kennenlernen.
Bevor wir beginnen, müssen wir uns aber ein paar Begriffe und Eigenheiten für unsere spätere Lösungsstrategie (➤ Kap. 5.2.4) aneignen.

DEFINITIONEN & INFORMATIONEN Die **Operatoren** der Grundrechenarten sind das Pluszeichen „+" für Addition, das Minuszeichen „-" für Subtraktion, die Malzeichen „·", „×" oder „*" für die Multiplikation und für die Division die Geteiltzeichen „:", „÷" oder „/" und der Bruchstrich.
Operanden sind die Argumente, die man links und rechts an einem Operator anwendet.
Hat man die Rechenoperation *1 + 2*, dann sind die Operanden die *1* und die *2*, während das *+* den Operator darstellt.

Wir benennen die Positionen der Zahlen mit der Variable $\mathbf{Z_n}$, wobei für n $[1, 7] = \{n \in N \mid 1 \leq n \leq 7\}$ gilt.
Hier seht ihr diese Angaben als Aufgabenstellung angeführt:

Z_1	Z_2	Z_3	Z_4	Z_5	Z_6	Z_7	?	?

Wir bezeichnen in Bezug auf diesen Untertest den Sprung von einer Zahl zu einer anderen als einen **Schritt** – also von Z_n zu Z_{n+1}, Z_{n+2}, Z_{n+3} oder Z_{n+4} (etc.).
Dieser sogenannte Schritt wird durch Rechenoperationen bzw. eine Kombination dieser Rechenoperationen bewerkstelligt. Die möglichen Rechenoperationen beschränken sich auf die Grundrechenarten mit ihren Operatoren **+**, **–**, × oder **÷**. Hin und wieder kommt es auch vor, dass als Rechenoperation zwischen Zahlen ein spezielles Rechensystem, wie es die **Potenz,** die **Fibonacci-Reihe** oder **Quersummen** darstellen, verwendet wird (s.u.).
Aufgrund der Liebe zum systematischen Verständnis bezeichnen wir eine Rechenoperation von einer Zahl Z_n zu einer anderen, angelehnt an die oben gezeigten Rechenzeichen, als **Operator.**
Im Zuge der Bearbeitung von Zahlenfolgen werden wir der Übersichtlichkeit halber die Operatoren, die sich entweder auf + oder - belaufen, **oberhalb** der Zahlenfolge in **Ebene 1** niederschreiben. Solche, die wir entweder als × oder ÷ bezeichnen, unterhalb der Zahlenfolge in **Ebene –1** aufführen.

	+1 / –1	+1 / –1	+1 / –1	+1 / –1	+1 / –1	+1 / –1	**Ebene 1**	
Z_1	Z_2	Z_3	Z_4	Z_5	Z_6	Z_7	?	?
	×1 / ÷1	×1 / ÷1	×1 / ÷1	×1 / ÷1	×1 / ÷1	×1 / ÷1	**Ebene –1**	

Die Ebenen können bei bestimmten Aufgaben theoretisch auch höher (Ebene 2, Ebene 3 etc.) bzw. tiefer (Ebene –2, Ebene –3 etc.) werden.
Betrachten wir die verschiedenen Aufgaben- bzw. Zahlenfolgen-Systeme, können wir diese systematisch in verschiedene **Schritt- und Operator-Systeme** klassifizieren.

Es gibt in der Mathematik unzählige Zahlenfolgen, die wir hier natürlich nicht alle aufzählen werden. Wir zeigen euch im Folgenden jedoch einige Beispiele, anhand derer ihr das Grundprinzip der Zahlenfolgen verstehen werdet.
Wir beginnen zunächst mit den einfachsten und gehen dann Schritt für Schritt weiter zu komplexeren Zahlenfolgen.

1-Schritt-1-Operator-Systeme

Die 1-Schritt-1-Operator-Systeme sind die einfachsten möglichen Zahlenfolgen. Dabei wird für jeden **1er-Schritt** $Z_n \rightarrow Z_{n+1}$ jeweils der **gleiche Operator (hier -)** und der **gleiche Operand (hier 5)** in derselben Ebene verwendet. Hier seht ihr ein Beispiel:

	– 5	– 5	– 5	– 5	– 5	– 5	**Ebene 1**	
– 13	**– 18**	**– 23**	**– 28**	**– 33**	**– 38**	**– 43**	?	?
							Ebene –1	

(A) –48/–53
(B) 48/53
(C) –53/–48
(D) –38/–33
(E) Keine der Antwortmöglichkeiten ist richtig.
Richtige Antwort: (A)

2-Schritt-1-Operator-Systeme

Die 2-Schritt-1-Operator-Systeme sind ein weiteres mögliches Zahlenfolgen-System. Dabei wird im **2er-Schritt** $Z_n \rightarrow Z_{n+2}$ **jeweils der gleiche Operator (hier +)** mit **zwei unterschiedlichen Operanden (hier 5 und 1)** verwendet. Hier seht ihr ein Beispiel:

	+ 5	+ 1	+ 5	+ 1	+ 5	+ 1	**Ebene 1**	
7	**12**	**13**	**18**	**19**	**24**	**25**	?	?
							Ebene –1	

(A) 30/35
(B) 26/31
(C) 30/31
(D) 33/32
(E) Keine der Antwortmöglichkeiten ist richtig.
Richtige Antwort: (C)

Hier seht ihr ein weiteres Beispiel:

							Ebene 1	
1	**2**	**6**	**12**	**36**	**72**	**216**	?	?
	× 2	× 3	× 2	× 3	× 2	× 3	**Ebene –1**	

(A) 648/1296
(B) 72/36
(C) 384/648
(D) 432/1296
(E) Keine der Antwortmöglichkeiten ist richtig.
Richtige Antwort: (D)

Notizen

3-Schritt-1-Operator-Systeme

Die 3-Schritt-1-Operator-Systeme sind ein weiteres mögliches Zahlenfolgen-System. Dabei wird im 3er-Schritt $Z_n \rightarrow Z_{n+3}$ **jeweils der gleiche Operator (hier +)** mit **drei unterschiedlichen Operanden (hier 1, 3 und 2)** verwendet. Hier seht ihr ein Beispiel:

	+ 1	+ 3	+ 2	+ 1	+ 3	+ 2	**Ebene 1**	
0	**1**	**4**	**6**	**7**	**10**	**12**	?	?
							Ebene –1	

(A) 13/16
(B) 15/17
(C) 13/15
(D) 14/17
(E) Keine der Antwortmöglichkeiten ist richtig.

Richtige Antwort: (A)

FUN FACT Es sind theoretisch auch 4-Schritt- und 5-Schritt-1-Operator-Systeme möglich. Da ihr das Prinzip aber sicher verstanden habt, führen wir diese Beispiele nicht weiter auf.

DEFINITIONEN & INFORMATIONEN Als **5-Schritt-Grenze** bezeichnen wir folgende Begebenheit: Zahlenfolgen, die bis zur 6. Position in keiner Ebene ein Muster zeigen, also quasi 6-Schritt-1-Operator-Systeme, sind bei den MedAT-Zahlenfolgen-Aufgaben **nicht möglich,** da man bei der Kürze von 7 Stellen pro Aufgabe **keine logische Folge** aus dieser Konstellation schließen kann. Diese Grenze gilt prinzipiell für alle in den nächsten Kapiteln aufgezeigten Rechensysteme!

1-Schritt-2-Operator-Systeme

Die 1-Schritt-2-Operator-Systeme sind ein weiteres mögliches Zahlenfolgen-System. Dabei werden für jeden Schritt $Z_n \rightarrow Z_{n+1}$ **zwei verschiedene Grundrechenarten** (+ oder – kombiniert mit × oder ÷) verwendet. Hier seht ihr ein Beispiel (erst × 2, dann -5):

	– 5	– 5	– 5	– 5	– 5	– 5	**Ebene 1**	
7	**9**	**13**	**21**	**37**	**69**	**133**	?	?
	× 2	× 2	× 2	× 2	× 2	× 2	**Ebene –1**	

(A) 266/532
(B) 261/517
(C) 69/37
(D) 202/335
(E) Keine der Antwortmöglichkeiten ist richtig.

Richtige Antwort: (B)

AUFGEPASST! 1-Schritt-3-Operator-Systeme machen keinen Sinn, da man unweigerlich + mit – oder × mit ÷ kombinieren müsste, diese Operatoren sich jedoch gegenseitig ausgleichen.

2-Schritt-2-Operator-Systeme

Die 2-Schritt-2-Operator-Systeme sind ein weiteres mögliches Zahlenfolgen-System. Dabei werden im **2er-Schritt** $Z_n \rightarrow Z_{n+2}$ **zwei verschiedene Grundrechenarten** (+ oder – kombiniert mit × oder ÷) verwendet. Hier seht ihr ein Beispiel (1. Schritt: × 2/ – 2; 2. Schritt: + 5/ ÷ 2):

	– 2	+ 5	– 2	+ 5	– 2	+ 5	**Ebene 1**	
1	**0**	**2,5**	**3**	**4**	**6**	**5,5**	?	?
	× 2	÷ 2	× 2	÷ 2	× 2	÷ 2	**Ebene –1**	

(A) 9/7
(B) 11/16
(C) 10,5/21
(D) 3,5/7
(E) Keine der Antwortmöglichkeiten ist richtig.
Richtige Antwort: (A)

> **FUN FACT** 3-Schritt- bzw. 4-Schritt-2-Operator-Systeme sind in diesem Zuge natürlich ebenfalls möglich. Wir vertrauen einfach darauf, dass ihr versteht, dass dazu einfach begonnen von der Position $Z_n \rightarrow Z_{n+1} \rightarrow Z_{n+2} \rightarrow Z_{n+3}$ ($\rightarrow Z_{n+4}$) ebenfalls jeweils drei (bzw. vier) verschiedene Rechenoperatoren bei jeder dritten Position (bzw. vierten Position) zum Zuge kommen.

2-Schritt-1-1-Operator-Systeme

Bei 2-Schritt-1-1-Operator-Systemen werden in **2er-Schritten** ($Z_n \rightarrow Z_{n+2}$) **zwei verschiedene Operatoren** verwendet. Hier seht ihr ein Beispiel:

	+ 2		+ 2		+ 2		**Ebene 1**	
0	**2**	**4**	**6**	**12**	**14**	**28**	?	?
		× 2		× 2		× 2	**Ebene –1**	

(A) 56/58
(B) 32/62
(C) 30/62
(D) 56/112
(E) Keine der Antwortmöglichkeiten ist richtig.
Richtige Antwort: (E) – korrekt wäre 30/60

Ein weiteres Beispiel wäre Folgendes:

	– 2		– 2		– 2		**Ebene 1**	
22	**20**	**10**	**8**	**4**	**2**	**1**	?	?
		÷ 2		÷ 2		÷ 2	**Ebene –1**	

(A) –0/0
(B) –2/4
(C) –2/–4
(D) –1/–0,5
(E) Keine der Antwortmöglichkeiten ist richtig.
Richtige Antwort: (D)

3-Schritt-1-1-1-Operator-Systeme

Bei 3-Schritt-1-1-1-Operator-Systemen werden in 3er-Schritten ($Z_n \rightarrow Z_{n+3}$) **drei verschiedene Operatoren** verwendet. Hier seht ihr ein Beispiel:

	+ 2		– 1	+ 2		– 1	**Ebene 1**	
0	**2**	**4**	**3**	**5**	**10**	**9**	?	?
		× 2			× 2		**Ebene –1**	

(A) 18/20
(B) 8/16
(C) 11/22
(D) 11/10
(E) Keine der Antwortmöglichkeiten ist richtig.
Richtige Antwort: (C)

4-Schritt-1-1-1-1-Operator-Systeme

Bei 4-Schritt-1-1-1-1-Operator-Systemen werden für 4er-Schritte ($Z_n \rightarrow Z_{n+4}$) **vier verschiedene Grundrechenarten** verwendet. Hier seht ihr ein Beispiel:

	+ 2		– 1		+ 2		**Ebene 1**	
0	**2**	**4**	**3**	**3**	**5**	**10**	?	?
		× 2		÷ 1		× 2	**Ebene -1**	

(A) 9/9
(B) 9/11
(C) 11/22
(D) 20/19
(E) Keine der Antwortmöglichkeiten ist richtig.

Richtige Antwort: (A)

Weitere Möglichkeiten von Zahlenfolgen

An diesem Punkt macht es keinen Sinn mehr, die verschiedenen Formen von Zahlenfolgen ausführlich aufzuzeigen. Stattdessen präsentieren wir euch lieber weitere, mögliche Systeme mit kurzen Erwähnungen. Ihr könnt euch sicher vorstellen, dass sowohl bei 2-Operator-Systemen, als auch bei den 1-1- bis 1-1-1-1-Operator beinhaltenden Systemen, die Rechenoperationen nicht lediglich auf **verschiedene Operatoren** begrenzt sein müssen. Das bedeutet, dass nicht immer z. B. auf ein × und ein – stets entweder + oder ÷ folgen muss. Es kann auch wieder ein – oder ein × mit **unterschiedlichen Operanden** oder zwei Mal hintereinander ein ÷, und das ebenfalls mit **verschiedenen Operanden** folgen. Zur Verdeutlichung zeigen wir euch jetzt einfach zwei Beispiele:

Beispiel 1 (1-1- und 1-1-1-1-Operator-Systeme)

	– 0		– 2		– 4		**Ebene 1**	
2	**2**	**2**	**0**	**0**	**– 4**	**– 20**	?	?
		× 1		× 3		× 5	**Ebene –1**	

Lösung: –26/–182

Beispiel 2 (2-Operator-Systeme)

	+ 12	+ 10	+ 8	+ 6	+ 4	+ 2	**Ebene 1**	
0	**12**	**118**	**834**	**4176**	**12532**	**12534**	?	?
	× 11	× 9	× 7	× 5	× 3	× 1	**Ebene –1**	

Lösung: –12534/37591

Wenn man die Möglichkeiten der Kombination hier extrapoliert, ergo theoretisch mental weiterführt, wird man merken, dass man nicht auf 1-1-1-1-Operator-Systeme begrenzt ist, sondern aufgrund der 5-Schritt-Grenze (➤ Kap. 5.2.3) bis zu **5 verschiedene Operanden-Operator-Kombinationen** in einer Zahlenfolge haben kann.

Jedoch gilt hier eine Ausnahme. Wie wir an den obigen zwei Beispielen sehen, gibt es außerdem eine weitere Art möglicher Rechensysteme hinter den Zahlenfolgen: die **Multi-Ebenen-Rechenoperationen.** Manche von euch werden sicher schon gemerkt haben, dass die Operanden der Beispiele in den Ebenen 1 und –1 ebenfalls einem Muster folgen. Bei Beispiel 1 in Ebene 1 für jeden Operanden jeweils –2 und in Ebene –2 pro Zweierschritt für jeden Operanden + 2. Wir zeigen euch das anhand von Beispiel 1 nochmal verständlicher:

	− 2		**− 2**		**− 2**		**Ebene 2**	
− 0		− 2					**Ebene 1**	
2	**2**	**2**	**0**	**0**	**− 4**	**− 20**	?	?
	× 1		× 3		× 5		**Ebene −1**	
		+ 2		**+ 2**			**Ebene −2**	

Lösung: −26/−182

Ihr könnt euch natürlich vorstellen, dass man die Komplexität der hier vorgestellten Systeme beliebig hoch gestalten kann. Besonders anspruchsvoll wird es insbesondere dann, wenn sich das Erkennen von Mustern hauptsächlich in der 2. bzw. 3. Ebene abspielt.
Auch an diesem Punkt macht es keinen Sinn, die Diagnostik der möglichen Zahlenfolgen durch zu viele schwere Beispiele ad absurdum zu führen. Deshalb gehen wir im Folgenden nur noch auf die Zahlenfolgen mit **speziellem Rechensystem** ein.

Spezielle Rechensysteme

Wie schon erwähnt, gibt es in der Mathematik unzählige Zahlenfolgen. Eine der bekanntesten ist wohl die **Fibonacci-Reihe,** bei der die jeweils vorangegangenen Zahlen Z_n und Z_{n+1} zusammengezählt die dritte Zahl Z_{n+2} in der Zahlenfolge ergeben. Hier ein Beispiel:

Fibonacci-Reihe

	$Z_1 + Z_2$	$Z_2 + Z_3$	$Z_3 + Z_4$	$Z_4 + Z_5$	$Z_5 + Z_6$	**Ebene 1**		
0	**1**	**1**	**2**	**3**	**5**	**8**	?	?
						Ebene −1		

Lösung: 13/21

Außerdem kann es sein, dass ihr beim Test eine Zahlenfolge lösen müsst, bei der die Rechenoperation die Addition der **Quersumme** der vorangegangenen Zahl ist. Die Quersumme einer Zahl ergibt sich dabei durch die Addition seiner einzelnen Ziffern, für 123 wäre die Quersumme z. B. 1 + 2 + 3 = **6.** Ein Beispiel für eine solche Aufgabe seht ihr hier:

Quersumme

	+ (1 + 1)	+ (1 + 3)	+ (1 + 7)	+ (2 + 5)	+ (3 + 2)	+ (3 + 7)	**Ebene 1**	
11	**13**	**17**	**25**	**32**	**37**	**47**	?	?
							Ebene −1	

Lösung: 58/71

Außerdem gibt es noch die Möglichkeit, dass ihr eine Zahlenfolge aus Primzahlen, also eine **Primzahlfolge,** vorgelegt bekommt. Zur Erinnerung: Primzahlen sind alle natürlichen Zahlen > 1, die nur durch 1 und durch sich selbst teilbar sind. Wichtig: Bei den Primzahlen gibt es keine Rechenoperationen, die die Zahlen miteinander verbinden! Hier seht ihr ein Beispiel:

Primzahlen

2	**3**	**5**	**7**	**11**	**13**	**17**	?	?

Notizen

5.2.4 Therapie

Jetzt haben wir eine Menge verschiedener Zahlenfolgen kennengelernt. Wie gehen wir also die Lösung dieser Zahlenfolgen an?
Bei jeder Aufgabe eins-zu-eins jede mögliche Zahlenfolge durchzugehen macht hier nachvollziehbarerweise keinen Sinn. Deshalb deklarieren wir auch hier simple fundamentale Grundprinzipien, anhand derer ihr die Zahlenfolge entziffern könnt.

Fundamentale Grundprinzipien

Im Gegensatz zu den anderen Untertests kommt es beim Lösen dieser Aufgaben weniger auf praktische Strategien, sondern viel mehr auf drei elementare kognitive Fähigkeiten an: **Muster erkennen, Kopfrechnen** und eine **exakte, schnelle und korrekte Arbeitsweise.**

Fähigkeit zum Erkennen von Mustern

3 - 4 - 2 - 1 - 4 - 4 - 3 - 3 - 4 - 2

Knobelt ein bisschen. Welche Aussagen könnt ihr über diese Zahlen treffen? Tipp: Es ist keine Zahlenfolge. Wenn ihr genau hinseht, werdet ihr merken, dass die Häufigkeit der Zahlen genau ihrem Zahlenwert entspricht – das ist ein Beispiel für ein Muster bzw. einen Zusammenhang. Die Fähigkeit, solche Zusammenhänge zu erkennen ist unabdingbar für diesen Untertest. Das werdet ihr spätestens bei den Übungsbeispielen merken.

Kopfrechnen

Kopfrechnen muss sitzen. Übt es am besten täglich, bis ihr es perfektioniert – mehr brauchen wir dazu wirklich nicht zu sagen. Keine Ausreden.

Exakte, schnelle und korrekte Arbeitsweise

Ihr müsst unbedingt lernen, exakt, schnell und korrekt zu arbeiten, da bei den Zahlenfolgen ein kurzer Denkfehler, eine kleine Unachtsamkeit euch sofort einen Punkt und somit 0,53 % eures Gesamtwertes kosten kann.

Lösungsstrategie

Multi-Ebenen-Methode

Die einzige praktische Lösungsstrategie, die sinnvoll ist, haben wir bereits in ➤ Kap. 5.2.3 exzessiv durchgesprochen: das **Aufschreiben der Rechenoperationen in Ebenen** bzw. die **Multi-Ebenen-Methode.** Zusammenfassend ist dazu zu sagen, dass ihr Rechenoperationen mit den Operatoren + und – **oberhalb** der Zahlenfolge und Rechenoperationen mit × oder ÷ **unterhalb** der Zahlenfolge niederschreiben solltet. Vergesst auch nicht, immer mehrere Ebenen von Rechenoperationen zu betrachten. Fertig. Mehr gibt es zur Lösungsstrategie wirklich nicht zu sagen. Nach dem Aufschreiben der möglichen Rechenoperationen kommt es nur noch auf die drei fundamentalen Grundprinzipien, ergo eure Fähigkeiten zur Mustererkennung, zum Kopfrechnen und zum exakten, schnellen und korrekten Arbeiten an.
Die einzige Möglichkeit, wie ihr euch vielleicht Arbeit sparen könnt, ist, euch eine standardmäßige Vorgehensweise für jede Aufgabe zurechtzulegen, bei der ihr bestimmte einfache bzw. für euch leicht zu lösende Zahlenfolgen erkennen könnt. Der Vollständigkeit halber zeigen wir euch ein Beispiel einer solchen standardmäßigen Vorgehensweise Schritt für Schritt auf.

Schritt 1

Sobald der Untertest beginnt, startet ihr wieder mit der 2. oder 3. Aufgabe. Als erstes prüft ihr dabei, ob die Zahlenfolge speziell ist, also entweder eine **Primzahlen-**, eine **Fibonacci-Reihe** oder eine **Quersummen-Folge.**

EMPFOHLENER ZEITPUNKT

Das sollte pro Aufgabe nicht länger als **15 Sekunden,** vorzugsweise kürzer, dauern.

Schritt 2

Immer noch bei derselben Aufgabe solltet ihr jetzt auf Ebene 1 gegebene Additionen und/oder Subtraktionen sowie auf Ebene –1 gegebene Multiplikationen und/oder Divisionen aufschreiben. Während ihr das macht, solltet ihr parallel immer abklären, ob es sich um eine einfache Zahlenfolge handelt, die ihr **sofort lösen** könnt.

EMPFOHLENER ZEITPUNKT

Für jede Aufgabe solltet ihr euch dabei nicht länger als **15 Sekunden** nehmen. Solltet ihr nach Ablauf der beiden ersten Schritte keine Lösung gefunden haben, geht ihr sofort zur nächsten Aufgabe und wiederholt das Prozedere. Schlimmstenfalls sind, solltet ihr so keine Aufgabe lösen können, **5 Minuten** vergangen.

Schritt 3

Wenn ihr mit allen Aufgaben einmal durch seid, arbeitet ihr die übrig geblieben Aufgaben mit eurer Fähigkeit zum Mustererkennen, Kopfrechnen und exakten, schnellen und korrekten Arbeiten durch. Dazu verwendet ihr die bereits niedergeschriebenen Rechenoperationen auf den ersten Ebenen (1 und –1) und erweitert diese gegebenenfalls um weitere Ebenen, wie wir sie in ➤ Kap. 5.2.3 kennengelernt haben.

EMPFOHLENER ZEITPUNKT

Ihr habt für diesen Schritt schlimmstenfalls **10 Minuten,** wenn ihr für Schritt 1 und 2 jeweils immer die vollen 15 Sekunden gebraucht habt.

Zusammenfassung und Entscheidungsbaum

Nachdem wir die praktischen Schritte durchgegangen sind, möchten wir euch anhand eines Entscheidungsbaumes (➤ Abb. 5.1 auf der nächsten Seite) noch einen Algorithmus als Zusammenfassung zum Lösen dieser Aufgaben geben.

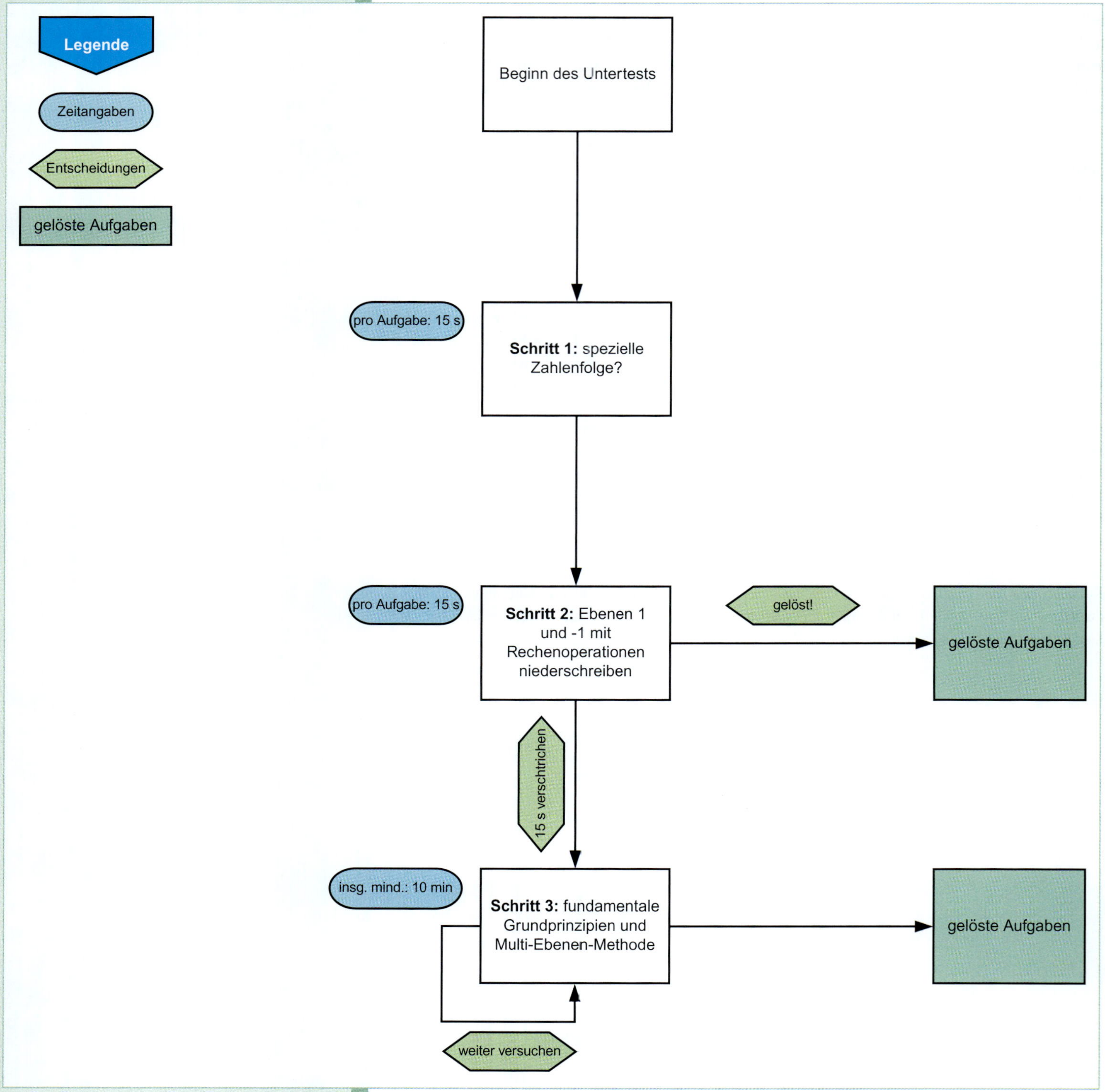

Abb. 5.1 Entscheidungsbaum Zahlenfolgen [P605]

5.2.5 Empfehlung

Lernplan, Zeitmanagement und Intensität

Erinnert euch an eure Anamnese in ➤ Kap. 5.2.2. Wie geht es euch jetzt mit euren Schwächen – habt ihr sie verbessern können? Dieser Untertest braucht viel Übung, deshalb empfehlen wir euch, euch ständig zu reflektieren und zu überprüfen.

Außerdem fragt ihr euch sicher, **mit welchen Aufgaben, wann** und **wie intensiv** ihr diesen Untertest lernen solltet.

Welche Aufgaben?

Bearbeitet zu Beginn die übrig gebliebenen Aufgaben aus ➤ Kap. 5.3.

Wann?

Das *Wann* erübrigt sich, wenn ihr unsere Lernpläne benutzt, da hier jegliche Lernzeit Tag für Tag durchgetaktet ist. Solltet ihr euch dafür entscheiden, euren eigenen Lernplan zu nutzen, empfehlen wir euch, die Übungsaufgaben immer direkt nach der Einprägephase des Untertests *Gedächtnis und Merkfähigkeit* zu absolvieren, da das dem Ablauf beim MedAT entspricht.

Wie intensiv sollt ihr lernen?

Im Gegensatz zu den meisten anderen Untertests, außer vielleicht der *Wortflüssigkeit,* bedarf dieser Untertest intensivster Übung, um erste wirkliche Fortschritte zu sehen. Ihr könnt nicht einfach eine Lösungsstrategie verstehen und einlernen, wie z. B. beim *Implikationen erkennen,* und dann so gut wie jede Aufgabe problemlos lösen. Deshalb empfehlen wir euch im Folgenden, wie ihr eure Vorbereitung von A bis Z gestalten könnt:

1. Perfektioniert zunächst das **Kopfrechnen.** Das ist wie Beine beim Laufen – ohne das geht nichts!
2. Löst ein paar Rätsel und befasst euch ein wenig mit Mustern und Zusammenhängen sowie logischem Schlussfolgern. Empfehlenswert sind Escape-Rooms, Sherlock-Holmes-Romane und Gehirn-Jogging-Apps.
3. Legt euch eine strategische Vorgehensweise für die Aufgaben an oder übernehmt unser Schritt-für-Schritt-Schema.
4. Zu guter Letzt: **Üben, üben, üben.** Nur so bekommt ihr eine hohe Punktzahl bei diesem Untertest.

Notizen

5.3 Beispielaufgaben

5.3.1 Aufgaben

Erstes Aufgabenset

1. 278 280 140 138 140 70 68 ? ?

   (A) 108; 39
   (B) 20; 47
   (C) 70; 35
   (D) 54; 17
   (E) Keine der Antwortmöglichkeiten ist korrekt.

2. 85 70 70 50 51 26 28 ? ?

   (A) −1; 1
   (B) −2; 1
   (C) −1; −4
   (D) −3; 1
   (E) Keine der Antwortmöglichkeiten ist korrekt.

3. 4 −4 0 12 −40 100 −224 ? ?

   (A) 476; −984
   (B) −868; −1300
   (C) 280; −1336
   (D) −527; −1300
   (E) Keine der Antwortmöglichkeiten ist korrekt.

4. 5 9 36 41 164 170 680 ? ?

   (A) 362; 2823
   (B) 687; 2748
   (C) 300; 3911
   (D) 1256; 1702
   (E) Keine der Antwortmöglichkeiten ist korrekt.

5. 18 14 8 21 42 15 24 ? ?

   (A) 31; 16
   (B) 195; 16
   (C) 185; 28
   (D) 66; 31
   (E) Keine der Antwortmöglichkeiten ist korrekt.

Notizen

6. 5 17 −750 3 14 −150 1 ? ?

(A) 17; −37
(B) 16; −35
(C) 7; −21
(D) 11; −30
(E) Keine der Antwortmöglichkeiten ist korrekt.

7. 60 12 120 24 240 48 480 ? ?

(A) 124; 706
(B) 86; 1447
(C) 118; 982
(D) 96; 960
(E) Keine der Antwortmöglichkeiten ist korrekt.

8. −50 10 50 −10 −50 10 50 ? ?

(A) −9; −78
(B) −14; −79
(C) −7; −51
(D) −10; −50
(E) Keine der Antwortmöglichkeiten ist korrekt.

9. 1504 1476 492 465 155 129 43 ? ?

(A) 28; 7
(B) 3; 8
(C) 19; 7
(D) 18; 6
(E) Keine der Antwortmöglichkeiten ist korrekt.

10. 44 38 228 236 230 1380 ? ?

(A) 1471; 2048
(B) 1078; 933
(C) 596; 1018
(D) 1075; 1049
(E) Keine der Antwortmöglichkeiten ist korrekt.

Zweites Aufgabenset

11. 8 –10 –2 –12 –14 –26 –40 ? ?

(A) –66; –106
(B) 50; –52
(C) –26; –14
(D) –52; –54
(E) Keine der Antwortmöglichkeiten ist korrekt.

12. 2 4 8 16 23 28 38 ? ?

(A) 56; 61
(B) 49; 62
(C) 38; 48
(D) 56; 67
(E) Keine der Antwortmöglichkeiten ist korrekt.

13. 2187 729 243 81 27 9 3 ? ?

(A) 1; 0,3
(B) 1; –3
(C) 1; ⅓
(D) 1; 31
(E) Keine der Antwortmöglichkeiten ist korrekt.

14. –15 –20 –27 –32 –39 –44 –51 ? ?

(A) –56; –66
(B) –55; –63
(C) –51; –67
(D) –53; –69
(E) Keine der Antwortmöglichkeiten ist korrekt.

15. –15 –9 –11 –5 –7 –1 –3 ? ?

(A) 3; 1
(B) –7; –5
(C) –1; –3
(D) –9; –15
(E) Keine der Antwortmöglichkeiten ist korrekt.

16. 14 11 7 36 33 29 58 ? ?

(A) −55; −50
(B) 55; 51
(C) 87; 83
(D) 55; 50
(E) Keine der Antwortmöglichkeiten ist korrekt.

17. 18 13 7 2 −4 −9 −15 ? ?

(A) −23; −28
(B) −20; −26
(C) −17; −12
(D) −20; −25
(E) Keine der Antwortmöglichkeiten ist korrekt.

18. 1 −5 −25 −50 −56 −86 −172 ? ?

(A) −178; −190
(B) −198; −204
(C) −176; −200
(D) −178; −198
(E) Keine der Antwortmöglichkeiten ist korrekt.

19. −8 −12 −20 −32 −52 −84 −136 ? ?

(A) −218; −356
(B) −220; −355
(C) −222; −356
(D) −219; −350
(E) Keine der Antwortmöglichkeiten ist korrekt.

20. −4 −71 −741 −7441 −74441 −744441 −7444441 ? ?

(A) −744441; −74444441
(B) −7444441; −744444441
(C) −74444441; −7444444441
(D) −74441; −7444441
(E) Keine der Antwortmöglichkeiten ist korrekt.

Drittes Aufgabenset

21. 4 11 21 28 38 45 55 ? ?

(A) 62; 72
(B) 61; 71
(C) 45; 38
(D) 63; 73
(E) Keine der Antwortmöglichkeiten ist korrekt.

22. 29 96 125 221 346 567 913 ? ?

(A) 1480; 2393
(B) 1113; 1480
(C) 1115; 1317
(D) 500; 346
(E) Keine der Antwortmöglichkeiten ist korrekt.

23. 14 19 29 40 44 52 60 ? ?

(A) 66; 69
(B) 68; 70
(C) 62; 70
(D) 61; 59
(E) Keine der Antwortmöglichkeiten ist korrekt.

24. 17 17 14 14 11 11 8 ? ?

(A) 5; 5
(B) 8; 8
(C) 8; 4
(D) 8; 5
(E) Keine der Antwortmöglichkeiten ist korrekt.

25. 34 29 17 36 31 19 38 ? ?

(A) 26; 21
(B) 33; 21
(C) 33; 22
(D) 26; 33
(E) Keine der Antwortmöglichkeiten ist korrekt.

Notizen

26. 34 32 16 35 33 17 36 ? ?

(A) −32; −16
(B) −34; 14
(C) 34; 18
(D) 32; 16
(E) Keine der Antwortmöglichkeiten ist korrekt.

27. 31 22 6 12 3 −13 −7 ? ?

(A) −12; −32
(B) −14; 30
(C) 16; 32
(D) −16; −32
(E) Keine der Antwortmöglichkeiten ist korrekt.

28. 2 −3 −10 16 11 4 30 ? ?

(A) 25; 18
(B) 23; 18
(C) 20; 16
(D) 18; 25
(E) Keine der Antwortmöglichkeiten ist korrekt.

29. 18 54 162 486 1458 4374 13122 ? ?

(A) 39366; 118098
(B) 40000; 120000
(C) 39368; 118096
(D) 39364; 118100
(E) Keine der Antwortmöglichkeiten ist korrekt.

30. 20 10 0 19 9 −1 18 ? ?

(A) 8; 20
(B) 10; 18
(C) 8; −2
(D) 8; −8
(E) Keine der Antwortmöglichkeiten ist korrekt.

Notizen

5.3.2 Lösungen

Aufgabenset 1

1 C
2 B
3 A
4 B
5 E
6 D
7 D
8 D
9 D
10 E

Aufgabenset 2

11 A
12 B
13 A
14 E
15 A
16 B
17 B
18 D
19 E
20 E

Aufgabenset 3

21 A
22 A
23 E
24 D
25 B
26 C
27 D
28 A
29 A
30 C

KAPITEL

6 Wortflüssigkeit

Deniz Tafrali

6.1 Einführung

EMPFOHLENER ZEITPUNKT: TAG 5
Nach dem Lernplan steht dieses Kapitel für **Tag 5** an. Ihr solltet Euch hierfür **einen ganzen Tag** Zeit nehmen.

Wie viele Aufgaben muss man in welcher Zeit absolvieren?

- **15 Aufgaben** in **20 Minuten**
- pro Aufgabe **1 Minute und 20 Sekunden**

Welche Fähigkeiten werden geprüft?

- Fähigkeit, Wissen flexibel **aus dem Gedächtnis abzurufen**
- **Wortschatz**
- Wissen über die Grundlagen der **Etymologie**

Wie sehen die Aufgaben aus?

Aufgabenstellung

Bei den Aufgaben für diesen Untertest wird euch eine unverständliche Aneinanderreihung von Buchstaben gezeigt, die in korrekter Reihenfolge ein **Substantiv** bzw. **Nomen (Hauptwort)** ergeben. Beispielsweise wäre **DGEHENAU → HAUDEGEN** oder **SLACFHE → FLASCHE.**

Antwortmöglichkeiten

Darauffolgend müsst ihr bei den Antwortmöglichkeiten lediglich den korrekten **Anfangsbuchstaben** des Nomens als richtige Antwort ankreuzen.

FUN FACT Der Hintergrund ist der, dass ihr, wenn ihr das korrekte Wort ankreuzen müsstet, intuitiv das richtige erkennen würdet. Außerdem ist es schwer, Begriffe zu finden, die dieselbe Buchstabenkonstellation haben und gleichzeitig den Anforderungen dieses Untertests gerecht werden.

Beispiel

Eine Aufgabe dieses Untertests könnte so aussehen:

1. E I L Z
   (A) Anfangsbuchstabe: E
   (B) Anfangsbuchstabe: I
   (C) Anfangsbuchstabe: Z
   (D) Anfangsbuchstabe: L
   (E) Keine der Antwortmöglichkeiten ist richtig.

Richtig ist hier (C), da das gesuchte Wort **ZIEL** ist.

Was muss man bei den Aufgaben beachten?

1. Die gesuchten Begriffe sind immer **Nomen bzw. Substantive** (Hauptwörter).
2. Es gibt weder Wörter mit Umlauten wie **Ä, ä, Ö, ö, Ü** oder **ü** noch mit **ß.**
3. Die Begriffe sind alle im **Singular** (kein Plural).

4. Es werden nur Begriffe des **Hochdeutschen** verwendet – es kommen also keine dialektspezifischen Worte vor, wie z. B. Haxen für Fuß/Bein o. Ä.
5. Der Begriff ist auch **kein Eigenname,** wie z. B. der Name einer Stadt oder einer Marke.
6. Es ist sehr unwahrscheinlich, dass relativ **neuartige Fremdwörter** der deutschen Sprache, wie z. B. Charts oder Jumpsuit, verwendet werden.
7. **Gängigere Fremdwörter** kommen jedoch sehr oft vor! Beispiele: Embolie oder Absinth.
8. Auch wenn die **Antwortmöglichkeit** (E) korrekt ist, ergibt der Buchstabensalat immer ein Wort. Dabei gilt, dass dessen Anfangsbuchstabe dann eben nicht in den Antwortmöglichkeiten (A) – (D) steht – deshalb (E) ankreuzen!

6.2 Lehrkapitel

6.2.1 Status praesens

Bevor wir mit den Bearbeitungsstrategien des Untertests *Wortflüssigkeit* beginnen, möchten wir euch bitten, euch euren Timer auf **20 Minuten** einzustellen und das **erste Aufgabenset** aus ➤ Kap. 6.3 in dieser Zeit zu bearbeiten.
Fertig? Dann schreibt euch hier euer Ergebnis auf: ________ (von 15)

6.2.2 Anamnese

Falls ihr euch noch gar nicht mit diesem Untertest befasst habt, werdet ihr mit hoher Wahrscheinlichkeit ein nicht so gutes Ergebnis erreicht haben – das ist völlig normal. Was ihr jetzt machen solltet, ist euch im Notizbereich genau aufzuschreiben, wo ihr euch besonders schwer- bzw. besonders leichtgetan habt. Dabei solltet ihr ein besonderes Augenmerk auf die Art von Wörtern lenken, bei denen ihr Probleme hattet. Mögliche Eigenschaften der Wörter, die ein Problem darstellen können, sind solche, die **aus zwei Begriffen zusammengesetzt** sind, **seltener vorkommende (Anfangs-)Buchstaben** wie z. B. X, Y, J oder Q beinhalten oder eine hohe **Anzahl an Buchstaben** aufweisen. Schreibt euch auf jeden Fall alles detailliert auf.
Auch fertig? Gut. Von diesem Punkt an solltet ihr die nächsten Kapitel stets mit dem Fokus auf das **Verbessern eurer Schwächen** bearbeiten.

6.2.3 Diagnostik

Fangen wir mit ein wenig Statistik an.

Statistik der Wörter

Die Anzahl der in den Jahren 2014 bis 2018 bei *Wortflüssigkeit* geprüften Begriffe beläuft sich auf **80 verschiedene Wörter,** von denen 79 in diversen Dokumenten im Internet kursieren (2014 wurden 20 Begriffe geprüft). Die Buchstabenanzahl dieser 79 Begriffe beläuft sich dabei auf **sechs bis zehn Buchstaben** – nicht mehr und nicht weniger. Die durchschnittliche Anzahl an Buchstaben, gerechnet mit allen Begriffen, beträgt laut statistischer Rechnung ca. **8,3 Buchstaben pro Wort.** ➤ Tab. 6.1 zeigt euch, wie oft Begriffe mit wie vielen Buchstaben geprüft worden sind:

Tab. 6.1 Häufigkeitsverteilung verschieden langer Begriffe beim Untertest *Wortflüssigkeit* (2014–2018)

Begriffslänge	Anzahl geprüfter Begriffe	Häufigkeit in %
6 Buchstaben	4	5 %
7 Buchstaben	18	23 %
8 Buchstaben	21	27 %
9 Buchstaben	20	25 %
10 Buchstaben	16	20 %
Gesamt:	79	100 %

Außerdem ist es interessant zu wissen, wie das Verhältnis von zusammengesetzten und nicht zusammengesetzten Begriffen ist. Beispiele für zusammengesetzte Begriffe wären das **BAUM-HAUS** oder der **HAUS-STAUB,** während nicht zusammengesetzte Begriffe z. B. das **STADION** oder die **SUPPE** wären. In der Vergangenheit waren immer **ca. 38 %** der Begriffe zusammengesetzte Worte, während **62 %** nicht zusammengesetzt waren.
Die allgemeine Häufigkeit von Anfangsbuchstaben für alle deutsche Wörter zu untersuchen macht keinen Sinn, da die Vorgaben der Testersteller eine erhebliche Einschränkung der Daten verursachen. Wir haben

stattdessen für die Begriffe unserer Lernplattform einen kostenfreien Thesaurus genutzt, dessen Begriffe wir elektronisch in unsere MYSQL-Datenbank transferiert haben. Daraufhin haben wir die oben aufgeführten Regeln für die Begriffe unserer Lernplattform angewandt (anfangs ca. 200.000), um die Anzahl der Wörter so zu dezimieren, dass nur relevante Nomen aufgeführt werden. Herausgekommen sind ca. 18.000 Wörter der deutschen Sprache, die für den Untertest *Wortflüssigkeit* in Frage kommen. Wir haben in ➤ Tab. 6.2 die Häufigkeit der **Anfangsbuchstaben dieser 18.000 Wörter,** der **79 Wörter** der 5 MedAT-Prüfungen von 2014 bis 2018 und die **allgemeine Verteilung von Anfangsbuchstaben in Lexika** (*Vogelgesang 2003*) verglichen:

Tab. 6.2 Vergleich der Häufigkeit von Anfangsbuchstaben der deutschen Sprache

MedAT	Häufigkeit	Lernplattform	Häufigkeit	Lexika	Häufigkeit
R	10,1 %	**S**	12,0 %	**S**	11,8 %
P	8,9 %	**K**	7,2 %	**K**	7,3 %
A	7,6 %	**B**	7,0 %	**A**	7,1 %
F	7,6 %	**A**	6,5 %	**B**	7,0 %
M	6,3 %	**P**	6,0 %	**P**	5,7 %
V	6,3 %	**M**	5,3 %	**M**	5,7 %

Betrachtet man die Tabelle, kommt man unweigerlich zu dem Schluss, dass die Anfangsbuchstaben **A, P und M** bei allen drei Wörtersammlungen verhältnismäßig am häufigsten vorkommen. Der Anfangsbuchstabe S ist zwar in unserer schönen deutschen Sprache der für Nomen am häufigsten verwendete, jedoch nutzten die MedAT-Testersteller Begriffe mit diesem Buchstaben in der Vergangenheit nur bei 3,8 % der Aufgaben. Auch warum sie in der Vergangenheit am häufigsten den Anfangsbuchstaben R gewählt haben, können wir euch nicht sagen – das ist wohl der klassische statistische Fehler bei verhältnismäßig kleinen Stichproben (n = 79 bei 26 Variablen durch das Alphabet).

Suffixe, Di- und Trigraphen

DEFINITIONEN & INFORMATIONEN Als **Suffix** bezeichnet man in der Linguistik die Endung von Wörtern (z. B. **-heit** bei Geil**heit** oder **-ling** bei Ries**ling**). Ein **Digraph** bezeichnet zwei Buchstaben, die gemeinsam eine sogenannte Lautung ergeben (bspw. **ei** bei Schw**ei**ner**ei** oder **ck** bei Ha**ck**e). Ein **Trigraph** ist dasselbe wie ein Digraph, nur dass hier drei Buchstaben an der Lautung beteiligt sind (bspw. **sch** bei **Sch**eibenkleister).

Es hilft uns in unserer Diagnostik des Untertests zu wissen, welche die **häufigsten Di-** und **Trigraphen** sowie **Suffixe** der deutschen Sprache, genauer der für den Untertest *Wortflüssigkeit* relevanten Begriffe, sind. Deshalb listen wir euch genau diese Informationen in ➤ Tab. 6.3 auf.

Tab. 6.3 Häufigkeiten der Suffixe, Di- und Trigraphen

Suffixe	Häufigkeit	Di- und Trigraphen	Häufigkeit
-er	9,4 %	-ch-	13,3 %
-ung	3,2 %	-st-	10,4 %
-el	2,8 %	-ei-	9,0 %
-de	1,4 %	-le-	8,4 %
-in	1,4 %	-ng-	6,5 %
-ler	0,8 %	-sch-	5,8 %

Vergleicht man die Werte unserer Lernplattform mit den Daten der bisher geprüften Begriffe, sehen wir in ➤ Tab. 6.4.
Wir merken uns also am besten die häufigsten drei Suffixe **-er, -ung** und **-el** sowie die sechs häufigsten Di- und Trigraphen **-ch-, -st-, -ei-, -le-, -ng-** und **-sch-.**

Vokale und Konsonanten

Eine wichtige und erwähnenswerte Tatsache ist, dass in der deutschen Sprache (im Gegensatz z. B. zur kroatischen Sprache … wir erinnern an die Insel *Krk)* auf Konsonanten verhältnismäßig oft Vokale fol-

Tab. 6.4 Vergleich der Häufigkeit von Suffixen, Di- und Trigraphen der MedAT-Begriffe

Suffixe	Häufigkeit	Di- und Trigraphen	Häufigkeit
-er	8,9 %	-ch-	10,1 %
-ung	3,8 %	-st-	10,1 %
-el	5,1 %	-ei-	5,1 %
-de	0,0 %	-le-	7,6 %
-in	1,3 %	-ng-	10,1 %
-ler	0,0 %	-sch-	5,1 %

gen. Diesen Umstand sollte man besonders bei der Methode der Buchstabenwolke (➢ Kap. 6.2.4) berücksichtigen. Außerdem scheint es so, als käme es bei den zusammengesetzten Wörtern öfter dazu, dass mehrere Konsonanten (bis zu drei) hintereinander gereiht sind als bei nicht zusammengesetzten. Das lassen wir jetzt einfach mal so stehen.

6.2.4 Therapie

Wir beginnen dieses Kapitel mit dem Erlernen einer sehr hilfreichen Methode für den Untertest Wortflüssigkeit, der **Buchstabenwolke**-Methode.
Danach machen wir weiter mit den sogenannten *fundamentalen Grundprinzipien,* also den Fähigkeiten, die ihr für die erfolgreiche Absolvierung dieses Untertests braucht bzw. trainieren müsst. Im nächsten Teil gehen wir zu einem Schritt-für-Schritt-Algorithmus über, durch den ihr einen Entscheidungsvorgang beim Bearbeiten des gesamten Untertests bekommen werdet. Zu guter Letzt stellen wir euch eine Zusammenfassung dieses Kapitels, sowie einen Entscheidungsbaum zur Verfügung, der euch die Lösungsstrategien noch einmal visuell präsentiert.

Buchstabenwolke

Nehmen wir folgende Aufgabe:

1. A H S P P O H Y T C
   (A) Anfangsbuchstabe: O
   (B) Anfangsbuchstabe: S
   (C) Anfangsbuchstabe: H
   (D) Anfangsbuchstabe: P
   (E) Keine der Antwortmöglichkeiten ist richtig.

Erkennt ihr auf einen Blick, welches Wort gesucht ist? Wahrscheinlich nicht. Deshalb bietet es sich hier an, die in der Aufgabe gezeigten Buchstaben in einer Wolke aufzuzeichnen (➢ Abb. 6.1).

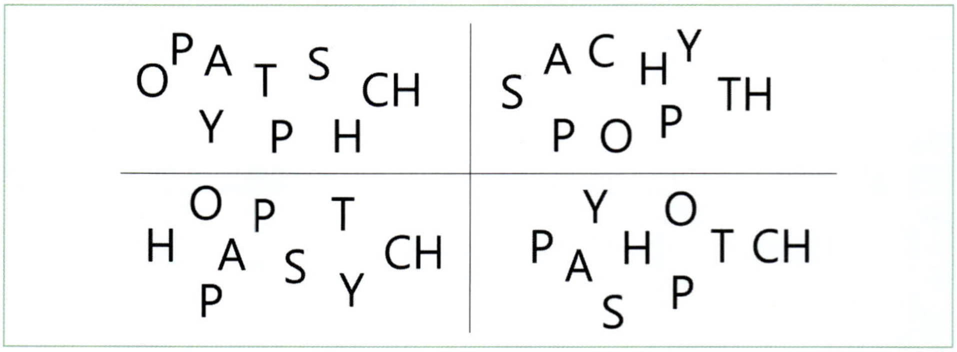

Abb. 6.1 Vier Buchstabenwolken

Bearbeitet ihr die Frage weiter, könntet ihr im Folgenden vielleicht auf
HA**PSY**PO**CHT** → HA**PSYCH**POT → **PSYCH**POTHA → **PSYCHOPATH**
kommen. Damit ist die korrekte Lösung (D).
Ihr habt sicher gemerkt, dass wir das **c** und das **h** stets als **ch** gemeinsam niedergeschrieben haben. Der Grund dafür ist die in ➢ Tab. 6.4 aufgezeigte Tatsache, dass das **ch** der häufigste Digraph der möglichen Wortflüssigkeits-Begriffe ist. Dadurch dürfen wir es uns einfach nicht erlauben zu glauben, dass c und h in einem Begriff nicht nebeneinanderstehen – das ist einfach viel unwahrscheinlicher. Außerdem solltet ihr, gesetzt den Fall, ihr habt ein Suffix entdeckt, dieses stets **auf die rechte Seite der Wolke** zeichnen, damit ihr den Begriff einfacher erkennen könnt.

Außerdem solltet ihr immer darauf achten, Vokale stets neben Konsonanten zu schreiben.
Diese Methode hilft euch, euer Gedächtnis für vielerlei Begriffe zu aktivieren und möglicherweise flexibler Wissen aus ihm herauszufiltern. Da ihr bei der Buchstabenwolken-Methode verschiedene Möglichkeiten habt, die Muster eines Wortes in Form einer Buchstabenfolge zu erkennen, erhöht sich die Wahrscheinlichkeit, das richtige Wort schneller zu finden. Außerdem werden einige Silben vielleicht auch zufällig richtig zusammengeschrieben, wenn ihr mehrere Wolken aufzeichnet. Deshalb empfehlen wir euch, immer vier Wolken mit den jeweiligen **Anfangsbuchstaben auf der linken Seite** der Wolke zu zeichnen. Wichtig ist dabei, dass ihr bestimmte Silben aus eurem Wortschatz wiedererkennen könnt, wie eben hier das PSY, das als Wortstamm vieler Begriffe, die mit Psychologie zu tun haben, verwendet wird.

TRICKKISTE Hier hilft einfach nur lesen, lesen und wieder lesen. Aber am besten anspruchsvolle Bücher, die euch im Leben weiterbringen.

Fassen wir alles zusammen, lautet die Regeln für die Methode wie folgt:
1. Zeichnet **vier Wolken** für die vier angegebenen Anfangsbuchstaben in den Antwortmöglichkeiten.
2. Schreibt die **Anfangsbuchstaben** dabei immer auf den **linken Teil** der Wolke.
3. Schreibt unbedingt die erkannten **Suffixe** auf den **rechten Teil der Wolke.**
4. Notiert euch unbedingt auch die erkannten **Di- und Trigraphen.**
5. In eurer Wolke sollten auf **Vokale immer Konsonanten folgen** und umgekehrt.

TRICKKISTE Ein kleiner Trick einer Verhaltensphysiologin/Neurowissenschaftlerin, der ziemlich cool und unheimlich effektiv ist: Zeichnet eure Buchstabenwolke in einem perfekten Kreis auf. Warum?
Bei einer Nicht-Kreis-Wolke geht ihr die Buchstaben eindimensional von links nach rechts ab und müsst daher viele einzelne Denkschritte nacheinander abarbeiten. Habt ihr jedoch einen Kreis, wird das Ganze zweidimensional und dadurch viel dynamischer, flüssiger und assoziativer in eurem inneren Auge – versucht es! Ihr werdet erstaunt sein, wie effektiv ein so kleiner, aber feiner Tipp sein kann!

Fundamentale Grundprinzipien

Damit wir in unsere Lösungsstrategie auch eine ordentliche Struktur hineinbekommen, listen wir euch im Folgenden fundamentale Grundprinzipien auf, anhand derer ihr die Aufgaben bearbeiten sollt.

Intuition

Der Untertest ist eigentlich dazu gedacht, eure Fähigkeit zu prüfen, die gesuchten Begriffe intuitiv zu entdecken. Ihr werdet im Laufe eures Trainings zum Untertest *Wortflüssigkeit,* wenn ihr es denn intensiv und regelmäßig betreibt, merken, dass ihr die Aufgaben viel schneller und vor allem intuitiver lösen werdet als am Anfang. Deshalb sollte der Grundpfeiler eurer Lösungsstrategie eure **Fähigkeit zum intuitiven Lösen der Aufgaben** sein.

DEFINITIONEN & INFORMATIONEN Ein gutes Wissen über die Etymologie der deutschen Wörter ist hier immens hilfreich. Die **Etymologie** ist die Wissenschaft über die Herkunft der Bedeutung von Wörtern. Wenn wir euch jetzt sagen *„Granulomatose mit Polyangiitis“*, antwortet ihr uns *„Quatsch mit Soße“.* Wüsstet ihr jedoch, dass das lateinische Wort *granulum* das Wort *Körnchen,* die Endung *-om* ein *Geschwulst* und die Endung *-ose* einen *nicht-entzündlichen krankhaften Zustand* beschreibt, wüsstet ihr, dass der Begriff irgendetwas mit körnchenhaltigen, krankhaften, aber nicht entzündlichen Schwellungen zu tun hat. Wenn ihr außerdem wüsstet, dass *Poly-* im Lateinischen für so etwas wie *viel(-e)* steht, *angio* vom altgriechischen Wort aggeîon für *Gefäß* (Venen und Arterien) kommt sowie, dass die Endung *-itis* immer für einen *entzündlichen Vorgang* gebraucht wird, könntet ihr fast die gesamte Definition dieser seltenen Krankheit, ohne jemals etwas darüber gelesen zu haben, rein aus etymologischer Sicht, für euch sinnhaft erhellend beleuchten. Falls ihr mehr zu diesem Krankheitsbild wissen möchtet, recherchiert mal „Wegener-Granulomatose“.
Wenn ihr also viele dieser Wortbestandteile der deutschen Sprache kennt, werdet ihr auch schneller, intuitiver und einfacher Wörter im Buchstabensalat erkennen. Hilfreich ist es, da viele deutsche Begriffe aus diesen Sprachen stammen, Latein und Griechisch in der Schule gehabt zu haben. Ihr könnt euch aber auch alternativ einfach mit den Worten aus dem Alltag befassen und euch immer wieder fragen: „Warum heißt dieses und jenes eigentlich so, wie es heißt?“ Das macht auch das Leben im Medizinstudium unfassbar einfach, glaubt uns.

Heuristik

DEFINITIONEN & INFORMATIONEN Als **Heuristik** bezeichnet man den Vorgang, mit unvollständigen Informationen und begrenzter Zeit wahrscheinlich zutreffende Aussagen zu machen.

Wir haben in ➤ Kap. 6.2.3 die Grundlagen für dieses zweite fundamentale Grundprinzip erlernt. Damit es verständlicher wird, geben wir euch hier ein paar praktische Anweisungen. Habt ihr ein Wort, das ihr nicht sofort intuitiv lösen könnt, wendet ihr die **Heuristik** an. Dabei sucht ihr Buchstaben, die gemeinsam ein Suffix oder einen Di- bzw. Trigraphen ergeben und schreibt sie zusammen. Ihr beginnt am besten **immer** bei den am häufigsten vorkommenden Suffixen, sowie Di- bzw. Trigraphen, da ihr euch dadurch am wahrscheinlichsten kostbare Zeit spart. Scannt also jeden Begriff zunächst auf **-ch-**, **-st-**, **-er**, **-ei-**, **-ng** (und in diesem Rahmen auch gleich auf **-ung**), **-le-** und **-sch-** und schreibt euch die Buchstaben gegebenenfalls nieder.

AUFGEPASST! Am besten ist, ihr lernt die Häufigkeiten der Suffixe, Di- und Trigraphen direkt und für immer **auswendig,** da sie ein elementarer Bestandteil unserer Lösungsstrategie sein werden.

Methode

Zu guter Letzt solltet ihr euch der **Buchstabenwolke** bedienen, um die Verwendung der anderen zwei fundamentalen Grundprinzipien zu unterstützen.
Das bedeutet auch, dass sowohl die Heuristik auch die Buchstabenwolken-Methode lediglich dazu da sind, das erste fundamentale Grundprinzip, also eure **Intuition** zu unterstützen.

https://www.wort-suchen.de/anagramm-generator

TRICKKISTE Heißer Tipp: findet ihr bei einer Aufgabe einfach keine Lösung, dann könnt ihr den Buchstabensalat einfach in folgendem Link eingeben:
https://www.wort-suchen.de/
Hier werden euch durch einen einfachen Algorithmus, die wahrscheinlichsten Buchstabenkonstellationen angezeigt, wobei so gut wie immer die Lösung des Begriffs vorzufinden sein wird.

Vorgehen Schritt für Schritt

Schritt 1

Sobald es losgeht, nehmt ihr euch die 2. oder 3. Aufgabe vor und versucht sie rein intuitiv zu lösen.

EMPFOHLENER ZEITPUNKT

Ihr solltet euch dafür nicht länger als **15 Sekunden** Zeit nehmen.

Schritt 2

Habt ihr die Aufgabe gelöst? Gut. Dann ab zur nächsten. Habt ihr die Aufgabe nach 20 Sekunden nicht gelöst? Auch okay. Dann ebenfalls ab zur nächsten. Was ihr jetzt macht, ist, sofort auf die Suche nach den **häufigsten Suffixen, Di-** und **Trigraphen** zu gehen. Habt ihr welche gefunden, schreibt ihr sie sofort nieder – egal wie und wo (vorerst). Dann (und das ist **sehr, sehr wichtig!**) geht ihr **direkt zur nächsten Aufgabe** und verwendet ebenfalls die Heuristik, um auch hier die häufigsten Buchstabenkombinationen herauszuschreiben.

TRICKKISTE Das hat ganz einfach den Sinn, dass euer Gehirn nebenbei automatisch daran arbeitet, den Buchstabensalat zu entwirren und zu entziffern. Indem ihr öfter von der einen zur anderen Aufgabe wechselt, gebt ihr eurem Geist in unterschiedlichen Zeitabständen immer wieder neue Informationen und Eindrücke, mit denen es **Assoziationen** knüpfen kann. Da ihr die Aufgaben dadurch jedes Mal quasi mit anderen Augen betrachtet, stoßt ihr auch auf andere Lösungswege. Das kann eurer Intuition wiederum verhelfen, mit höherer Wahrscheinlichkeit auf die korrekte Lösung zu kommen.

EMPFOHLENER ZEITPUNKT

Für diesen Schritt solltet ihr pro Aufgabe maximal **5 Sekunden,** also insgesamt **1 Minute und 15 Sekunden,** brauchen.

AUFGEPASST! Daher gilt für euch von vornherein: Lernt die häufigsten Suffixe, Di- und Trigraphen am besten früh genug korrekt auswendig.

Schritt 3

Wenn ihr alle Suffixe, Di- und Trigraphen gefunden habt, geht es weiter mit dem Erstellen der Buchstabenwolken. Erinnert euch dabei an die Reihenfolge der Bearbeitung der Buchstaben:

1. Vier Wolken für vier Antwortmöglichkeiten
2. Anfangsbuchstaben: linker Teil der Wolke
3. Suffixe: rechter Teil der Wolke
4. Di- und Trigraphen notieren
5. Vokale folgen immer auf Konsonanten und umgekehrt

EMPFOHLENER ZEITPUNKT

Wir geben hier für eine einzelne Aufgabe keine Zeitbegrenzung, da die Lösung der Aufgaben ab diesem Zeitpunkt lediglich eurer Intuition überlassen wird, die vielen Einflussfaktoren unterliegt. Insgesamt habt ihr jedoch, wenn ihr die vorangegangenen Zeitgrenzen alle ausgeschöpft habt, noch **15 Minuten** für das Lösen aller Aufgaben.

Zusammenfassung und Entscheidungsbaum

Nachdem wir auch hier die Lösungsschritte detailliert durchgegangen sind, möchten wir euch anhand eines Entscheidungsbaumes (➤ Abb. 6.2 auf der nächsten Seite) den Algorithmus als Zusammenfassung zum Lösen dieser Aufgaben geben.

6.2.5 Empfehlung

Lernplan, Zeitmanagement und Intensität

Erinnert euch an eure Anamnese in ➤ Kap. 6.2.2. Wie geht es euch jetzt mit zusammengesetzten Wörtern und mit Wörtern, die seltene Buchstaben beinhalten – habt ihr eure Schwächen dezimieren können oder habt ihr sie sogar überwunden?
Außerdem fragt ihr euch sicher, **mit welchen Aufgaben, wann** und **wie intensiv** ihr diesen Untertest lernen solltet.

Welche Aufgaben?

Bearbeitet zu Beginn die übrig gebliebenen Aufgaben aus ➤ Kap. 6.3.

Wann?

Das *Wann* erübrigt sich, wenn ihr unsere Lernpläne benutzt, da hier jegliche Lernzeit Tag für Tag durchgetaktet ist. Solltet ihr euch dafür entscheiden, euren eigenen Lernplan zu nutzen, empfehlen wir euch, die Übungsaufgaben immer in einer gemeinsamen Einheit mit zuerst der Merkphase von *Gedächtnis & Merkfähigkeit,* dann *Zahlenfolgen, Wortflüssigkeit* und zuletzt der Abrufphase von *Gedächtnis & Merkfähigkeit* zu absolvieren, da das dem Ablauf beim MedAT entspricht.

Wie intensiv sollt ihr lernen?

Da ihr alle individuelle Stärken und Schwächen habt, geben wir keine genauen Zeiten an, wie viele Stunden ihr lernen sollt. Wichtig ist nur, dass ihr am Ball bleiben müsst, da sich dieser Untertest zwar mühsam und mit viel Energie, jedoch sehr erfolgreich trainieren lässt. Es ist nicht unüblich, dass man seine erreichte Punktzahl nach zwei Wochen intensiver Vorbereitung verdoppelt.

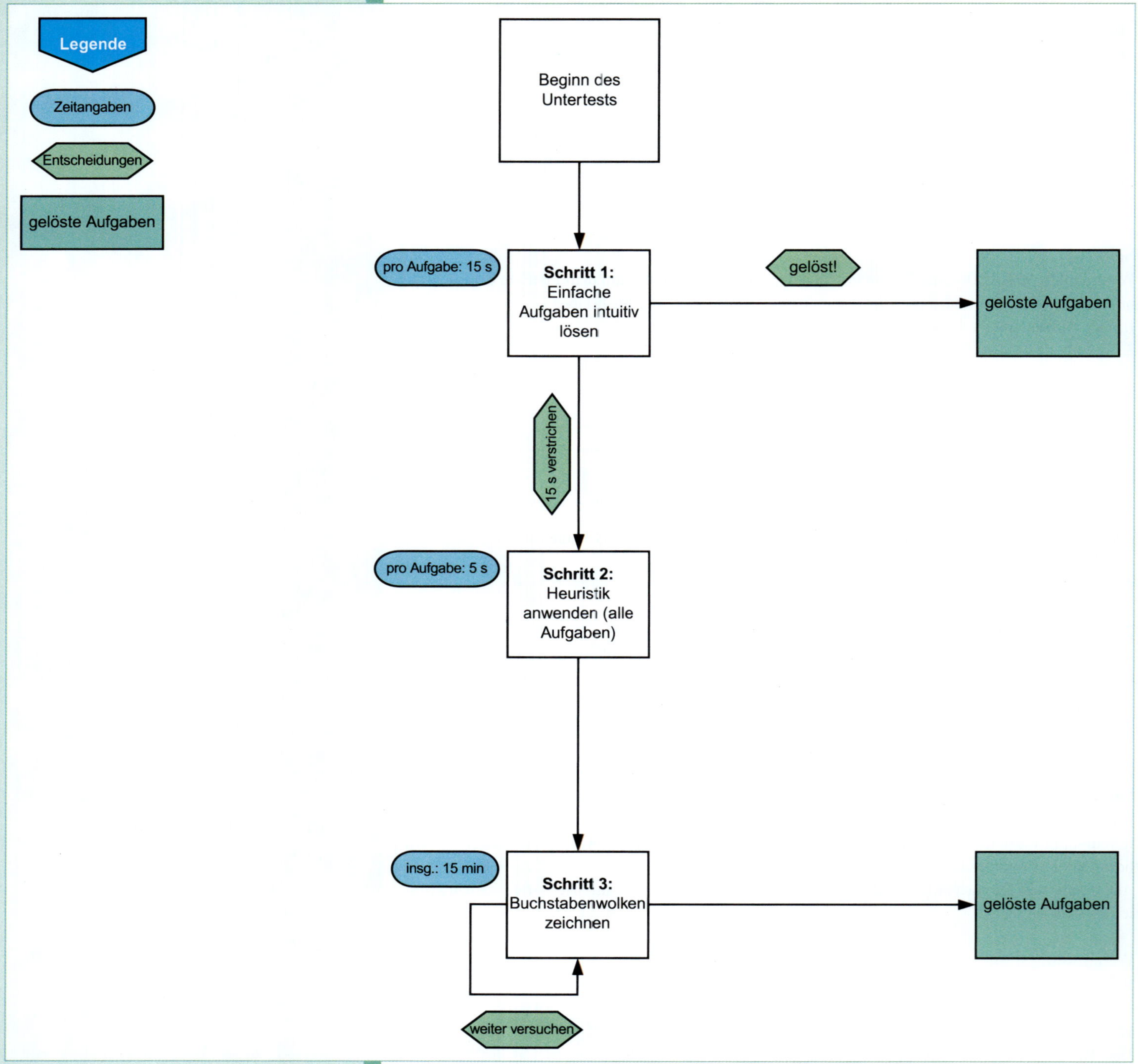

Abb. 6.2 Entscheidungsbaum Wortflüssigkeit [P605]

6.3 Beispielaufgaben

6.3.1 Aufgaben

Erstes Aufgabenset

1. B R I A B

(A) Anfangsbuchstabe: I
(B) Anfangsbuchstabe: B
(C) Anfangsbuchstabe: R
(D) Anfangsbuchstabe: A
(E) Keine der Antwortmöglichkeiten ist richtig.

2. N S N E I I T F

(A) Anfangsbuchstabe: S
(B) Anfangsbuchstabe: F
(C) Anfangsbuchstabe: T
(D) Anfangsbuchstabe: E
(E) Keine der Antwortmöglichkeiten ist richtig.

3. A R G H A N J G

(A) Anfangsbuchstabe: A
(B) Anfangsbuchstabe: H
(C) Anfangsbuchstabe: J
(D) Anfangsbuchstabe: N
(E) Keine der Antwortmöglichkeiten ist richtig.

4. N A H E W G O N W

(A) Anfangsbuchstabe: N
(B) Anfangsbuchstabe: W
(C) Anfangsbuchstabe: H
(D) Anfangsbuchstabe: E
(E) Keine der Antwortmöglichkeiten ist richtig.

5. T E R O F F E

(A) Anfangsbuchstabe: O
(B) Anfangsbuchstabe: E
(C) Anfangsbuchstabe: R
(D) Anfangsbuchstabe: F
(E) Keine der Antwortmöglichkeiten ist richtig.

6. I T T N H C E R R U

(A) Anfangsbuchstabe: N
(B) Anfangsbuchstabe: C
(C) Anfangsbuchstabe: U
(D) Anfangsbuchstabe: I
(E) Keine der Antwortmöglichkeiten ist richtig.

7. I L N E E M E K P R

(A) Anfangsbuchstabe: K
(B) Anfangsbuchstabe: I
(C) Anfangsbuchstabe: P
(D) Anfangsbuchstabe: E
(E) Keine der Antwortmöglichkeiten ist richtig.

8. C L S O S S H

(A) Anfangsbuchstabe: O
(B) Anfangsbuchstabe: H
(C) Anfangsbuchstabe: C
(D) Anfangsbuchstabe: S
(E) Keine der Antwortmöglichkeiten ist richtig.

9. D E E F H

(A) Anfangsbuchstabe: E
(B) Anfangsbuchstabe: H
(C) Anfangsbuchstabe: F
(D) Anfangsbuchstabe: D
(E) Keine der Antwortmöglichkeiten ist richtig.

10. A F A U W D N

(A) Anfangsbuchstabe: A
(B) Anfangsbuchstabe: F
(C) Anfangsbuchstabe: U
(D) Anfangsbuchstabe: D
(E) Keine der Antwortmöglichkeiten ist richtig.

Notizen

11. V D R B U E N

(A) Anfangsbuchstabe: U
(B) Anfangsbuchstabe: N
(C) Anfangsbuchstabe: V
(D) Anfangsbuchstabe: E
(E) Keine der Antwortmöglichkeiten ist richtig.

12. K T E R T O V O S R

(A) Anfangsbuchstabe: O
(B) Anfangsbuchstabe: T
(C) Anfangsbuchstabe: E
(D) Anfangsbuchstabe: S
(E) Keine der Antwortmöglichkeiten ist richtig.

13. O S K O I T M

(A) Anfangsbuchstabe: T
(B) Anfangsbuchstabe: I
(C) Anfangsbuchstabe: M
(D) Anfangsbuchstabe: O
(E) Keine der Antwortmöglichkeiten ist richtig.

14. E T R K O D E L A R

(A) Anfangsbuchstabe: E
(B) Anfangsbuchstabe: L
(C) Anfangsbuchstabe: K
(D) Anfangsbuchstabe: O
(E) Keine der Antwortmöglichkeiten ist richtig.

15. T S G E L A T I

(A) Anfangsbuchstabe: G
(B) Anfangsbuchstabe: I
(C) Anfangsbuchstabe: E
(D) Anfangsbuchstabe: S
(E) Keine der Antwortmöglichkeiten ist richtig.

Notizen

Zweites Aufgabenset

16. K E I E E W D S N

(A) Anfangsbuchstabe: S
(B) Anfangsbuchstabe: W
(C) Anfangsbuchstabe: E
(D) Anfangsbuchstabe: D
(E) Keine der Antwortmöglichkeiten ist richtig.

17. D S L O L E E G

(A) Anfangsbuchstabe: G
(B) Anfangsbuchstabe: L
(C) Anfangsbuchstabe: O
(D) Anfangsbuchstabe: E
(E) Keine der Antwortmöglichkeiten ist richtig.

18. I C M M R U T S B H

(A) Anfangsbuchstabe: U
(B) Anfangsbuchstabe: S
(C) Anfangsbuchstabe: R
(D) Anfangsbuchstabe: I
(E) Keine der Antwortmöglichkeiten ist richtig.

19. W N I S E G A L

(A) Anfangsbuchstabe: N
(B) Anfangsbuchstabe: A
(C) Anfangsbuchstabe: W
(D) Anfangsbuchstabe: G
(E) Keine der Antwortmöglichkeiten ist richtig.

20. A A E B N G T U R

(A) Anfangsbuchstabe: R
(B) Anfangsbuchstabe: B
(C) Anfangsbuchstabe: G
(D) Anfangsbuchstabe: T
(E) Keine der Antwortmöglichkeiten ist richtig.

21. T W E O N R K N

(A) Anfangsbuchstabe: N
(B) Anfangsbuchstabe: K
(C) Anfangsbuchstabe: E
(D) Anfangsbuchstabe: T
(E) Keine der Antwortmöglichkeiten ist richtig.

22. D B R Z I A M N L

(A) Anfangsbuchstabe: R
(B) Anfangsbuchstabe: M
(C) Anfangsbuchstabe: L
(D) Anfangsbuchstabe: N
(E) Keine der Antwortmöglichkeiten ist richtig.

23. G A R M A I K M T

(A) Anfangsbuchstabe: T
(B) Anfangsbuchstabe: I
(C) Anfangsbuchstabe: G
(D) Anfangsbuchstabe: R
(E) Keine der Antwortmöglichkeiten ist richtig.

24. I U Z E S G S E G

(A) Anfangsbuchstabe: G
(B) Anfangsbuchstabe: I
(C) Anfangsbuchstabe: Z
(D) Anfangsbuchstabe: S
(E) Keine der Antwortmöglichkeiten ist richtig.

25. O R R T E H K I

(A) Anfangsbuchstabe: H
(B) Anfangsbuchstabe: E
(C) Anfangsbuchstabe: R
(D) Anfangsbuchstabe: O
(E) Keine der Antwortmöglichkeiten ist richtig.

26. E O R I T P T U E

(A) Anfangsbuchstabe: E
(B) Anfangsbuchstabe: T
(C) Anfangsbuchstabe: P
(D) Anfangsbuchstabe: O
(E) Keine der Antwortmöglichkeiten ist richtig.

27. A E T G F E I R

(A) Anfangsbuchstabe: T
(B) Anfangsbuchstabe: F
(C) Anfangsbuchstabe: A
(D) Anfangsbuchstabe: G
(E) Keine der Antwortmöglichkeiten ist richtig.

28. R P P G E I

(A) Anfangsbuchstabe: E
(B) Anfangsbuchstabe: I
(C) Anfangsbuchstabe: P
(D) Anfangsbuchstabe: G
(E) Keine der Antwortmöglichkeiten ist richtig.

29. E U G R I L E S F

(A) Anfangsbuchstabe: G
(B) Anfangsbuchstabe: E
(C) Anfangsbuchstabe: F
(D) Anfangsbuchstabe: I
(E) Keine der Antwortmöglichkeiten ist richtig.

30. E S N R E I

(A) Anfangsbuchstabe: E
(B) Anfangsbuchstabe: N
(C) Anfangsbuchstabe: S
(D) Anfangsbuchstabe: I
(E) Keine der Antwortmöglichkeiten ist richtig.

Notizen

Drittes Aufgabenset

31. O R U M A

(A) Anfangsbuchstabe: M
(B) Anfangsbuchstabe: A
(C) Anfangsbuchstabe: R
(D) Anfangsbuchstabe: U
(E) Keine der Antwortmöglichkeiten ist richtig.

32. T R C E I K S

(A) Anfangsbuchstabe: C
(B) Anfangsbuchstabe: I
(C) Anfangsbuchstabe: T
(D) Anfangsbuchstabe: S
(E) Keine der Antwortmöglichkeiten ist richtig.

33. A T F R R U H A D E

(A) Anfangsbuchstabe: A
(B) Anfangsbuchstabe: F
(C) Anfangsbuchstabe: U
(D) Anfangsbuchstabe: T
(E) Keine der Antwortmöglichkeiten ist richtig.

34. I O T T R R S E R

(A) Anfangsbuchstabe: T
(B) Anfangsbuchstabe: R
(C) Anfangsbuchstabe: S
(D) Anfangsbuchstabe: I
(E) Keine der Antwortmöglichkeiten ist richtig.

35. H I L S E N I C G

(A) Anfangsbuchstabe: S
(B) Anfangsbuchstabe: G
(C) Anfangsbuchstabe: I
(D) Anfangsbuchstabe: E
(E) Keine der Antwortmöglichkeiten ist richtig.

36. E H R R A E F E S

(A) Anfangsbuchstabe: A
(B) Anfangsbuchstabe: S
(C) Anfangsbuchstabe: F
(D) Anfangsbuchstabe: H
(E) Keine der Antwortmöglichkeiten ist richtig.

37. Y M T M A I S R E E

(A) Anfangsbuchstabe: Y
(B) Anfangsbuchstabe: T
(C) Anfangsbuchstabe: I
(D) Anfangsbuchstabe: A
(E) Keine der Antwortmöglichkeiten ist richtig.

38. R E B E R B

(A) Anfangsbuchstabe: B
(B) Anfangsbuchstabe: R
(C) Anfangsbuchstabe: E
(D) Anfangsbuchstabe:
(E) Keine der Antwortmöglichkeiten ist richtig.

39. I V E T K J B O

(A) Anfangsbuchstabe: O
(B) Anfangsbuchstabe: T
(C) Anfangsbuchstabe: B
(D) Anfangsbuchstabe: K
(E) Keine der Antwortmöglichkeiten ist richtig.

40. E R R S I K H F A

(A) Anfangsbuchstabe: F
(B) Anfangsbuchstabe: K
(C) Anfangsbuchstabe: E
(D) Anfangsbuchstabe: S
(E) Keine der Antwortmöglichkeiten ist richtig.

41. A R O I G L L

(A) Anfangsbuchstabe: G
(B) Anfangsbuchstabe: L
(C) Anfangsbuchstabe: I
(D) Anfangsbuchstabe: A
(E) Keine der Antwortmöglichkeiten ist richtig.

42. B T A R A I S

(A) Anfangsbuchstabe: S
(B) Anfangsbuchstabe: A
(C) Anfangsbuchstabe: B
(D) Anfangsbuchstabe: T
(E) Keine der Antwortmöglichkeiten ist richtig.

43. R I F I T T S M C H

(A) Anfangsbuchstabe: T
(B) Anfangsbuchstabe: M
(C) Anfangsbuchstabe: I
(D) Anfangsbuchstabe: S
(E) Keine der Antwortmöglichkeiten ist richtig.

44. R E U Z K

(A) Anfangsbuchstabe: K
(B) Anfangsbuchstabe: Z
(C) Anfangsbuchstabe: U
(D) Anfangsbuchstabe: E
(E) Keine der Antwortmöglichkeiten ist richtig.

45. N A B S D H L A

(A) Anfangsbuchstabe: A
(B) Anfangsbuchstabe: B
(C) Anfangsbuchstabe: N
(D) Anfangsbuchstabe: H
(E) Keine der Antwortmöglichkeiten ist richtig.

Notizen

6.3.2 Lösungen

Aufgabenset 1

1 C
2 C
3 C
4 B
5 A
6 C
7 A
8 D
9 C
10 A
11 C
12 A
13 C
14 A
15 A

Aufgabenset 2

16 D
17 A
18 B
19 C
20 C
21 B
22 B
23 C
24 D
25 A
26 C
27 B
28 D
29 C
30 C

Aufgabenset 3

31 D
32 D
33 B
34 A
35 B
36 B
37 D
38 A
39 A
40 D
41 A
42 C
43 B
44 A
45 D

Notizen

KAPITEL

7 Implikationen erkennen

Deniz Tafrali

7.1 Allgemeines

EMPFOHLENER ZEITPUNKT: TAG 6

Nach dem Lernplan steht dieses Kapitel für **Tag 6** an. Ihr solltet Euch hierfür **einen ganzen Tag** Zeit nehmen.

Dieser Untertest muss nicht von denjenigen bearbeitet werden, die sich auf den MedAT-Z vorbereiten.

Wie viele Aufgaben muss man in welcher Zeit absolvieren?

- **10 Aufgaben** in **10 Minuten**
- pro Aufgabe **1 Minute**

Welche Fähigkeiten werden geprüft?

- **Logisches Denken**
- **Logisches Schlussfolgern**

Wie sehen die Aufgaben aus?

Aufgabenstellung

Die Aufgabenstellung bei den Implikationen gestaltet sich recht einfach. Es werden nacheinander zwei Sätze (auch **Prämissen, Terme** oder **Aussagen** genannt) mit insgesamt drei Begriffen aufgeführt, aus denen man logische Schlussfolgerungen ziehen muss.

Antwortmöglichkeiten

Als Antwortmöglichkeiten sind stets vier verschiedene Schlussfolgerungen und die allseits bekannte Antwortmöglichkeit (E) (*Keine der Schlussfolgerungen ist richtig*) gegeben, die wir in ➢ Kap. 7.2.3 näher erläutern werden.

Beispiel

Schauen wir uns am besten mal die Grundstruktur einer Implikationen-Aufgabe aus dem MedAT an dieser Stelle an:

„Alle Säugetiere sind keine Reptilien."

„Alle Säugetiere sind Wirbeltiere."

(A) Alle Säugetiere sind Reptilien.
(B) Alle Wirbeltiere sind Säugetiere.
(C) Alle Wirbeltiere sind Reptilien.
(D) Einige Wirbeltiere sind Säugetiere.
(E) Keine der Schlussfolgerungen ist richtig.

Die richtige Antwort ist hier (D).

Was muss man bei den Aufgaben beachten?

Man muss sich beim *Implikationen erkennen* von den Begriffen, namentlich Subjekt und Prädikat (➢ Kap. 7.2.3), **semantisch entfernen.** Das bedeutet, dass laut den Regeln dieses Untertest theoretisch die Aussagen „Alle Biologen sind Croissants" und „Einige Orangen sind US-Präsidenten" wahr sein können. Die Bedeutung der Begriffe spielt bei diesem Untertest keine Rolle!

7.2 Lehrkapitel

7.2.1 Status praesens

Wie auch in den anderen Untertests macht ihr an diesem Punkt zuerst einmal einen Testdurchlauf anhand dem ersten Aufgabenset in ➤ Kap. 7.3. Nehmt euch dafür auch wirklich nur 10 Minuten, damit die Vergleichbarkeit erhalten bleibt.
Fertig? Dann schreibt euch hier euer Ergebnis auf: ________ (von 10)

7.2.2 Anamnese

Ohne gezielte Vorbereitung werden euch sicher einige Aufgaben Unmut bereitet haben. Dabei kann es insbesondere sein, dass ihr euch bei der einen oder anderen Aufgabe oder Antwortmöglichkeit einfach nicht ganz sicher wart – das ist völlig normal. Nichtsdestotrotz solltet ihr auf dem Notizbereich unbedingt eure **Stärken und Schwächen** aufschreiben, die ihr bei der Bearbeitung dieses Untertests erkannt habt. Auch fertig? Gut. Von diesem Punkt an solltet ihr die nächsten Kapitel stets mit dem Fokus auf das **Verbessern eurer Schwächen** bearbeiten.

7.2.3 Diagnostik

DEFINITIONEN & INFORMATIONEN Die **Implikation** ist ein grundlegendes Konzept der Logik, welches die Beziehung zwischen Aussagen beschreibt, die gelten, wenn eine Aussage logisch aus einer oder mehreren Aussagen folgt.

Nun geht es an das Verstehen der Begebenheiten dieses Untertests. Dabei müssen wir uns zunächst relativ viel Theorie und Begriffe aneignen, bevor wir uns überhaupt gezielt an die Aufgaben herantrauen dürfen.

FUN FACT Gute Nachricht vorab: Wer die Theorien hinter dem Untertest *Implikationen erkennen* erst einmal verstanden hat, dem steht zum Erreichen der **vollen Punktzahl** so gut wie nichts mehr im Wege. Der Grund dafür ist, dass es eine begrenzte Anzahl an möglichen Aufgabenarten gibt, die zwar mit unterschiedlichen Begriffen, jedoch immer nach demselben Schema geprüft werden.

Prämissen

DEFINITIONEN & INFORMATIONEN Als **Prämisse** bezeichnet man eine Annahme über den Wahrheitsgehalt einer Sache (z. B. *„Europäer sind zivilisiert."*).

Wir werden im Folgenden den Aufbau und die Funktion von Prämissen mit dem Fokus auf den Untertest *Implikationen erkennen* näher kennenlernen. Im Grunde ist eine Prämisse nichts anderes als ein Satz bzw. eine Aussage, die aus einem **Subjekt [S]**, einem Verb (*ist* oder *sind*) und einem **Prädikat [P]** besteht.

AUFGEPASST! Unter keinen Umständen dürft ihr die Begriffe Subjekt und Prädikat beim Testteil Implikationen so verstehen, wie sie in der deutschen Grammatik verwendet werden! Wir verwenden in diesem Fall diese Begriffe in der Bedeutung der Logik!
Vergesst also in diesem Fall die deutsche Grammatik. Stellt Euch einfach vor, ein Subjekt (irgendein Ding) ist mit einem bestimmten Prädikat (also einer Eigenschaft) versehen. Dieses Prädikat kann aus einem Adjektiv (z. B. „ist *zivilisiert*") oder einem Nomen („sind *Wirbeltiere*") bestehen.
Auch die Bezeichnung Objekt, die wir hin und wieder für das Subjekt oder das Prädikat verwenden, hat **nichts** mit dem grammatikalischen Objekt zu tun!

An diesem Punkt kann man also die allgemeine Struktur einer Prämisse wie folgt darstellen:
[S] ist/sind **[P].**
Ein Beispiel könnte sich so gestalten:
Beispiel 1
Europäer sind zivilisiert.
Aus dieser Konstellation folgt, dass dem Subjekt *„Europäer"* etwas zugesprochen (distribuiert) wird – und zwar, dass es *„zivilisiert"* ist.

Notizen

Gehen wir weiter. Die Prämissen verfügen über einen weiteren Teil, der unabdingbar für die Aufgabenstellung ist: dem sogenannten **Quantor.**

DEFINITIONEN & INFORMATIONEN Ein **Quantor** (von engl. *„quantifier"*) ist ein sogenannter Operator der Logik. Die beiden gebräuchlichsten Quantoren sind der *Existenzquantor* (in natürlicher Sprache zum Beispiel als „einige" ausgedrückt) und der *Allquantor* (in natürlicher Sprache zum Beispiel als „alle" ausgedrückt). Die Testersteller verwenden für den Untertest *Implikationen erkennen* vier verschiedene Quantoren:
- alle
- kein
- einige
- einige ... keine

Nun kann man die allgemeine Struktur einer Prämisse wie folgt darstellen:
[Quantor] [S] ist/sind **[P].**
Ein konkretes Beispiel könnte so aussehen:
Beispiel 2
Alle Europäer sind zivilisiert.
Der Quantor erweitert die dem Subjekt vom Prädikat zugeschriebene Eigenschaft um bestimmte **Mengen.** Betrachten wir die gegebenen Quantoren, handelt es sich entweder um eine **(volle) Menge** (*alle*), eine **Teilmenge** (*einige, einige … keine*) oder um eine **leere Menge** (*kein*).
Gehen wir ein bisschen näher auf die **verschiedenen Arten** von Prämissen ein: Lautet eine Prämisse allgemein *„Alle [S] sind [P]"* oder *„Keine [S] sind [P]"*, dann fasst man sie auch als **universelle Prämissen** zusammen. Lautet eine Prämisse hingegen *„Einige [S] sind [P]"* oder *„Einige [S] sind keine [P]"*, dann fasst man sie auch als **partielle Prämissen** zusammen. Dieses Urteil ist eine Kategorisierung der **Quantität** der Prämissen.
Will man gleichermaßen die **Qualität** der Prämissen beurteilen, zählen diejenigen Prämissen, deren Quantoren einem Begriff etwas zusprechen (*Alle* und *einige*) als **bejahende Prämissen.** Diejenigen, deren Quantoren Begriffen etwas absprechen (*Keine* und *einige … keine*), nennt man **verneinende Prämissen.** Fasst man das alles zusammen, ergibt sich folgende Konstellation (➤ Tab. 7.1):

Tab. 7.1 Zusammenfassung der Qualitäten und Quantitäten der mit Quantor vermengten Prämissen

Quantor	Quantität und Qualität	Prämisse
alle	universell bejahend	*„Alle A sind B."*
keine	universell verneinend	*„Keine A sind B."*
einige	partiell bejahend	*„Einige A sind B."*
einige ... keine	partiell verneinend	*„Einige A sind keine B."*

Mengendiagramme nach Euler und Venn

Für die meisten unter euch wird es intuitiv nachvollziehbar sein, dass nach Beispiel 2 zwar *„alle Europäer zivilisiert"* sein müssen, jedoch nicht *„jedes zivilisierte Objekt gleich Europäer"* ist. Da man die Prämissen auch um einiges komplizierter gestalten kann, als wir es bis zu diesem Zeitpunkt getan haben, sollte man sich Methoden aneignen, die die Mengenverteilungen zwischen Subjekt und Prädikat anschaulicher darstellen. Zu diesem Zweck wurden von großen Mathematikern, namentlich *Leonhard Euler* und *John Venn,* jeweils verschiedene zweidimensionale Darstellungen von Mengen durch Flächen erstellt, die man **Mengendiagramme** nennt.
Bei den **Diagrammen nach Euler** spiegeln die Flächen der Diagramme die genaue Beziehung der Mengen wieder (➤ Abb. 7.1).
Im Gegensatz dazu dienen die **Venn-Diagramme** zur Darstellung aller möglichen Beziehungen zwischen Mengen – auch solchen, die keine Elemente miteinander teilen (➤ Abb. 7.2).
Zur Verdeutlichung zeigen wir euch anschließend noch einen Vergleich von Euler- und Venn-Diagrammen (➤ Abb. 7.3).
Der Einfachheit und intuitiven Verständlichkeit halber nutzen wir in unseren Beispielen die **Euler-Diagramme.**

Euler-Diagramme der vier möglichen Prämissen anhand von Quantoren

Die erste und einfachste mögliche Prämisse, die anhand von Euler-Diagrammen dargestellt werden kann, ist diejenige mit dem Quantor **„alle"** (➤ Abb. 7.4 und ➤ Tab. 7.2).

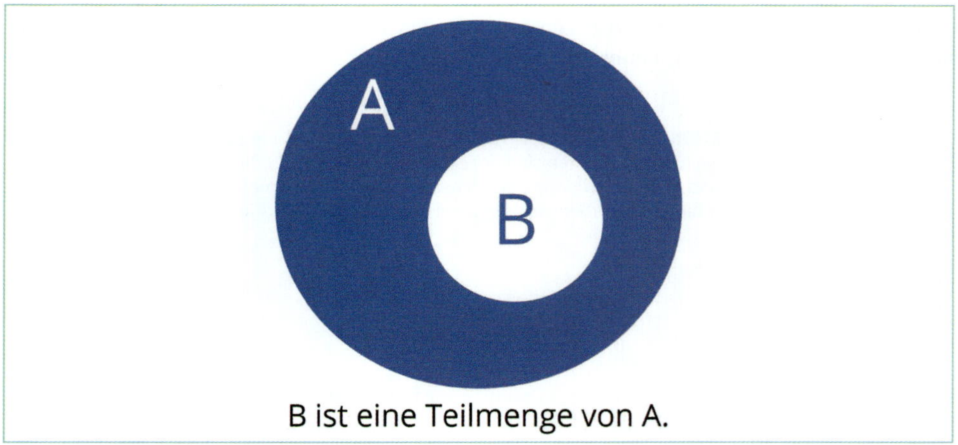

Abb. 7.1 Beispiele von Euler-Diagrammen [P605]

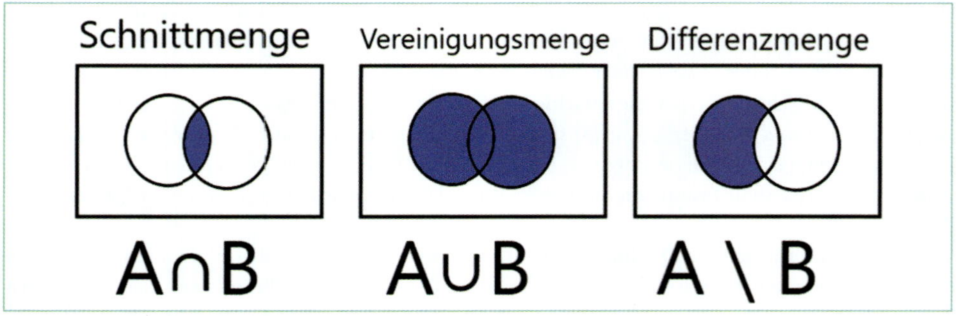

Abb. 7.2 Beispiele von Venn-Diagrammen [P605]

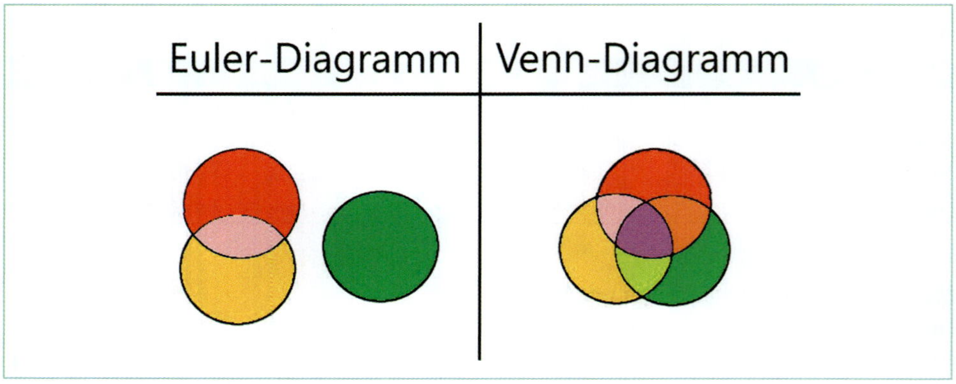

Abb. 7.3 Vergleich von Euler- und Venn-Diagrammen [P605]

„Alle Deutschen [A] sind Europäer [B].“

Wir sehen klar und deutlich, dass *alle Deutschen [A]* zwar *Europäer [B]*, jedoch nicht *alle Europäer [B]* **sicher** *Deutsche [A]* sind. Die sogenannte **Reziprozität** (lat. *reciprocus*, für *„wechselseitig“*) ist **nicht** gegeben.

Gehen wir weiter zum Quantor **„kein“**. Dieser kann anhand eines Euler-Diagrammes wie folgt dargestellt werden (➤ Abb. 7.4 und ➤ Tab. 7.2).

„Kein Chinese [A] ist Europäer [B].“

Für diese Prämisse gilt, dass weder *Chinesen [A] Europäer [B]*, noch *Europäer [B] Chinesen [A]* sein können – die Reziprozität **ist gegeben.**

Betrachtet man den Quantor **„einige“**, dann gelten für die Objekte der Prämisse, laut unseren nachfolgenden Euler-Diagrammen, folgende Beziehungen (➤ Abb. 7.4 und ➤ Tab. 7.2):

„Einige Touristen [A] sind Europäer [B].“

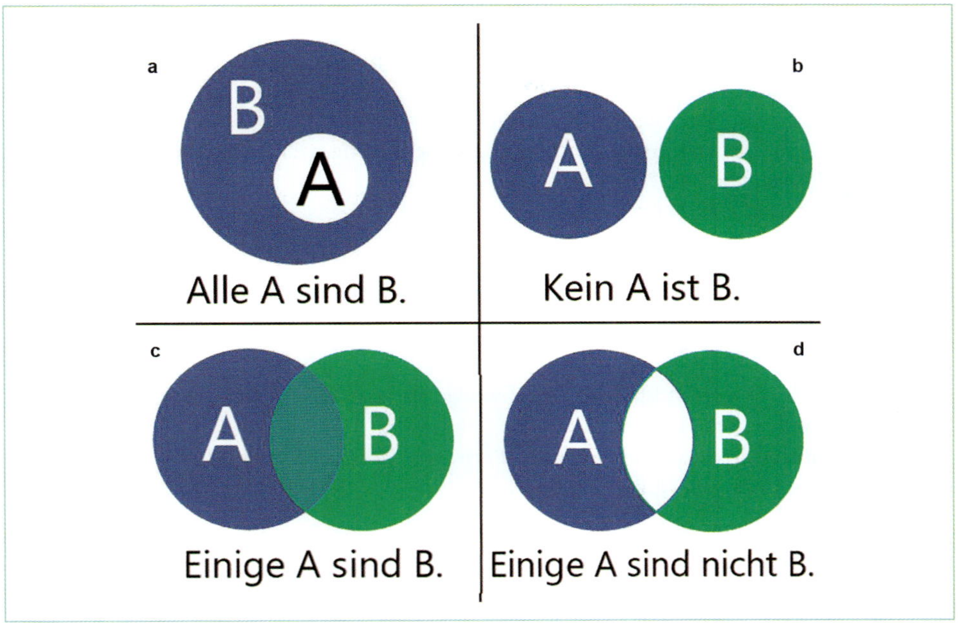

Abb. 7.4 Euler-Diagramme der vier möglichen Prämissen anhand von Quantoren [P605]

Tab. 7.2 Matrix der zu den Prämissen passenden Schlüsse anhand von Euler-Diagrammen

Prämisse	R?	a	b	c	d	e
„Alle A sind B."	✗	✓	✓	✗	✗	✗
„Keine A sind B."	✓	✗	✗	✗	✗	✓
„Einige A sind B."	✓	✓	✓	✓	✓	✗
„Einige A sind keine B."	✗	✗	✗	✓	✓	✓
✗ nicht gegeben, ✓ gegeben, R? = Reziprozität?						

AUFGEPASST! Der Quantor *„einige"* impliziert, dass **mindestens ein und maximal alle Teile** einer Menge betroffen sind!

Zum einen (➤ Abb. 7.4 c) sehen wir, dass es möglich ist, dass sowohl einige *Touristen [A] Europäer [B]* als auch einige *Europäer [B] Touristen [A]* sind. Also ist bei dieser Prämisse Reziprozität **gegeben.**
Zum anderen sehen wir (➤ Abb. 7.4 a), dass es auch sein *kann,* dass *alle Touristen [A] Europäer [B]* sind – denn das würde der Aussage, dass *„einige Touristen [A] Europäer [B]"* sind, nicht widersprechen. Außerdem ist ebenfalls die Möglichkeit gegeben, dass *alle Europäer [B] Touristen [A]* sein *könnten.* Der Grund dafür ist, dass der Quantor *„einige"* nicht zwischen einer vollen und einer Teilmenge strikt differenziert – es widerspricht sich also nicht, dass, wenn *einige Europäer [B] Touristen [A]* sind, theoretisch nicht auch *alle Europäer [B] Touristen [A]* sein könnten (➤ Abb. 7.4 c).
Zu guter Letzt sehen wir, dass es *möglich* ist, dass alle Teile der Touristen gleich aller Teile der Europäer sind (➤ Abb. 7.4 a).
Es ist also nur **sicher,** dass

- *einige Touristen [A] Europäer [B]* und
- *einige Europäer [B] Touristen [A]*

sind.
Die Möglichkeit, dass

- *einige Europäer [B] keine Touristen [A],*
- *alle Touristen [A] Europäer [B]* oder
- *alle Europäer [B] Touristen [A]*

sind, ist **nicht sicher** gegeben. Das drückt der Quantor *„einige"* nicht explizit aus, womit diese logischen Schlüsse nicht gezogen werden können.

Notizen

AUFGEPASST! Sicher ist nur, dass beim Quantor *„einige“* die Fläche des Prädikats immer einen Bereich aufweist, den er sich mit der Fläche des Subjekts teilt, also eine **Schnittmenge gegeben** sein muss.

Die zur letzten Prämisse mit dem Quantor **„einige … keine“** gehörigen Euler-Diagramme sehen wie folgt aus (➤ Abb. 7.4 d und ➤ Tab. 7.2 c, d und e):
„Einige Bettler [A] sind keine Europäer [B].“

AUFGEPASST! Der Quantor *„einige … nicht“* impliziert, dass **mindestens ein und maximal alle Teile** einer Menge **kein Teil** einer anderen Menge sind!

Das bedeutet, dass es *möglich* ist, dass sowohl wenige als auch keine *Bettler [A] Europäer [B]* sind (➤ Abb. 7.4 d und ➤ Tab. 7.2 d und e).
Außerdem kann es auch sein, dass *alle Europäer [B] zwar Bettler [A]* sind, aber nicht alle *Bettler [A] Europäer [B]* (➤ Abb. 7.4 c und ➤ Tab. 7.2 c) sind.

AUFGEPASST! Hier sehen wir noch einmal, dass man sich von der gewöhnlichen Semantik, also der Bedeutung des Wortes, entfernen muss. (Natürlich sind niemals in Wirklichkeit *„alle Europäer Bettler“*, was wäre denn das für eine Wirtschaftslage?)

AUFGEPASST! Sicher ist nur, dass beim Quantor *„einige … nicht“* die Fläche des Prädikats immer einen Bereich aufweist, der **keine Schnittmenge** der Fläche des Subjekts vorzuweisen hat. Prädikat und Subjekt haben also stets Bereiche, die sie nicht miteinander teilen.

Syllogismen

Nun gehen wir weiter von den einzelnen Prämissen zu der Kombination von zwei Prämissen und den aus dieser Kombination ableitbaren Tatsachen. Man nennt die Kombination von Prämissen auch **Syllogismus.**

DEFINITIONEN & INFORMATIONEN **Argumente** sind eine Reihe von Aussagen bzw. Prämissen, die den Grad der Wahrheit einer Aussage (genauer: einer Schlussfolgerung) bestimmen sollen.
Eine **Schlussfolgerung** ist eine Form einer Aussage, die ausgehend von Annahmen (Prämissen) zu logischen Konsequenzen führt.
Als **Deduktion** bezeichnet man das allgemein zwingend-logische Schlussfolgern aufgrund einer oder mehrerer Prämissen. Diese Prämissen beziehen sich stets auf allgemeine Gesetzmäßigkeiten, von denen ausgehend auf einzelne Fälle geschlossen wird (➤ Tab. 7.3).

Der Begriff **Syllogismus** (altgr. *συλλογισμός/syllogismos* für „Schlussfolgerung“) beschreibt eine Art logisch-deduktives Argument, das drei Aussagen miteinander verknüpft. Diese sind: **zwei Prämissen** und eine **Schlussfolgerung.**
Die von Aristoteles begründete Theorie hinter diesem Begriff besteht in seiner frühesten Form aus der Kombination einer **allgemeinen Aussage** (der ersten Prämisse bzw. des Obersatzes) und einer **spezifischen Aussage** (der zweiten Prämisse bzw. des Untersatzes), anhand derer eine oder mehrere **Schlussfolgerungen** gezogen werden.
Ein Syllogismus besteht daher zusammenfassend aus folgenden drei Teilen:
1. Allgemeine Aussage (1. Prämisse, auch: Obersatz)
2. Spezifische Aussage (2. Prämisse, auch: Untersatz)
3. Schlussfolgerung

Jeder Teil wird auch als kategorialer Satz bezeichnet, also sowohl beide Prämissen als auch die Schlussfolgerung. Jeder kategoriale Satz enthält wiederum je zwei kategoriale **Begriffe** (Subjekt und Prädikat) und einen **Quantor.**
Die kategorialen Begriffe könnte man allgemein wie unten dargestellt bezeichnen:
- [A]
- [B]
- [C]

Oder, wenn man sie spezifiziert, wie folgt:

- **Mittelbegriff** (s. weiter unten), Kurzform: **[M]**
- **Subjekt,** Kurzform: **[S]**
- **Prädikat,** Kurzform: **[P]**

Will man eine mögliche allgemeine Struktur eines kategorialen Syllogismus aufstellen, könnte sie wie folgt aussehen:

[Quantor] [A] sind [B].
[Quantor] [C] sind [A].
bzw.
[Quantor] [M] sind [P].
[Quantor] [S] sind [M].

Da es bei einem Syllogismus immer zwei Prämissen gibt, müssen diese miteinander verbunden sein. Das wird durch einen sogenannten **Mittelbegriff** bewerkstelligt. Daraus folgt, dass jeder Syllogismus **drei Begriffe** und **zwei** (entweder identische oder unterschiedliche) **Quantoren** aufweist.
Einer dieser Begriffe ist dabei, wie oben beschrieben, stets als **Mittelbegriff** zu sehen – sein Charakteristikum ist, dass er bei **beiden Prämissen** vorhanden ist. Ob das Subjekt oder das Prädikat als Mittelbegriff gilt, kommt dabei immer auf die Konstellation der Quantoren in den Prämissen an, also auf die Natur des Syllogismus.

Zum besseren Verständnis zeigen wir euch hier noch ein Beispiel:

Beispiel 3
Alle Europäer sind zivilisiert.
Alle Deutschen sind Europäer.
Alle Deutschen sind zivilisiert.
Die dazugehörigen Beschreibungen seht ihr in ➢ Tab. 7.3:
Und in ➢ Abb. 7.5 seht ihr der Verständlichkeit halber noch ein Euler-Diagramm für dieses Beispiel.

Tab. 7.3 Beschreibungen aller Teile eines Syllogismus anhand Beispiel 3

Beschreibung der Teile und Einzelteile	Teile und Einzelteile des Syllogismus
Erste Prämisse, allgemeine Aussage bzw. Obersatz	*Alle Europäer sind zivilisiert.*
Zweite Prämisse, spezifische Aussage bzw. Untersatz	*Alle Deutschen sind Europäer.*
Schlussfolgerung bzw. Konklusion	*Alle Deutschen sind zivilisiert.*
Quantor 1 = Quantor 2	*Alle [...].*
Begriff 1 = Mittelbegriff	*[...] Europäer [...].*
Begriff 2	*[...] Deutsche(n) [...].*
Begriff 3	*[...] zivilisiert.*

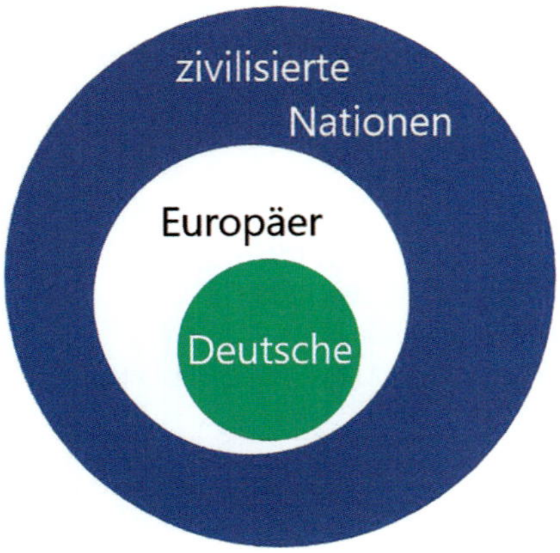

Abb. 7.5 Euler-Diagramm für Beispiel 3 [P605]

Die erste Prämisse besagt, dass allen als *„Europäer"* klassifizierten Objekten das Attribut *„zivilisiert"* zugestanden wird. Die zweite Prämisse sagt aus, dass *„Deutsche"*, als *„Europäer"* eingestuft werden – ein Teil des Ganzen bzw. der Gruppe *„Europäer"*. Die Schlussfolgerung besagt weiter, dass *„Deutsche"* *„zivilisiert"* sein müssen, da sie dieses Attribut von ihrer Einstufung als *„Europäer"* sozusagen **erben.**

Mathematik! Mathematik! Überall Mathematik, ey!

Betrachten wir die Anzahl verschiedener Quantoren pro Prämisse, von denen wir bei Syllogismen zwei haben, kommen wir auf je **vier** mögliche Varianten. Kombiniert man die Prämissen mit ihren verschiedenen Quantoren, gibt es hierfür ebenfalls **vier** Möglichkeiten. Multipliziert man das Ganze noch mit der Anzahl an Anordnungsmöglichkeiten der Schlussfolgerungen, die logischerweise auch auf **vier** verschiedene Arten geschehen können, kommen wir auf folgende Rechnung:

S_M = Mögliche Syllogismen

$S_M = 4 \cdot 4 \cdot 4 \cdot 4 = 4^4 = 256$

Da es bei diesen **256 Anordnungen** auch viele unsinnige gibt (z. B. Schlussfolgerungen, die mit den Prämissen identisch sind o. Ä.), ist für euch wichtig zu wissen, dass nur **27 sinnvolle Syllogismen** möglich sind. Der Grund, warum es genau 27 sind, kommt durch viele Faktoren zustande. Im Folgenden zeigen wir euch **sechs fundamentale Grundprinzipien,** die die Anzahl an Möglichkeiten stark reduziert.

Fundamentale Grundprinzipien: Die sechs, mit denen du's checkst

Es gibt bestimmte Regeln, anhand derer ihr viele Schlussfolgerungen und damit auch Antwortmöglichkeiten ausschließen könnt. Diese wollen wir euch jetzt präsentieren:

1. Regel *„Ex mere negativis nihil sequitur."*
Soll heißen, dass „allein aus verneinten Aussagen nichts folgt". Sind sowohl die 1. Prämisse als auch die 2. Prämisse **verneinend,** dann ist stets die **Antwortmöglichkeit (E)** korrekt.

2. Regel *„Nihil sequitur geminis ex particularibus unquam."*
Das bedeutet, dass „allein aus partiellen Aussagen nichts folgt". Sind also sowohl die 1. Prämisse als auch die 2. Prämisse **partiell,** dann ist stets die **Antwortmöglichkeit (E)** korrekt.

3. Regel *„Ambae affirmantes nequeunt generare negantem."*
Dieser Satz sagt aus, dass, wenn die 1. und 2. Prämisse **bejahend** sind, die Schlussfolgerung **ebenfalls bejahend** sein muss. Übersetzt heißt das Prinzip: „Zwei bejahende Aussagen können keine verneinende Aussage erzeugen".

4. Regel *„Pejorem sequitur semper conclusio partem."* (A)
Bei dieser Regel lautet die Devise: „Der Schluss folgt der Prämisse niederen Ranges" (in diesem Fall die *partielle* Prämisse). Das bedeutet, dass, wenn die Prämissen **je eine partielle und eine universelle Aussage** beinhalten, die Schlussfolgerung niemals universell sein kann. Alle **universellen Schlussfolgerungen** könnt ihr demnach **ausschließen.**

5. Regel *„Pejorem sequitur semper conclusio partem."* (B)
Die gleiche Regel wie Nr. 4, hier bezogen auf eine negative Prämisse: „Der Schluss folgt der Prämisse niederen Ranges." Das bedeutet, dass, wenn die Prämissen **je eine bejahende und eine verneinende Aussage** beinhalten, die Schlussfolgerung niemals positiv sein kann. Alle **positiven Schlussfolgerungen** könnt ihr demnach **ausschließen.**

6. Regel Beinhaltet der Syllogismus eine partiell verneinende Aussage (*einige … nicht*), dann muss laut den Regeln 1 und 2 eine universell bejahende Aussage (*alle*) als andere Prämisse gegeben sein, damit der Syllogismus lösbar wird. Dabei ist die einzig mögliche korrekte Antwort diejenige Schlussfolgerung, die dem Prädikat der allgemein bejahenden Prämisse das Prädikat der partiell verneinenden Prämisse **abspricht.** Zur Verdeutlichung hier ein Beispiel:

Beispiel 5

Universell bejahende Prämisse: *„Alle A [M] sind B [P]."*
Partiell verneinende Prämisse: *„Einige A [M] sind nicht C [P]."*
Korrekte Schlussfolgerung: *„Einige B sind nicht C."*
Die einzige andere mögliche Antwort ist die Antwortmöglichkeit (E).

> **AUFGEPASST!** Es ist wirklich wichtig, dass ihr diese sechs fundamentalen Grundprinzipien der *Implikationen* versteht, da ihr dadurch den Großteil der Aufgaben superschnell lösen könnt.

Alle gültigen Syllogismen

Aus der Kombination unseres Wissens über die maximal mögliche Anzahl an Syllogismen und ihren Einschränkungen durch die sechs obigen Regeln, können wir nun Aussagen darüber treffen, welche Prämissen miteinander sinnvoll verknüpft werden können (➤ Tab. 7.4):

Tab. 7.4 Anhand ihrer Quantoren sinnvoll miteinander verknüpfbare Arten von Prämissen

Prämissen	Gültige Kombinationen								
1. Prämisse, mit Quantor ...	*„Alle“*	*„Alle“*	*„Alle“*	*„Alle“*	*„Kein“*	*„Kein“*	*„Einige“*	*„Einige“*	*„Einige ... nicht“*
2. Prämisse, mit Quantor ...	*„Alle“*	*„Kein“*	*„Einige“*	*„Einige ... nicht“*	*„Alle“*	*„Einige“*	*„Alle“*	*„Kein“*	*„Alle“*

Mit diesem Wissen können wir uns jetzt an das Aufzählen aller gültigen Syllogismen herantrauen (➤ Tab. 7.5 bis 7.13). Wir arbeiten dabei ➤ Tab. 7.4 von links nach rechts ab. Dabei werden wir die gültigen Syllogismen stets wie folgt durchnummerieren: ①, ② etc. Diejenigen, die nicht lösbar sind, werden wir mit einem ☠ kennzeichnen.

„Alle – Alle“

3. Regel: *„Ambae affirmantes nequeunt generare negantem.“*

Tab. 7.5 Korrekte Schlussfolgerungen für die Quantoren „Alle – Alle“ (➤ Abb. 7.6)

Prämissen	Korrekte Schlussfolgerungen
① „Alle A sind B.“ „Alle B sind C.“	„Alle A sind C.“
	„Einige A sind C.“
	„Einige C sind A.“
☠ „Alle A sind B.“ „Alle C sind B.“	Keine der Schlussfolgerungen ist richtig (E).
② „Alle B sind A.“ „Alle B sind C.“	„Einige A sind C.“
	„Einige C sind A.“
③ „Alle C sind B.“ „Alle B sind A.“	„Alle C sind A.“
	„Einige A sind C.“
	„Einige C sind A.“

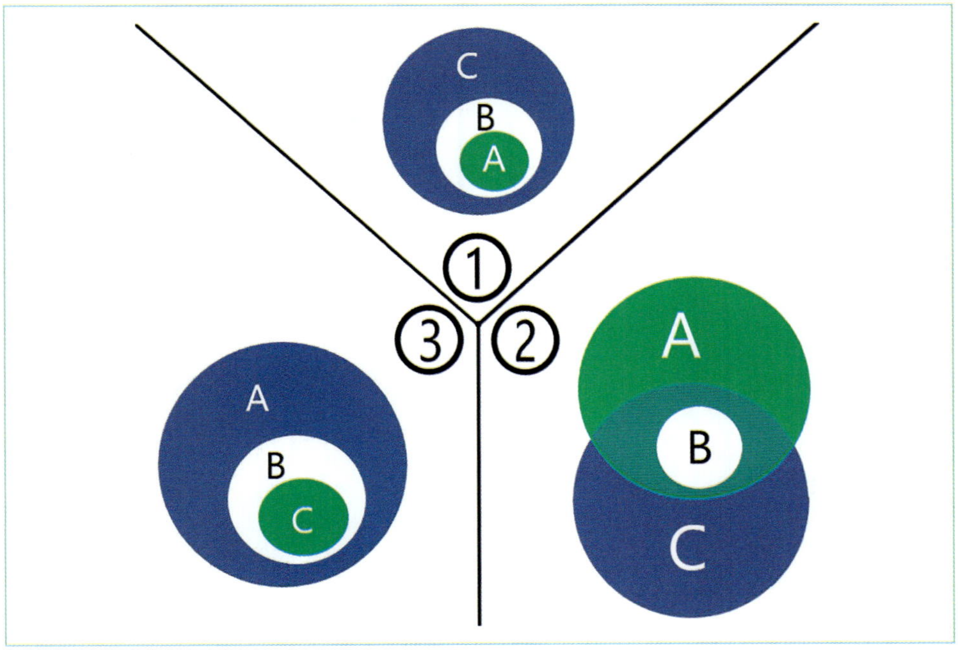

Abb. 7.6 „Alle – Alle“ [P605]

„Alle – Kein"

5. Regel: *„Pejorem sequitur semper conclusio partem."* (B)

Tab. 7.6 Korrekte Schlussfolgerungen für die Quantoren „Alle – Kein" (➢ Abb. 7.7)

Prämissen	Korrekte Schlussfolgerungen
④ „Alle A sind B." „Kein B ist C."	„Kein A ist C."
	„Kein C ist A."
	„Einige A sind nicht C."
	„Einige C sind nicht A."
⑤ „Alle A sind B." „Kein C ist B."	„Kein A ist C."
	„Kein C ist A."
	„Einige A sind nicht C."
	„Einige C sind nicht A."
⑥ „Alle B sind A." „Kein B ist C."	„Einige A sind nicht C."
⑦ „Alle B sind A." „Kein C ist B."	„Einige A sind nicht C."

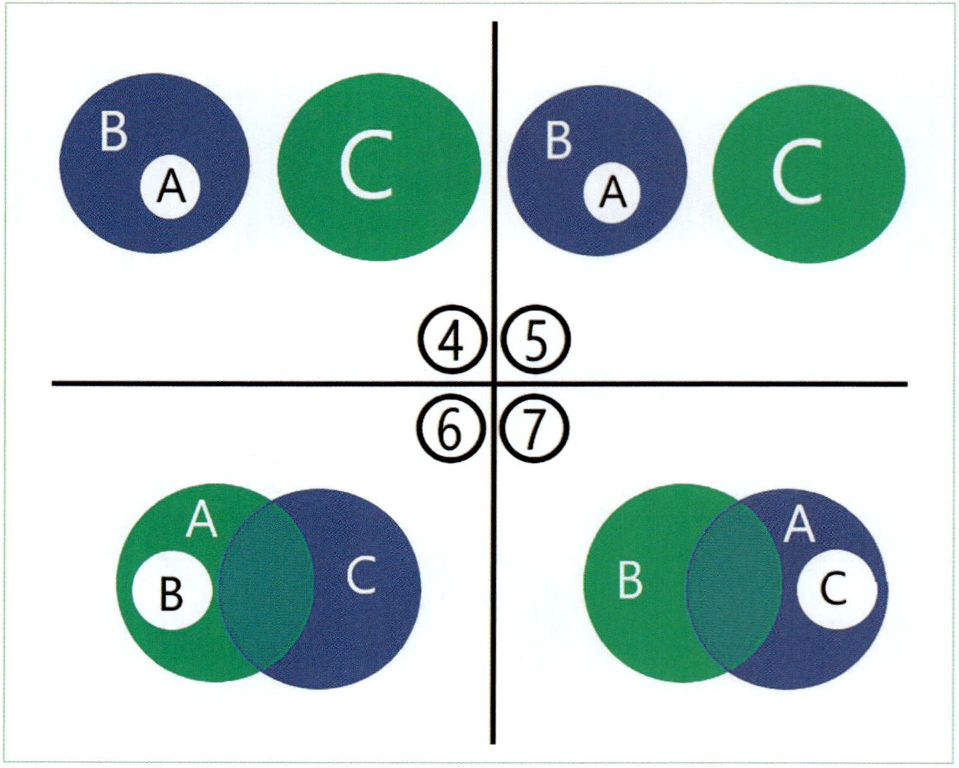

Abb. 7.7 „Alle – Kein" [P605]

Notizen

„Alle – Einige"

3. Regel: *„Ambae affirmantes nequeunt generare negantem."*

4. Regel: *„Pejorem sequitur semper conclusio partem."* (A)

Tab. 7.7 Korrekte Schlussfolgerungen für die Quantoren „Alle – Einige" (> Abb. 7.8)

Prämissen	Korrekte Schlussfolgerungen
☠ „Alle A sind B." „Einige B sind C."	Keine der Schlussfolgerungen ist richtig (E).
☠ „Alle A sind B.",„Einige C sind B."	Keine der Schlussfolgerungen ist richtig (E).
⑧ „Alle B sind A." „Einige B sind C."	„Einige A sind C."
	„Einige C sind A."
⑨ „Alle C sind A." „Einige C sind B."	„Einige A sind C."
	„Einige C sind A."

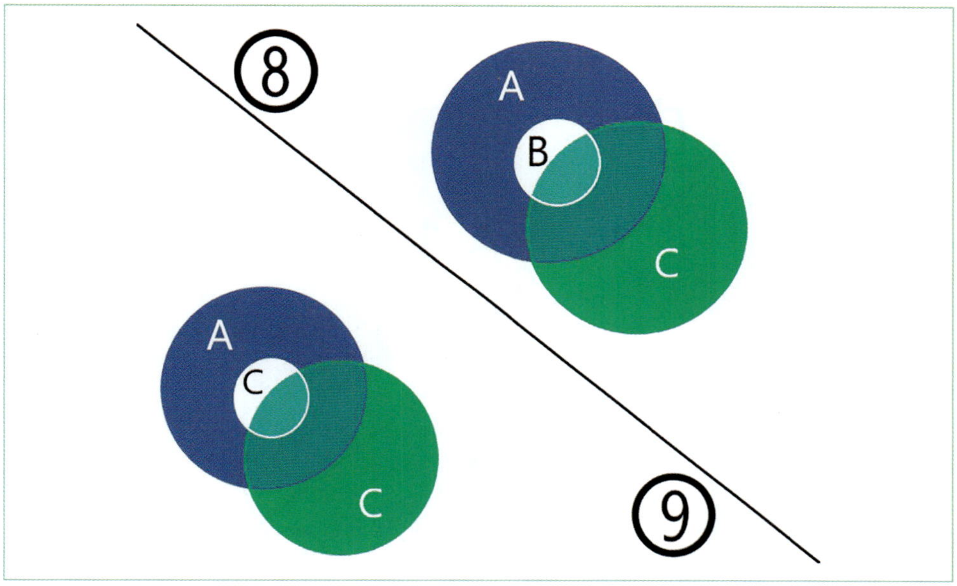

Abb. 7.8 „Alle – Einige" [P605]

„Alle – Einige ... nicht“

4. Regel: *„Pejorem sequitur semper conclusio partem.“* (A)
5. Regel: *„Pejorem sequitur semper conclusio partem.“* (B)

Tab. 7.8 Korrekte Schlussfolgerungen für die Quantoren „Alle – Einige ... nicht“ (> Abb. 7.9)

Prämissen	Korrekte Schlussfolgerungen
☠ „Alle A sind B.“ „Einige B sind nicht C.“	Keine der Schlussfolgerungen ist richtig (E).
⑩ „Alle A sind B.“ „Einige C sind nicht B.“	„Einige C sind nicht A.“
⑪ „Alle B sind A.“ „Einige B sind nicht C.“	„Einige A sind nicht C.“
☠ „Alle B sind A.“ „Einige C sind nicht B.“	Keine der Schlussfolgerungen ist richtig (E).

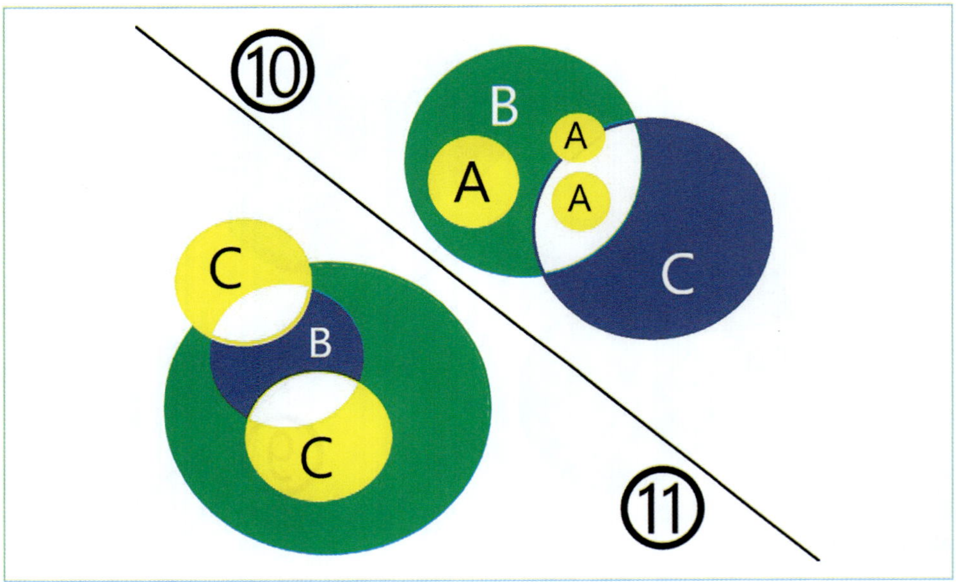

Abb. 7.9 „Alle – Einige ... nicht“ [P605]

Notizen

„Kein – Alle“

5. Regel: *„Pejorem sequitur semper conclusio partem.“* (B)

Tab. 7.9 Korrekte Schlussfolgerungen für die Quantoren „Kein – Alle“ (➤ Abb. 7.10)

Prämissen	Korrekte Schlussfolgerungen
⑫ „Kein A ist B.“ „Alle B sind C.“	„Einige C sind nicht A.“
⑬ „Kein A ist B.“ „Alle C sind B.“	„Kein A ist C.“
	„Kein C ist A.“
	„Einige A sind nicht C.“
	„Einige C sind nicht A.“
⑭ „Kein B ist A.“ „Alle B sind C.“	„Einige C sind nicht A.“
⑮ „Kein B ist A.“ „Alle C sind B.“	„Kein A ist C.“
	„Kein C ist A.“
	„Einige A sind nicht C.“
	„Einige C sind nicht A.“

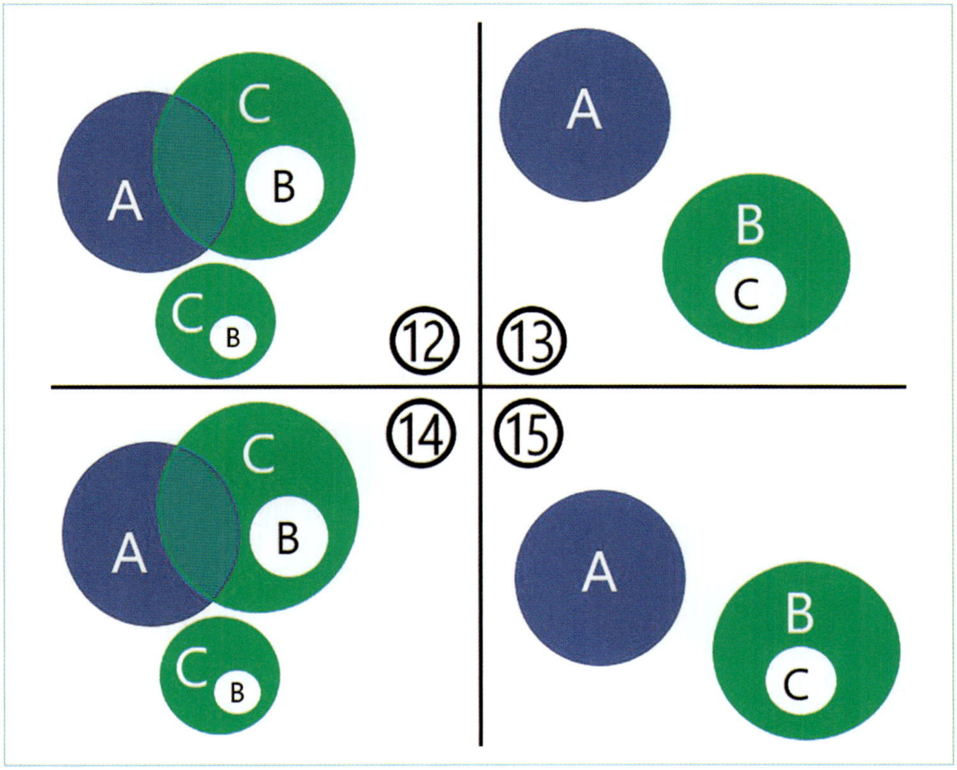

Abb. 7.10 „Kein – Alle“ [P605]

Notizen

„Kein – Einige“

4. Regel: *„Pejorem sequitur semper conclusio partem.“* (A)

5. Regel: *„Pejorem sequitur semper conclusio partem.“* (B)

Tab. 7.10 Korrekte Schlussfolgerungen für die Quantoren „Kein – Einige“ (➤ Abb. 7.11)

Prämissen	Korrekte Schlussfolgerungen
⑯ „Kein A ist B.“ „Einige B sind C.“	„Einige C sind nicht A.“
⑰ „Kein A ist B.“ „Einige C sind B.“	„Einige C sind nicht A.“
⑱ „Kein B ist A.“ „Einige B sind C.“	„Einige C sind nicht A.“
⑲ „Kein B ist A.“ „Einige C sind B.“	„Einige C sind nicht A.“

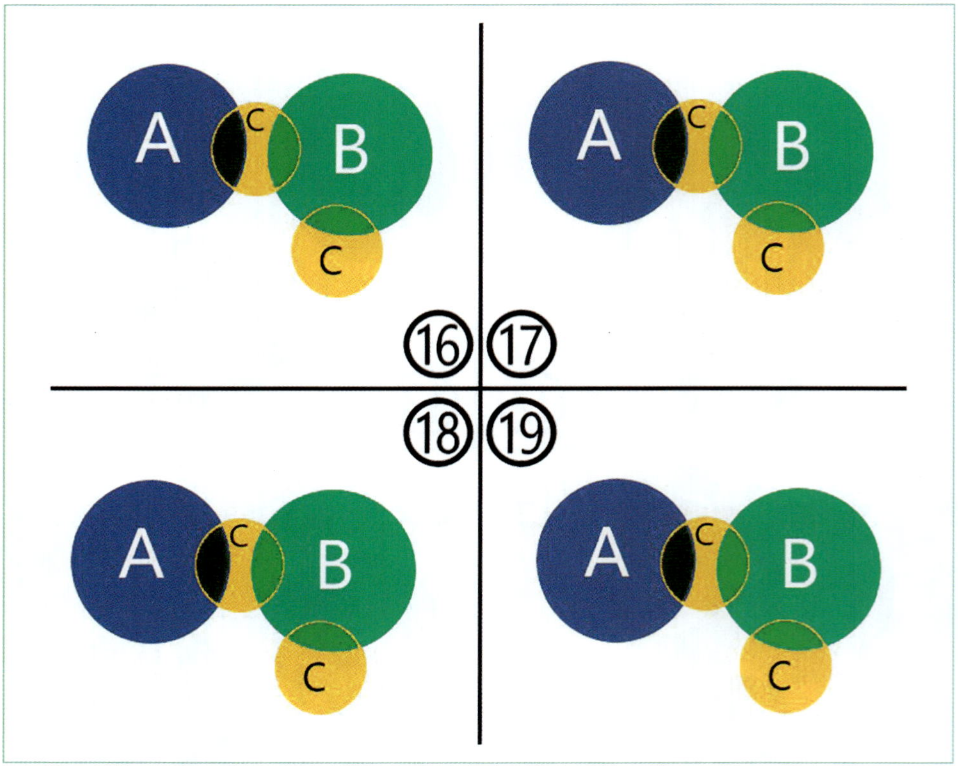

Abb. 7.11 „Kein – Einige“ [P605]

„Einige – Alle“

3. Regel: *„Ambae affirmantes nequeunt generare negantem.“*

4. Regel: *„Pejorem sequitur semper conclusio partem.“* (A)

Tab. 7.11 Korrekte Schlussfolgerungen für die Quantoren „Einige – Alle“ (➤ Abb. 7.12)

Prämissen	Korrekte Schlussfolgerungen
⑳ „Einige A sind B.“ „Alle B sind C.“	„Einige A sind C.“ „Einige C sind A.“
☠ „Einige A sind B.“ „Alle C sind B.“	Keine der Schlussfolgerungen ist richtig (E).
㉑ „Einige B sind A.“ „Alle B sind C.“	„Einige A sind C.“ „Einige C sind A.“
☠ „Einige B sind A.“ „Alle C sind B.“	Keine der Schlussfolgerungen ist richtig (E).

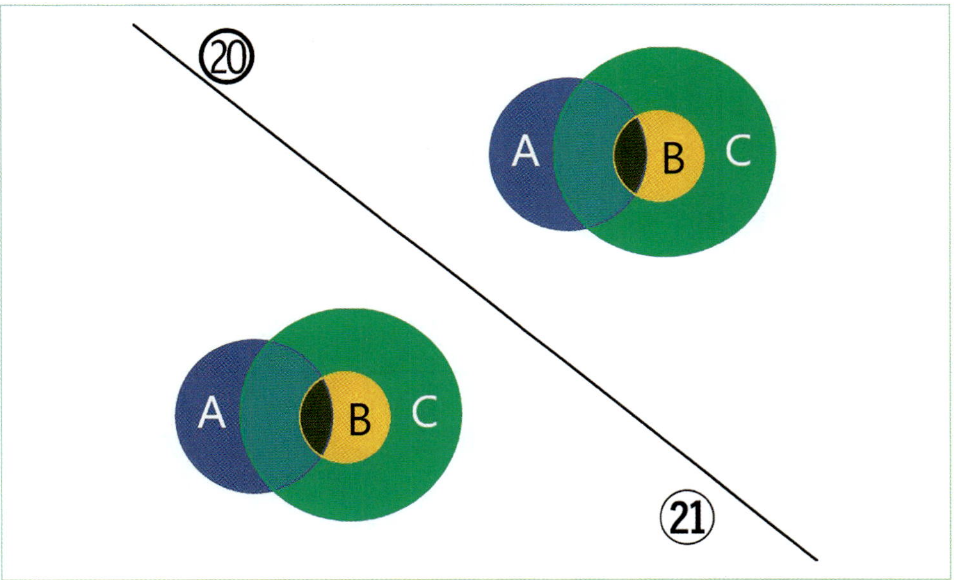

Abb. 7.12 „Einige – Alle“ [P605]

„Einige – Kein“

3. Regel: *„Ambae affirmantes nequeunt generare negantem.“*

5. Regel: *„Pejorem sequitur semper conclusio partem.“* (B)

Tab. 7.12 Korrekte Schlussfolgerungen für die Quantoren „Einige – Kein“ (> Abb. 7.13)

Prämissen	Korrekte Schlussfolgerungen
㉒ „Einige A sind B.“ „Kein B ist C.“	„Einige A sind nicht C.“
㉓ „Einige A sind B.“ „Kein C ist B.“	„Einige A sind nicht C.“
㉔ „Einige B sind A.“ „Kein B ist C.“	„Einige A sind nicht C.“
㉕ „Einige B sind A.“ „Kein C ist B.“	„Einige A sind nicht C.“

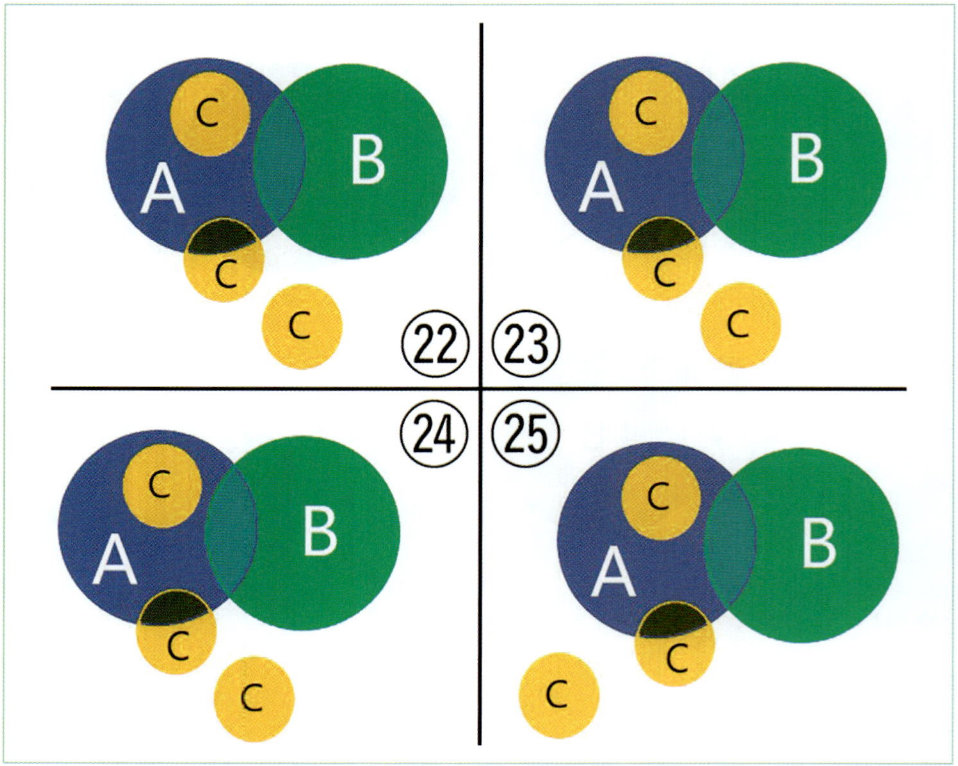

Abb. 7.13 „Einige – Kein“ [P605]

„Einige ... nicht – Alle“

6. Regel

Tab. 7.13 Korrekte Schlussfolgerungen für die Quantoren „Einige ... nicht – Alle“ (➤ Abb. 7.14)

Prämissen	Korrekte Schlussfolgerungen
☠ „Einige A sind nicht B.“ „Alle B sind C.“	Keine der Schlussfolgerungen ist richtig (E).
㉖ „Einige A sind nicht B.“ „Alle C sind B.“	„Einige A sind nicht C.“
㉗ „Einige B sind nicht A.“ „Alle B sind C.“	„Einige C sind nicht A.“
☠ „Kein B ist A.“ „Einige C sind B.“	Keine der Schlussfolgerungen ist richtig (E).

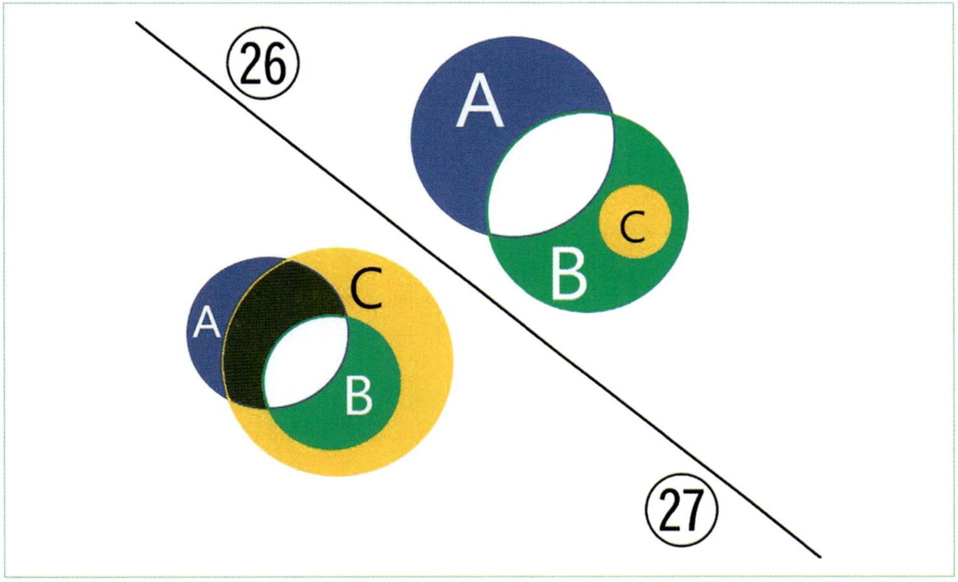

Abb. 7.14 „Einige ... nicht – Alle“ [P605]

7.2.4 Therapie

Da wir uns anhand des vorhergegangenen Kapitels ein sehr gutes Verständnis über diesen Untertest erarbeitet haben, sollte es für euch nun ein Leichtes sein, die nachfolgenden Lösungsstrategien zu verinnerlichen. Ihr wendet die aufgeführten Schritte am besten für jede Aufgabe, eine nach der anderen, an.

Schritt 1

Zu Beginn überfliegt ihr alle Aufgaben und sucht nach denjenigen, die entweder **zwei verneinende** oder **zwei partielle Prämissen** in ihren Syllogismen haben, wendet also die **Regeln 1 bis 2** der sechs fundamentalen Grundprinzipien an. Findet ihr welche, tragt ihr in den Antwortbogen für diese Aufgaben sofort **Antwort (E)** ein.

EMPFOHLENER ZEITPUNKT

Das Ganze sollte nicht länger als **30 Sekunden** dauern.

Schritt 2

Danach betrachtet ihr die Prämissen der übrig gebliebenen Aufgaben und wendet die **Regeln 3 bis 6** der sechs fundamentalen Grundprinzipien (➤ Kap. 7.2.3) an.

Schritt 3

Erstellt ein Euler-Diagramm für die Mengenbeziehungen der Prämissen.

Schritt 4

Wertet euer Euler-Diagramm aus.

EMPFOHLENER ZEITPUNKT

Für den kompletten restlichen Teil habt ihr dann noch mindestens **9:30 min** Zeit.

Zusammenfassung und Entscheidungsbaum

Nachdem wir die Schritte durchgegangen sind, möchten wir euch anhand eines Entscheidungsbaumes (➤ Abb. 7.15) noch einen Algorithmus als Zusammenfassung zum Lösen dieser Aufgaben geben.

7.2.5 Empfehlung

Lernplan, Zeitmanagement und Intensität

Erinnert euch an eure Anamnese in ➤ Kap. 7.2.2? Wie geht es euch jetzt mit euren Schwächen – habt ihr sie verbessern können oder habt ihr sie sogar überwunden?
Außerdem fragt ihr euch sicher, **mit welchen Aufgaben, wann** und **wie intensiv** ihr diesen Untertest lernen solltet.

Welche Aufgaben?

Bearbeitet zu Beginn die übrig gebliebenen Aufgaben aus ➤ Kap. 7.3.

Wann?

Das *Wann* erübrigt sich, wenn ihr unsere Lernpläne benutzt, da hier jegliche Lernzeit Tag für Tag durchgetaktet ist. Solltet ihr euch dafür entscheiden, euren eigenen Lernplan zu nutzen, empfehlen wir euch, die Übungsaufgaben immer nach der Abrufphase des Untertests *Gedächtnis und Merkfähigkeit* und vor den *sozial-emotionalen Kompetenzen* (Teil IV) zu absolvieren.

Wie intensiv sollt ihr lernen?

Da ihr alle individuelle Stärken und Schwächen habt, geben wir euch keine genauen Zeiten vor, wie viele Stunden ihr z. B. täglich lernen sollt. Jedoch sagen wir euch klipp und klar, in welcher Reihenfolge ihr euch welche Fähigkeiten aneignen sollt:

1. Arbeitet unbedingt zuerst das Diagnostik-Kapitel für *Implikationen erkennen* intensiv mit Bedacht, Geduld und Konzentration durch (➤ Kap. 7.2.3) – und zwar bis ihr das Thema richtig **verstanden** habt.
2. Dann übt ihr eure Fähigkeit, **Euler-Diagramme** zu erstellen und diese korrekt zu interpretieren.

3. Danach übt ihr so viele Aufgabensets zu *Implikationen erkennen,* bis ihr bei Testsimulationen **alle Punkte** habt. Wirklich alle Punkte. Das sollte spätestens bis einen Monat vor dem MedAT geschehen sein.
4. Immer wieder prüfen (wir empfehlen 2 × pro Woche), ob ihr noch alle Punkte bekommt.

TRICKKISTE Bei den ersten Malen, bei denen ihr Übungssets zum Thema *Implikationen erkennen* absolviert, empfehlen wir euch, die Prämissen immer mit den 27 gültigen Lösungen zu vergleichen und nachzuvollziehen.

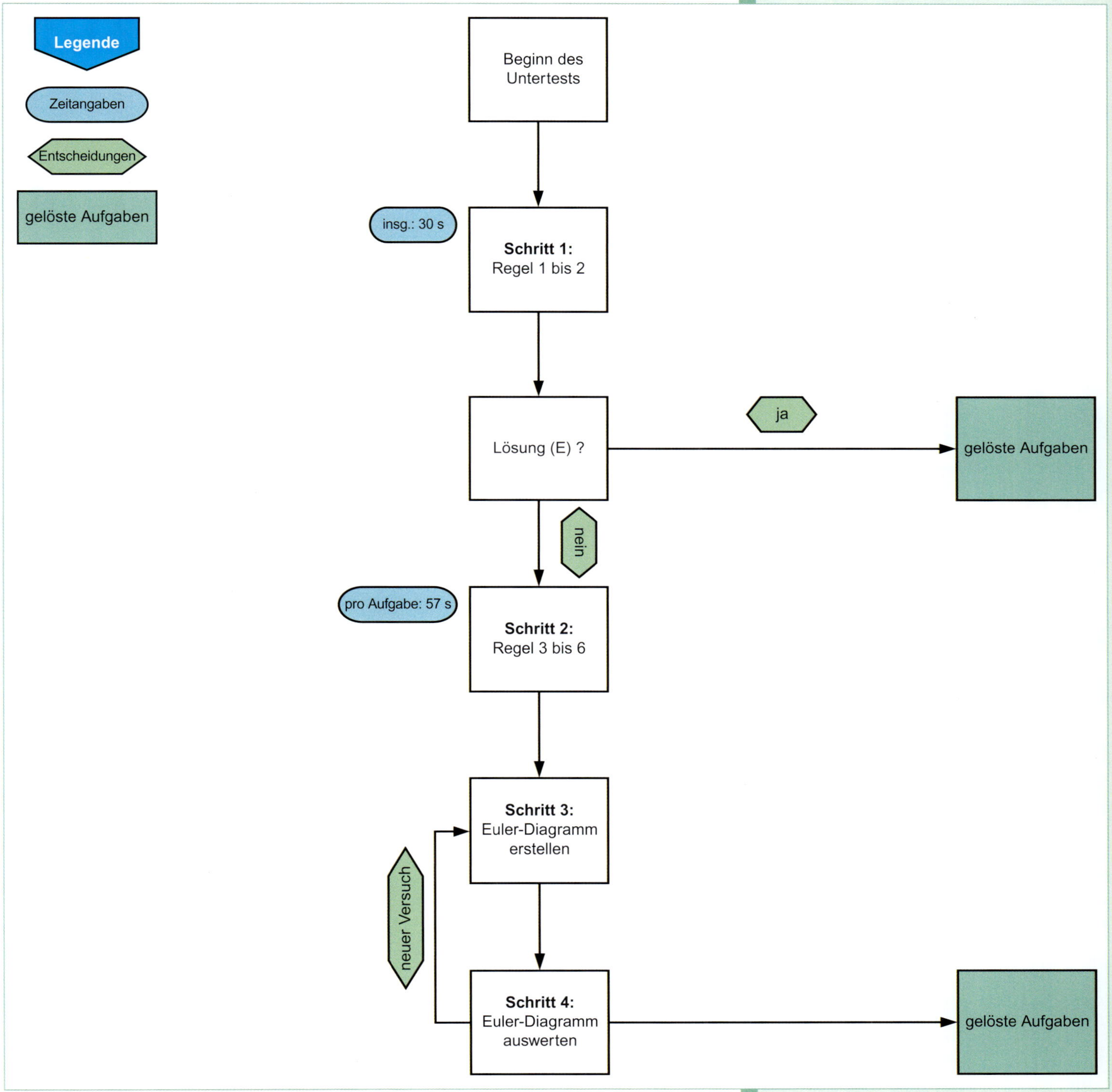

Abb. 7.15 Entscheidungsbaum *Implikationen erkennen* [P605]

7.3 Beispielaufgaben

7.3.1 Aufgaben

Erstes Aufgabenset

1. Einige A sind B.
   Alle A sind C.

   (A) Alle C sind B.
   (B) Einige B sind C.
   (C) Alle B sind keine C.
   (D) Einige C sind keine B.
   (E) Keine Antwort ist richtig.

2. Einige CD sind SL.
   Alle AL sind keine CD.

   (A) Einige SL sind keine AL.
   (B) Alle SL sind keine AL.
   (C) Einige SL sind AL.
   (D) Alle SL sind AL.
   (E) Keine Antwort ist richtig.

3. Alle WK sind keine CX.
   Alle KU sind keine WK.

   (A) Einige CX sind keine KU.
   (B) Alle KU sind CX.
   (C) Alle CX sind keine KU.
   (D) Einige KU sind CX.
   (E) Keine Antwort ist richtig.

4. Einige Kartoffeln sind Zungen.
   Alle Hanteln sind Zungen.

   (A) Alle Kartoffeln sind Hanteln
   (B) Einige Kartoffeln sind keine Hanteln
   (C) Alle Kartoffeln sind keine Hanteln
   (D) Einige Kartoffeln sind Hanteln
   (E) Keine Antwort ist richtig.

5. Alle HP sind QE.
   Einige QE sind keine SG.

   (A) Einige HP sind keine SG.
   (B) Alle SG sind HP.
   (C) Alle HP sind SG.
   (D) Einige SG sind HP.
   (E) Keine Antwort ist richtig.

Notizen

6. Einige Nägel sind Laryngographen.
   Alle Nägel sind Hunde.

   (A) Einige Hunde sind keine Laryngographen.
   (B) Alle Laryngographen sind Laryngoskope
   (C) Alle Hunde sind Laryngographen.
   (D) Einige Hunde sind Laryngographen.
   (E) Keine Antwort ist richtig.

7. Alle Schlüssel sind Schemel.
   Einige Schlüssel sind Heugabeln.

   (A) Einige Heugabeln sind keine Schemel.
   (B) Alle Heugabeln sind Schemel.
   (C) Alle Heugabeln sind keine Schemel.
   (D) Einige Heugabeln sind Schemel.
   (E) Keine Antwort ist richtig.

8. Einige L sind keine S.
   Einige C sind L.

   (A) Alle C sind keine S.
   (B) Einige S sind C
   (C) Alle S sind C
   (D) Einige C sind keine S.
   (E) Keine Antwort ist richtig.

9. Alle RV sind keine AP.
   Einige SW sind RV.

   (A) Einige SW sind keine AP.
   (B) Einige SW sind AP.
   (C) Alle SW sind AP.
   (D) Einige AP sind SW.
   (E) Keine Antwort ist richtig.

10. Alle Keller sind Hamster.
    Einige Traktoren sind Keller.

    (A) Alle Hamster sind keine Traktoren.
    (B) Einige Hamster sind Traktoren.
    (C) Einige Hamster sind keine Traktoren.
    (D) Alle Hamster sind Traktoren.
    (E) Keine Antwort ist richtig.

Notizen

Zweites Aufgabenset

11. Einige Lampen sind Hammer.
Einige Hände sind Lampen.

(A) Einige Hände sind keine Hammer.
(B) Alle Hände sind keine Hammer.
(C) Einige Hammer sind Hände
(D) Einige Hände sind Hammer.
(E) Keine Antwort ist richtig.

12. Alle Suppen sind keine Tastaturen.
Alle Zähne sind Suppen.

(A) Alle Zähne sind keine Tastaturen.
(B) Einige Zähne sind keine Tastaturen.
(C) Einige Zähne sind Tastaturen.
(D) Alle Zähne sind Tastaturen.
(E) Keine Antwort ist richtig.

13. Alle Männer sind Kläranlagen.
Alle Finger sind keine Kläranlagen.

(A) Alle Finger sind keine Männer.
(B) Alle Männer sind Finger.
(C) Einige Finger sind Männer.
(D) Einige Männer sind Finger.
(E) Keine Antwort ist richtig.

14. Einige Steckdosen sind Tische.
Alle Steckdosen sind Zungen.

(A) Einige Zungen sind keine Tische.
(B) Einige Tische sind keine Zungen.
(C) Einige Zungen sind Tische.
(D) Alle Zungen sind Tische.
(E) Keine Antwort ist richtig.

15. Einige Pizzen sind Taschen.
Alle Socken sind Taschen.

(A) Alle Socken sind keine Pizzen.
(B) Einige Socken sind Pizzen.
(C) Alle Pizzen sind Socken.
(D) Einige Socken sind keine Pizzen.
(E) Keine Antwort ist richtig.

Notizen

16. Alle Chips sind keine Pubs.
Einige Gabeln sind Pubs.

(A) Einige Gabeln sind keine Chips.
(B) Alle Gabeln sind Chips.
(C) Einige Gabeln sind Chips.
(D) Alle Chips sind Gabeln.
(E) Keine Antwort ist richtig.

17. Einige Bücher sind keine Inuits.
Alle Pizzen sind Inuits.

(A) Einige Bücher sind keine Pizzen.
(B) Alle Bücher sind keine Pizzen.
(C) Einige Bücher sind Pizzen.
(D) Alle Bücher sind Pizzen.
(E) Keine Antwort ist richtig.

18. Alle Jägermeister sind Nerds.
Einige Flaschen sind keine Nerds.

(A) Einige Flaschen sind Jägermeister.
(B) Einige Flaschen sind keine Jägermeister.
(C) Alle Flaschen sind Jägermeister.
(D) Alle Flaschen sind keine Jägermeister.
(E) Keine Antwort ist richtig.

19. Einige Hosen sind Beine.
Einige Biere sind Hosen.

(A) Einige Biere sind Beine.
(B) Alle Biere sind Beine.
(C) Einige Beine sind Biere.
(D) Alle Biere sind keine Beine.
(E) Keine Antwort ist richtig.

20. Alle Könige sind Waldmeister.
Einige Gangmember sind Könige.

(A) Einige Waldmeister sind keine Gangmember.
(B) Alle Waldmeister sind Gangmember.
(C) Einige Waldmeister sind Gangmember.
(D) Alle Waldmeister sind keine Gangmember.
(E) Keine Antwort ist richtig.

Notizen

Drittes Aufgabenset

21. Alle Schuhe sind keine Ochsen.
Einige Palmen sind Schuhe.

(A) Einige Palmen sind Ochsen.
(B) Alle Ochsen sind Palmen.
(C) Einige Palmen sind keine Ochsen.
(D) Einige Ochsen sind Palmen.
(E) Keine der Antwortmöglichkeiten ist korrekt.

22. Alle Konten sind Messer.
Alle Konten sind Hundertwasserhäuser.

(A) Alle Messer sind Hundertwasserhäuser.
(B) Alle Messer sind keine Hundertwasserhäuser.
(C) Einige Hundertwasserhäuser sind Messer.
(D) Alle Hundertwasserhäuser sind Messer.
(E) Keine der Antwortmöglichkeiten ist korrekt.

23. Alle Londoner sind Drogen.
Alle Drogen sind Dachlatten.

(A) Alle Londoner sind Dachlatten.
(B) Alle Londoner sind keine Dachlatten.
(C) Einige Londoner sind Dachlatten.
(D) Einige Londoner sind keine Dachlatten.
(E) Keine der Antwortmöglichkeiten ist korrekt.

24. Alle Säfte sind Vektoren.
Alle Staaten sind keine Vektoren.

(A) Einige Säfte sind Staaten.
(B) Alle Säfte sind keine Staaten.
(C) Einige Staaten sind Säfte.
(D) Alle Staaten sind Säfte.
(E) Keine der Antwortmöglichkeiten ist korrekt.

25. Einige Gläser sind keine Mäuse.
Alle Hunde sind Mäuse.

(A) Alle Hunde sind Gläser.
(B) Einige Hunde sind Gläser.
(C) Einige Gläser sind keine Hunde.
(D) Einige Gläser sind Hunde.
(E) Keine der Antwortmöglichkeiten ist korrekt.

Notizen

26. Alle Turbinen sind keine Zähne.
Einige Zähne sind Hände.

(A) Alle Hände sind Turbinen.
(B) Einige Hände sind keine Turbinen.
(C) Einige Hände sind Turbinen.
(D) Alle Turbinen sind Hände.
(E) Keine der Antwortmöglichkeiten ist korrekt.

27. Alle Politiker sind keine Vektoren.
Einige Ochsen sind Politiker.

(A) Alle Vektoren sind keine Ochsen.
(B) Einige Vektoren sind keine Ochsen.
(C) Alle Ochsen sind Vektoren.
(D) Alle Ochsen sind keine Vektoren.
(E) Keine der Antwortmöglichkeiten ist korrekt.

28. Alle Araber sind Uhren.
Einige Klamotten sind Araber.

(A) Einige Uhren sind Klamotten.
(B) Einige Uhren sind keine Klamotten.
(C) Alle Uhren sind Klamotten.
(D) Alle Uhren sind keine Klamotten.
(E) Keine der Antwortmöglichkeiten ist korrekt.

29. Einige Staaten sind Teller.
Alle Staaten sind Kantone.

(A) Einige Teller sind Kantone.
(B) Einige Teller sind keine Kantone.
(C) Einige Kantone sind keine Teller.
(D) Alle Teller sind keine Kantone.
(E) Keine der Antwortmöglichkeiten ist korrekt.

30. Einige Kenner sind Polizisten.
Alle Meldezettel sind keine Kenner.

(A) Einige Polizisten sind Meldezettel.
(B) Alle Meldezettel sind keine Polizisten.
(C) Alle Meldezettel sind Polizisten.
(D) Alle Polizisten sind keine Meldezettel.
(E) Keine der Antwortmöglichkeiten ist korrekt.

Notizen

7.3.2 Lösungen

Aufgabenset 1

1 B
2 A
3 E
4 E
5 E
6 D
7 D
8 E
9 A
10 B

Aufgabenset 2

11 E
12 A
13 A
14 C
15 E
16 A
17 A
18 B
19 E
20 C

Aufgabenset 3

21 C
22 C
23 A
24 B
25 C
26 B
27 E
28 A
29 A
30 E

III Sozial-emotionale Kompetenzen

Notizen

KAPITEL

8 Sozial-emotionale Kompetenzen

Sinan Barus

„Lupus est homo homini, non homo, quom qualis sit non novit."
„Ein Wolf ist der Mensch dem Menschen, kein Mensch, solange er nicht weiß, welcher Art der andere ist."
aus der Komödie *Asinaria* des Titus Maccius Plautus

Der Testteil „Sozial-emotionale Kompetenzen" hat einen Anteil von **10 % am MedAT** und besteht aus drei Teilen: den Aufgaben zum sozialen Entscheiden, zum Erkennen von Emotionen und denen zum Emotionen regulieren. Insgesamt sind **40 Aufgaben in 60 Minuten** zu bearbeiten, dabei entfallen **12 Aufgaben** auf *Emotionen regulieren* und jeweils **14 Aufgaben** auf die Teile *Soziales Entscheiden* und *Emotionen erkennen.* Die Teile wurden 2015 *(Soziales Entscheiden),* 2017 *(Emotionen erkennen)* und 2023 *(Emotionen regulieren)* zum MedAT hinzugefügt.

Die sozial-emotionalen Kompetenzen werden zu den sogenannten **Soft Skills** gezählt. Zu den Soft Skills gehören Dinge wie persönliche Kompetenz (der Umgang mit sich selbst), die soziale Kompetenz (der Umgang mit anderen Menschen) oder auch die methodische Kompetenz (das Beherrschen und Erlernen von Methoden und Techniken).

Diesen Soft Skills stehen die **Hard Skills** gegenüber, die auch unter dem Begriff Fachkompetenz zusammengefasst werden. Diese Fähigkeiten umfassen spezifisches Fachwissen, Erfahrung, Verständnis und Fach- und Sachkunde, also Kenntnis von fachspezifischen Termini, Methoden, Themen, Standards und Gefahren und außerdem die fachgerechte Anwendung derselben.

Im Vergleich zum BMS *(Basiskenntnistest für Medizinische Studien),* also dem Testteil, in dem naturwissenschaftliches Fachwissen stellvertretend für die Hard Skills abgefragt wird, stellen die allgemeinen kognitiven Fähigkeiten und sozialen Kompetenzen als Soft Skills also einen relativ harten Kontrast dar. Wissen und Fakten können wir uns vergleichsweise einfach aneignen, wenn wir uns eingehend und ausreichend strukturiert mit der Materie befassen. Dies begünstigt folglich auch die relativ leichte Abprüfbarkeit des entsprechenden Fachwissens. Im Gegensatz hierzu stellen die Soft Skills eine Gruppe von Fähigkeiten dar, die sich schlechter greifen und somit auch schlechter prüfen lassen. Die Natur dieser Fertigkeiten begründet auch, dass diese generell mit anderen Ansätzen trainiert werden müssen als beispielsweise reines Faktenwissen. Es sei aber gesagt, dass sie sehr wohl erlernbar sind.

Sozial-emotionale Kompetenzen sind, wie bereits erwähnt, relativ schlecht greif- und quantifizierbare Fähigkeiten. Es erscheint allerdings sinnvoll, dass in Hinblick auf das spätere Tätigkeitsfeld auch solche Kompetenzen von Medizinstudenten gefordert werden. Mediziner treten jeden Tag in Kontakt mit Menschen und sehen sich mit Situationen konfrontiert, die einen richtigen Umgang und sozial-emotional intelligentes Entscheiden erfordern, sei es bei einer durchdachten Anamnese, einem Aufklärungsgespräch oder dem Gespräch mit den Angehörigen. Die Rolle, die Einfühlungsvermögen sowie soziale und emotionale Intelligenz in diesem Zusammenhang spielen, wird zwar gemeinhin oft diskutiert, aber generell eher schlecht gefördert, gelehrt und unterstützt.

An dieser Stelle soll auch das Biopsychosoziale Modell der Medizin Erwähnung finden, das besagt, dass die biomedizinisch-naturwissenschaftliche Betrachtungsweise um die Körper-Seele-Einheit erweitert werden sollte, um ein möglichst umfassendes Bild vom Menschen, seiner Funktionsweise und seinen Krankheiten zeichnen zu können. Dieses Modell, mit dem ihr im Studium noch des Öfteren in Berührung kommen werdet, liegt vor allem auch den psychologischen Theorien zur Kognition und zu den sozial-emotionalen Fähigkeiten des Menschen zugrunde, mit denen wir uns in diesem Kapitel befassen werden.

FUN FACT Das **Biopsychosoziale Modell** (➤ Abb. 8.1) sieht sich als mittlerweile notwendige Ergänzung zum biomedizinisch-naturwissenschaftlichen Ansatz in der Medizin. Es besagt, dass die naturwissenschaftlich geprägten Vorstellungen des menschlichen Körpers und der Entstehung seiner Krankheiten um die sogenannte Körper-Seele-Einheit *(body mind unity)* erweitert werden müssen, um einen möglichst ganzheitlichen Blick auf Gesundheit und Pathologien des Menschen erlangen zu können. Psychische Vorgänge haben hierdurch immer eine physiologische Entsprechung. Der Mensch kann auch nicht mehr als alleinstehende Entität betrachtet werden, sondern muss immer im Kontext mit Körper, Seele und Umwelt, in die er eingebettet ist, bewertet werden. Hieraus ergeben sich natürlich auch Konsequenzen für Diagnostik, Therapie und Behandlung, sowie auch für das Arzt-Patienten-Verhältnis. Es ist Aufgabe des Arztes, alle Faktoren in seine Überlegungen mit einzubeziehen und dementsprechend anzuwenden.

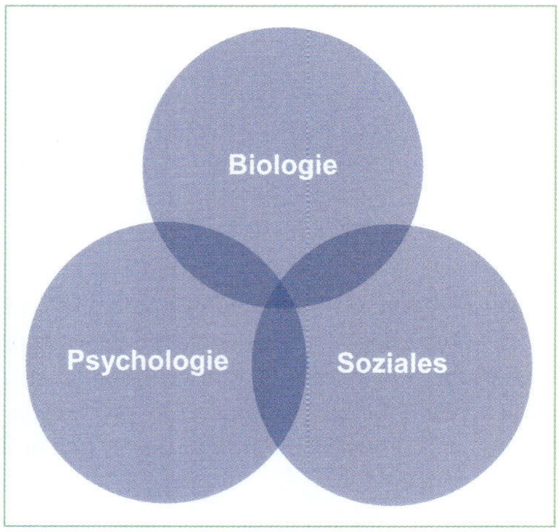

Abb. 8.1 Biopsychosoziales Modell [P604]

Darüber hinaus sind eben genau diese Kompetenzen gute und wichtige Fähigkeiten für mündige Menschen im Allgemeinen. Wir sind alle an einem guten und angemessenen Umgang interessiert, der ein angenehmes Miteinander der Menschen möglich macht. Gesellschaftliche Stabilität und Produktivität sind in hohem Maße auch von der umfassenden Bildung der Menschen abhängig, die nicht nur Fachwissen beinhaltet, wie das Eingangszitat andeutet. Nicht nur deshalb ist es wichtig, dass sich jeder Mensch die Entwicklung dieser Fähigkeiten zum Ziel setzt und gerade junge Menschen das Studium als Lebensabschnitt begreifen, in dem sie sich mit **kritischem und immer fragendem Blick** mit sich selbst und mit ihrem Umfeld auseinandersetzen sollten, um später einen Beitrag zum Wohle aller Menschen leisten zu können.

Es lässt sich wohl über den Sinn und die Möglichkeit diskutieren, gerade solche Fähigkeiten in einem Test abzuprüfen, nicht aber über die Bedeutung, die sozial-emotionale Kompetenzen im Leben eines jeden Einzelnen von uns haben.

Aus all dem Genannten ergibt sich auch, dass wir in diesem Kapitel vergleichsweise viel Theorie und viele Modelle kennenlernen werden, die sich vielleicht nicht immer 1 : 1 auf die Aufgaben anwenden lassen. Dies ist vor allem der schlechten Greifbarkeit und damit auch schlechten Abprüfbarkeit der Fähigkeiten dieses Testteils geschuldet. Seid deshalb dazu eingeladen, diese Informationen als Mehrwert zu sehen, den ihr auch als Grundlage für das eigene Denken benutzen könnt und der im Gegensatz zum sturen Lernen auf den Test hin steht.

Auch wenn wir euch gerne für das Bestehen des MedAT so konkrete Unterstützung wie möglich mitgeben wollen – um einen etwas ausführlicheren theoretischen Unterbau kommen wir nicht herum.

Notizen

KAPITEL

9 Emotionen regulieren

Sinan Barus

9.1 Einführung

EMPFOHLENER ZEITPUNKT: TAG 8

Nach dem Lernplan steht dieses Kapitel für **Tag 8** an. Ihr solltet Euch für *Emotionen regulieren* und *Emotionen erkennen* **einen Tag** Zeit nehmen.

Im Jahr 2023 wurden die sozial-emotionalen Kompetenzen um das *Regulieren von Emotionen* erweitert. Der Aufgabenstil der bereits 2015 und 2017 eingeführten Untertests *Soziales Entscheiden* (➤ Kap. 14) und *Emotionen erkennen* (➤ Kap. 13) wurde hier fortgeführt: Es wird eine Person in einer Situation beschrieben, als Antwortmöglichkeiten werden vier Alternativen angegeben, wie sich die Person in der Situation verhalten und entscheiden könnte. Die Antworten sollen hier aber nicht in eine Antwortmatrix eingetragen werden, sondern im Stile einer klassischen Multiple-Choice-Aufgabe mit **einer** richtigen Antwortmöglichkeit beantwortet werden

Wie viele Aufgaben muss man in welcher Zeit absolvieren?

- **12 Aufgaben** in **18 Minuten**
- Pro Aufgabe **1 Minute und 30 Sekunden**

Welche Fähigkeiten werden geprüft?

- **Effektiver Umgang mit eigenen Emotionen** in negativen Situationen zum Erreichen bestimmter Ziele
- **Effektiver Umgang mit den Emotionen anderer**

Wie sehen die Aufgaben aus?

Aufgabenstellung

Die Aufgabenstellung sieht **kurze Situationsbeschreibungen** vor, in denen Personen in Situationen dargestellt werden, in denen sie **negative Emotionen** erleben. Überwiegend sind dies Situationen, die prekäre und komplexe emotionale Zustände hervorrufen.

Antwortmöglichkeiten

Die Antwortmöglichkeiten umfassen jeweils vier Möglichkeiten, mit der zuvor beschriebenen Situation und der negativen Emotion umzugehen, wobei die einzig richtige Antwort gefunden werden muss. Dies ist also ein Untertest, der ein klassisches *Multiple Choice* verwendet; es muss sich für **eine** Antwortmöglichkeit entschieden werden.

Beispiel

Eine Aufgabe dieses Untertests könnte folgendermaßen aussehen:

Jenny ist wegen ihrer bevorstehenden Präsentation in der Schule sehr gestresst. Sie muss ein Referat vor ihrer gesamten Klasse halten und ist extrem nervös. Sie hat wochenlang geübt, fühlt sich aber trotzdem unvorbereitet. Sie fühlt sich langsam überfordert und weiß nicht, wie sie mit ihrer Angst umgehen soll. Was soll Jenny Ihrer Meinung nach in dieser Situation machen?

A) Ich sollte mich daran erinnern, dass alle anderen genauso nervös sind wie ich.

B) Ich sollte versuchen, mich vor der Präsentation zu entspannen und etwas zu tun, was mir Freude macht.

C) Ich sollte mich auf die negativen Aspekte der Präsentation konzentrieren und mich auf den schlimmsten Fall vorbereiten.
D) Ich sollte versuchen, mit jemandem über meine Sorgen zu sprechen und sehen, ob er mir einen hilfreichen Rat geben kann.
[Lösung: 1 D]

Was muss man bei den Aufgaben beachten?

Laut den offiziellen Unterlagen des MedAT sollen diese Aufgaben die Fähigkeit prüfen, in Situationen, in denen man negative Emotionen erlebt, effektiv mit den eigenen und den Emotionen anderer umzugehen, um bestimmte Ziele zu erreichen. Für den Aufbau und das Aufrechterhalten einer vertrauensvollen Beziehung zu Patienten im späteren Berufsleben sei es eine wesentliche Voraussetzung, dass man wisse, wie man mit den eigenen Emotionen und denen anderer Menschen umzugehen habe. Das ist im Grunde natürlich nicht verkehrt, aber auch bei diesem Untertest zeigt sich die durchaus schwierige Abprüfbarkeit von Aspekten dieses Themas.

1. Die Aufgaben dieses Untertests sind im Modus klassischer *Multiple-Choice-Aufgaben* gestellt, d. h. nur eine Antwortmöglichkeit ist richtig. Es ist daher wichtig, dass ihr euch für **lediglich eine einzige Antwort** entscheidet! Solltet ihr mehrere oder keine Möglichkeit wählen, wird die **gesamte Aufgabe mit null Punkten** bewertet!
2. Ihr solltet außerdem stets darauf achten, euch zu überlegen, **welche Ziele** die betroffene Person in der jeweiligen Situation erreichen muss und **welche Mittel** ihr zur Verfügung stehen.
3. Es geht bei den Aufgaben **ausschließlich um die gegebene Situation** und die darin agierenden Personen. Ihr solltet also ausschließlich mit den **vorliegenden Informationen** arbeiten, alle anderen sind irrelevant!

9.2 Lehrkapitel

9.2.1 Status praesens

Bevor wir mit den Bearbeitungsstrategien des Untertests *Emotionen regulieren* beginnen, möchten wir euch bitten, euch auf einem Timer **18 Minuten** einzustellen und das **erste Aufgabenset** aus ➢ Kap. 9.3 in dieser Zeit zu bearbeiten.
Fertig? Dann schreibt euch hier euer Ergebnis auf: _________ (von 12)

9.2.2 Anamnese

Ohne gezielte Vorbereitung werden euch einige Aufgaben sicher schwergefallen sein. Dabei kann es insbesondere sein, dass ihr euch bei der einen oder anderen Aufgabe oder Antwortmöglichkeit einfach nicht ganz sicher wart – das ist völlig normal. Ihr solltet euch deshalb im Notizbereich unbedingt eure **Stärken und Schwächen** aufschreiben, die ihr bei der Bearbeitung dieses Untertests erkannt habt. Geht hierbei ehrlich, gewissenhaft und gründlich vor.
Auch fertig? Gut. Von diesem Punkt an solltet ihr die nächsten Kapitel stets mit dem Fokus auf das **Verbessern eurer Schwächen** bearbeiten.

9.2.3 Diagnostik

Der Begriff *Emotionen regulieren* bezieht sich auf den Prozess, durch den Menschen ihre Emotionen als Reaktion auf situative Anforderungen oder Ziele steuern. Dies beinhaltet, **welche** Emotionen wir erleben, **wann** wir sie erleben und **wie** wir sie ausdrücken. Eine wirksame Emotionsregulation umfasst sowohl die Fähigkeit, negative Emotionen wie Wut, Angst oder Traurigkeit zu steuern, als auch die Fähigkeit, positive Emotionen wie Freude, Zufriedenheit oder Dankbarkeit zu fördern. Die Emotionsregulierung ist **wichtig für die psychische Gesundheit und das Wohlbefinden,** da Schwierigkeiten bei der Emotionsregulierung mit einer Reihe von negativen Folgen wie Depressionen, Angstzuständen, Drogenmissbrauch und zwischenmenschlichen Problemen in Verbindung gebracht werden können.
Strategien zur Emotionsregulierung lassen sich grob in zwei Kategorien einteilen: **antezedenzorientierte Strategien,** bei denen es darum geht, die Situation oder die eigenen Gedanken über die Situation zu verändern, und **reaktionsorientierte Strategien,** bei denen es darum geht, die eigene emotionale Reaktion auf die Situation zu steuern.
Die Regulierung von Emotionen kann eine Vielzahl von kognitiven, verhaltensbezogenen und physiologischen Prozessen umfassen. Einige gängige Strategien zur Emotionsregulierung sind:

- **Kognitive Neubewertung:** Hier geht es darum, die Art und Weise, wie eine Person über eine Situation denkt, zu ändern, um die erlebten Emotionen zu modifizieren. So kann eine Person beispielsweise versuchen, eine stressige Situation als Herausforderung und nicht als Bedrohung zu betrachten, um die Angst zu verringern.

- **Ablenkung:** Hierbei wird die Aufmerksamkeit auf einen neutralen oder positiven Reiz gelenkt, um sich von negativen Emotionen abzulenken. Zum Beispiel könnte eine Person versuchen, sich von einer schmerzhaften Erinnerung abzulenken, indem sie einer angenehmen Tätigkeit nachgeht.
- **Ausdrucksunterdrückung:** Hier geht es darum, den Ausdruck von Emotionen zu unterdrücken, um ihre äußere Darstellung zu kontrollieren. Eine Person könnte zum Beispiel versuchen, ihre Wut oder Traurigkeit in einer sozialen Situation zu verbergen.
- **Entspannen:** Hier geht es um die Anwendung von Entspannungstechniken wie Tiefenatmung oder progressive Muskelentspannung, um physiologische Erregung zu verringern und ein Gefühl der Ruhe zu fördern.
- **Soziale Unterstützung:** Dies beinhaltet die Suche nach emotionaler Unterstützung durch andere, z. B. Freunde, Familie oder einen Therapeuten, um mit schwierigen Emotionen fertig zu werden.

Während viele Emotionsregulierungsstrategien wirksam zur Förderung der psychischen Gesundheit und des Wohlbefindens beitragen können, können einige Strategien auch **unpassend oder schädlich** sein. So kann beispielsweise die anhaltende Verwendung von Ausdrucksunterdrückung im Laufe der Zeit zu erhöhter physiologischer Erregung und negativem Affekt führen und negative Folgen für soziale Beziehungen haben. In ähnlicher Weise kann die Vermeidung negativer Emotionen die Entwicklung wirksamer Bewältigungsfähigkeiten beeinträchtigen und emotionale Schwierigkeiten im Laufe der Zeit verschlimmern.

Insgesamt ist die Emotionsregulation ein **komplexer und dynamischer** Prozess, der eine Vielzahl von kognitiven, verhaltensbezogenen und physiologischen Prozessen umfasst. Effektive Fähigkeiten zur Emotionsregulierung können durch eine Vielzahl von Ansätzen erlernt und verbessert werden und können zu einer Verbesserung der psychischen Gesundheit und des Wohlbefindens führen.

Zahlreiche Studien haben die Wirksamkeit verschiedener Emotionsregulierungsstrategien in unterschiedlichen Kontexten untersucht, darunter soziale, alltägliche und berufliche Situationen. Einige Studien haben beispielsweise die Wirksamkeit der kognitiven Neubewertung untersucht, bei der die Bedeutung einer Situation neu interpretiert wird, um die eigene emotionale Reaktion zu verändern. Andere Studien haben die Wirksamkeit der expressiven Unterdrückung untersucht, bei der die eigene emotionale Reaktion auf eine Situation unterdrückt oder versteckt wird.

Darüber hinaus hat die Forschung gezeigt, dass **individuelle Unterschiede** in den Fähigkeiten und Strategien zur Emotionsregulation wichtige Auswirkungen auf die psychische Gesundheit und das Wohlbefinden haben können. Eine wirksame Emotionsregulation kann dem Einzelnen helfen, Stress zu bewältigen, Symptome von Angst und Depression zu verringern und zwischenmenschliche Beziehungen zu verbessern.

In den folgenden Abschnitten wollen wir uns sowohl mit den **Grundlagen** der Emotionen und Gefühle beschäftigen als auch mit den **Strategien,** die Bearbeitung dieses Untertests leichter machen. Hierzu müssen wir uns zunächst mit relativ viel trockener Theorie beschäftigen. Wenn ihr euch darauf einlasst, werdet ihr allerdings sehen, dass auch das sehr interessant sein kann und euch außerdem eine gute Basis für die Beantwortung der Aufgaben bieten kann. Außerdem erarbeitet ihr euch die Grundlagen für gleich zwei Untertests: **Emotionen regulieren** und **Emotionen erkennen**. Damit seid ihr für beides bestens gerüstet!

Wie wir noch sehen werden, ist es richtig, dass Emotionen von **verschiedensten Faktoren** beeinflusst werden, nicht immer klar diskriminierbar sind und auch von äußeren Umständen abhängen. Das Innenleben des Menschen ist unheimlich komplex und kompliziert. Um dies zu verdeutlichen, werden wir im Folgenden zunächst die Emotionen klar von anderen, verwandten Begriffen wie zum Beispiel dem Gefühl abgrenzen. Wenn die Verwirrung beseitigt und der Blick wieder etwas klarer und fokussierter ist, lassen sich die meisten Aufgaben auch gut lösen.

Begriffsbestimmungen

Die in den folgenden Kapiteln benutzten begrifflichen Abgrenzungen sind **nicht eindeutig** und sollen auch nicht so verstanden werden, sondern zeichnen sich durch unzählige **Überschneidungen** und wechselwirkende **Zusammenhänge** aus, die auch in der Fachliteratur so beschrieben sind. Wir werden allerdings versuchen, etwas Licht in das Dunkel dieser psychologisch-theoretischen Untiefen zu bringen und die zahlreichen Verwirrungen etwas zu entzerren.

Empathie vs. Mitgefühl

Wichtig an dieser Stelle ist die Abgrenzung der Empathie vom Mitgefühl. Diese Begriffe werden oft gleich verwendet, bezeichnen aber völlig unterschiedliche Dinge (➤ Tab. 9.1).

Tab. 9.1 Empathie vs. Mitgefühl

Empathie	Mitgefühl
Fähigkeit zur emotionalen Resonanz, Fähigkeit zur Einnahme der Sichtweise anderer	Grundlage für echte Anteilnahme und dafür, anderen zu helfen
ohne positive Gemütserregung	mit positiver Gemütserregung
ohne subjektive Wertung durch Gefühle	in erheblichem Maße durch Gefühle beeinflusst und subjektiv gefärbt, assoziiert mit prosozialem Verhalten

DEFINITIONEN & INFORMATIONEN Unter **Empathie** versteht man die Fähigkeit und Bereitschaft zum Erkennen und Verstehen von Empfindungen, Gedanken, Emotionen, Motiven und Charakterzügen anderer Personen. Man kann sie also auch als Kompetenz der emotionalen Resonanz anderer bezeichnen. Die Grundlage für die Empathie bildet die **Selbstwahrnehmung:** Ein Mensch hat ein umso höheres empathisches Vermögen, je bewusster ihm die eigenen Emotionen sind. Die Empathie an sich ist nicht, wie weitläufig angenommen, mit einer positiven Gemütserregung verbunden, sondern bezeichnet tatsächlich nur die beschriebene Fähigkeit, die ohne Wertung und Färbung durch Gefühle auskommt.
Eng verbunden hiermit ist das **Mitgefühl,** das aber laut neuerer Hirnforschung eine klar abgrenzbare soziale Emotion darstellt. Mitgefühl geht mit einer echten positiven Gemütserregung einher und ist mit Belohnung, Zugehörigkeit und prosozialem Verhalten assoziiert. Es bildet die Grundlage für echte Anteilnahme und für die Bereitschaft, anderen zu helfen.
Die Empathie ist also die Voraussetzung für Mitgefühl, beide werden aber teilweise von unterschiedlichen biologischen Systemen und Hirnstrukturen unterstützt.

Es liegt auf der Hand, dass beides, wohlgemerkt in richtigem Maße, wichtige Fähigkeiten für Mediziner darstellen. Empathie und Mitgefühl als soziale Emotionen sind ein wichtiger Baustein für eine fruchtbare Arzt-Patient-Beziehung und darüber hinaus, wie alle sozial-emotionalen Kompetenzen, auch wichtige Aspekte der sozialen und emotionalen Intelligenz in allen Bereichen des Lebens.

Fühlen und Gefühl

DEFINITIONEN & INFORMATIONEN Das **Gefühl** ist ein Begriff aus der Psychologie und dient der Zusammenfassung und Beschreibung verschiedenster psychologischer Erfahrungen und Reaktionen. Zu diesen zählen beispielsweise Freude, Ärger, Wut, Angst, Eifersucht u. v. m.
Das **Fühlen** bezeichnet die Verarbeitung von Reizen, die uns durch unsere Sinnesorgane zugänglich gemacht werden.

Gefühle sind das Produkt des Prozesses des Fühlens, sie sind uns psychologisch zugänglich und erfahrbar, begründen sich jedoch nicht ausschließlich in reiner Reizverarbeitung, sondern auch in unserer **eigenen Beurteilung,** die Teil dieses Prozesses ist. Sie sind also auch genauso subjektiver Ausdruck des eigenen Ichs, wie sie das Produkt der Verarbeitung von Daten aus der Umwelt sind. Wie leicht zu erkennen ist, verschwimmt hier die Grenze zwischen Innen- und Außenleben des Menschen. Wir sind durch die konstante Interaktion mit unserem Umfeld und die wechselseitige Beeinflussung durch unser Umfeld tief in die Umwelt eingebettet, was auch unsere meist unbewussten Handlungsstrukturen in erheblichem Maße beeinflusst.
Neben diesem Einfluss auf unsere Sichtweise der Welt sind Gefühle ein maßgeblicher Faktor bei der Einordnung von Handlungen im Allgemeinen. „Etwas fühlt sich falsch an" ist nicht nur eine objektive Beschreibung einer Sache, die in der Außenwelt passiert, sondern ebenso eine psychologische Einordnung, die sich durch die Zuteilung eines Wertes durch die eigene Subjektivität ergibt. Klar ist außerdem, dass hierdurch Einfluss auf das darauffolgende, reaktive Handeln dieses Menschen genommen werden muss. Da Gefühle den jeweiligen Inhalten Werte zuteilen, sind sie eng mit dem Wertesystem eines Menschen und seinem daraus folgenden Handeln und ethischen Verhalten verknüpft.
Das Fühlen und das Gefühl sind also die **Grundlage** für viele weitere psychologische Vorgänge.

Affekt

DEFINITIONEN & INFORMATIONEN Der **Affekt** basiert auf dem Begriff des Gefühls. Er bezeichnet eine vorübergehende, teils sehr heftige **„Gefühlswallung",** die ihren Ursprung in äußeren Anlässen, aber auch in inneren psychischen Vorgängen haben kann.

Der Affekt ist aufgrund der zeitlich kürzeren Gefühlstönung allerdings abzugrenzen von der *Stimmung*. Er wird also im Vergleich (auch zur Emotion) eher kurz und intensiv erlebt. Des Weiteren ist der Affekt charakterisiert durch ein **tiefes Erleben** und ein **eingeengtes Bewusstsein.** Dies zieht nach sich, dass der Mensch den Affekt als **schwer kontrollierbar** erlebt und sich in seinem rationalen Urteilsvermögen sowie in seiner willkürlichen Kontrolle eingeschränkt sieht. Da der Affekt eng mit körperlichen Phänomenen assoziiert und auch eng mit dem Verhalten eines Menschen in Verbindung steht, wird dies sogar in der Gesetzgebung bei einer sog. Affekttat berücksichtigt, die unter Umständen sogar die Schuldfähigkeit eines Straftäters in Frage stellen kann.
Beschrieben nach dem *Affektsystem nach Krause* (s. u.) hat der Affekt drei Dimensionen:

- Die **expressive Komponente** verleiht dem jeweiligen Affekt einen Ausdruck, beispielsweise kann das Weinen ein Ausdruck von Trauer sein.
- Die **physiologische Komponente** bezeichnet die mit dem Affekt verbundenen körperlichen Vorgänge. Als Beispiel kann hier die Tachykardie, also die Erhöhung der Herzfrequenz bei Wut genannt werden.
- Die **motivationale Komponente** beinhaltet die Reaktionen, die aus dem Affekt heraus motiviert werden. Hierzu zählt zum Beispiel das Herumspringen eines freudigen Kindes.

Es wird hier bereits deutlich, dass der Affekt nicht eindeutig von der Emotion zu trennen ist. Er ist der Emotion zugeordnet und bringt diese in Gang, die Grenzen sind hierbei jedoch sehr unscharf.

Stimmung

DEFINITIONEN & INFORMATIONEN Als **Stimmung** bezeichnet man laut Definition eine Form des angenehmen oder unangenehmen Fühlens, das den **Hintergrund menschlichen Erlebens** bildet. Die Stimmung ist eine **länger anhaltende** Gemütsbewegung, also sozusagen die Gemütsverfassung, die immer positiv oder negativ behaftet ist.

Auf den Begriff des Gemüts werden wir später noch näher eingehen. Die Stimmung jedenfalls ist von vielen Faktoren abhängig, darunter zum Beispiel von Emotionen und Gefühlen, allerdings auch vom biologischen Zustand und der Befindlichkeit des Menschen.
Im Vergleich zu Emotionen und Gefühlen wird die Stimmung eher **schwächer und weniger intensiv** vom Individuum erlebt, sie bildet also eher einen länger andauernden, emotionalen Hintergrund. Die Stimmung stellt sozusagen die psychologische, eher diffuse und nicht klar abgrenzbare „Grundierung" dar, auf der sich das weitere Geschehen abspielt. Hierdurch kann sie unter Umständen auch großen Einfluss auf viele weitere psychologische und kognitive Aspekte nehmen, so wirkt sie sich beispielsweise auf Lernprozesse, Handlungsweisen und soziale Interaktionen, auf ethische und moralische Wertungen und sogar auf physiologische Prozesse aus.

Emotion

Auch wenn der Begriff schon gefallen ist: Um die Emotion sinnvoll und klar von anderen, aber doch eng verwandten Begriffen abgrenzen zu können, wollen wir uns noch etwas ausführlicher damit beschäftigen.

DEFINITIONEN & INFORMATIONEN Unter einer **Emotion** versteht man laut Definition eine Gemütsbewegung im Sinne eines Affektes, aber umfassend gesehen ein sehr komplexes Phänomen, das psychische, aber auch psychophysiologische Aspekte mit einschließt.

Die Emotion lässt sich also unter anderem durch ihre **Komplexität** vom Gefühl unterscheiden, das eher „nur" ein versprachlichtes Erleben von psychischen Vorgängen darstellt. Weiterhin ist sie dadurch abgrenzbar, dass sie immer **bewusst erleb**t wird, sich eher **weniger diffus** darstellt, da sie eine **klare Dauer,** einen Anfang und ein Ende hat, sich in ihrer Intensität zwischen Affekt und Stimmung bewegt und dass sie **objektbezogen** ist.
In ihren Qualitäten kann man Emotionen in sechs Komponenten unterteilen:

- Die **sensorische Komponente** bezeichnet das Aufnehmen von Reizen aus der Umwelt. Das Wahrnehmen eines Ereignisses kann eine emotionale Reaktion in Gang setzen und steht daher am Beginn der Emotionsentwicklung.
- Die **kognitive Komponente** erweitert das bloße Wahrnehmen eines Ereignisses um all die psychischen Vorgänge, die die menschliche Kognition kennzeichnen. Hierzu gehört zum Beispiel das Herstellen eines Bezuges zum Reiz oder das subjektive Werten und Einordnen. Schon auf dieser Ebene gibt es eine

Vielzahl von Faktoren, die den ganzen Prozess beeinflussen können, da die Kognition z. B. vom seelischen und körperlichen Zustand, vom persönlichen Wertesystem oder bevorzugten Handlungs- und Denkmuster abhängig ist. Diese Komponente entspricht außerdem dem Erleben der Emotion.

- Die **physiologische Komponente** beschreibt die Gesamtheit der physiologischen Prozesse, die der Prozess der Emotionsentstehung hervorruft (z. B. das Ausschütten von Neurotransmittern und Hormonen). Diese körperliche Reaktion ist abhängig von der vorhergehenden Bewertung und auch von der konkreten Situation. Dies ist eine weitere Abgrenzung zum Gefühl, dem Affekt oder zur Stimmung: Einer bestimmten körperlichen Reaktion lässt sich keine bestimmte Emotion zuordnen. Beispielsweise kann Tachykardie genauso durch Wut wie durch körperliche Aktivität bedingt sein.
- Die **motivationale Komponente** umfasst das Entstehen einer Handlungsintention, die sich in der Emotion als Reaktion auf ein Ereignis begründet sieht. Sie ist das Produkt der subjektiven Bewertung und wird gleichzeitig von der physiologischen Komponente beeinflusst.
- Die **expressive Komponente** bezieht sich schließlich auf die Art und Weise, wie sich eine Emotion ausdrückt. Gemeint ist hier hauptsächlich die nonverbale Ausdrucksweise von Emotionen. Die Basisemotionen sind jeweils an bestimmte neuronale Aktivierungsmuster gekoppelt, die auch in verschiedenen Individuen vergleichbar ähnlich aktiv werden und deshalb auch ähnliche bzw. gleiche Ausdrücke von Emotionen generieren. Beispielsweise ist Freude universell mit einem Hochziehen der Mundwinkel und dem Zeigen der Zähne, also dem Lächeln, verbunden. Diese Komponente ist auch maßgeblich an der Kommunikation mit anderen Menschen beteiligt.

Das, was wir als Emotion bezeichnen, ist also die Gesamtheit des dargestellten Prozesses. Es sollte nochmals erwähnt werden, dass es eine unvorstellbare Vielzahl von Faktoren gibt, die auf diesen Prozess einwirken können. Das Bild eines vereinfachten Prozesses, wie hier dargestellt, sollte mit Vorsicht genossen werden, da die Emotionsentstehung eher einem komplexen (nicht komplizierten) Prozess ähnelt.

DEFINITIONEN & INFORMATIONEN Es gibt einen bedeutenden Unterschied zwischen einem **komplizierten** und einem **komplexen System.** Dargestellt an einem Beispiel wird es vielleicht deutlicher:
Das Einbahnstraßensystem von Florenz ist ein kompliziertes System. Komplex würde es, wenn sich die Richtungen der Einbahnstraßen abhängig vom Wetter ändern würden. Die Faktoren, die sich in einem komplexen System beeinflussen, sind also keineswegs feste Größen, sondern unterliegen teils unvorhersehbaren Schwankungen.

Emotionen haben weitreichenden Einfluss auf verschiedenste Bereiche unseres Lebens. Sie spielen eine zentrale Rolle in unserem **(unbewussten) Denken und Handeln,** sind also tief in uns verwurzelt und damit ein fundamentaler Bestandteil unseres Seins und unseres Uns-Selbst-Bewusstseins. Wir sind zutiefst soziale und emotionale Wesen, deren Denk- und Handlungsweisen von grundlegenden neuronalen Strukturen, die dies bedingen, bestimmt sind. Dies führt unter anderem dazu, dass emotional besetzte Inhalte und Ereignisse für uns eine relevantere Rolle spielen als solche, die es nicht sind. Emotionen beeinflussen unsere Aufmerksamkeit, unser Gedächtnis, die Urteile, die wir fällen, unser Denken und unsere Gesundheit, um nur einige Beispiele zu nennen. Sie sind also auch, oder besser gesagt in erster Linie, Richtungsweiser für unser Verhalten.

Klassifikation von Emotionen: Theorie der Basisemotionen

Auf der Suche nach einer Klassifikation von Emotionen findet sich immer wieder eine ganz bestimmte Theorie, wenn auch in verschiedenen Ausführungen. Diese Theorie nimmt an, dass es Basisemotionen (auch Grundgefühle genannt) gibt, die sich auf drei Analyseebenen der Psychologie, der motorischen, der physiologischen und der subjektiven Ebene, ähneln. Diese Emotionen sind solche, die kulturübergreifend als **wesentliche Bestandteile der menschlichen Existenz** angesehen werden. Sie sind außerdem mit spezifischen körperlichen Ausdrucksformen (z. B. Gesichtsausdrücke ➤ Abb. 9.1) verbunden und weisen auch gleiche bzw. ähnliche neuronale Aktivierungsmuster beim Erleben auf. Sie stellen sozusagen **evolutionär gewachsene, angeborene Standardantworten** auf Anforderungen der Verhaltenssteuerung dar, aus denen sich alle weiteren, komplexeren Emotionen zusammensetzen.

Aufgrund der Vielzahl von unterschiedlichen Forschungsergebnissen, die zu unterschiedlichen Mengen von Basisemotionen kommen, wollen wir uns hier einmal das relativ umfassende Schema von *Robert Plutchik* (1927–2006) anschauen. Laut seiner Forschung sind die Basisemotionen und ihre Funktionen die in ➤ Tab. 9.2 genannten.

In seinem *Rad der Emotionen* stehen sich gegensätzliche Emotionen gegenüber, ähnliche Emotionen stehen nebeneinander (➤ Abb. 9.2). Laut Plutchik sind die Basisemotionen in ihrer Intensität abstufbar und von anderen Emotionen schlechter abgrenzbar, je weniger intensiv sie sind.

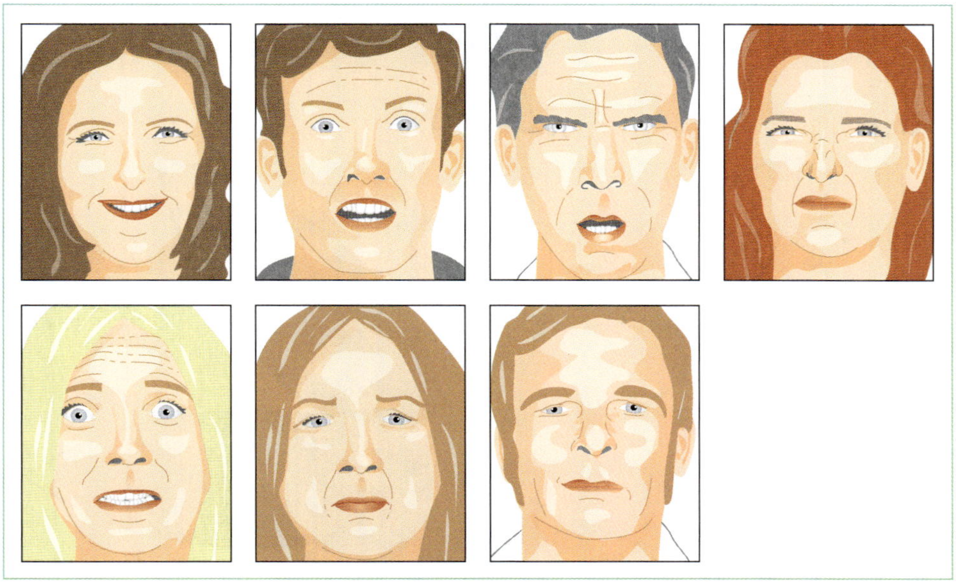

Abb. 9.1 Basisemotionen [L138]

Tab. 9.2 Die Basisemotionen nach Robert Plutchik

Emotion	Funktion
Angst	Schutz
Wut, Ärger	Zerstörung
Freude	Fortpflanzung
Trauer	Reintegration
Akzeptanz	Bindung
Ekel	Ablehnung
Erwartung	Erkundung
Überraschung	Orientierung

Affektivität/Gemüt

DEFINITIONEN & INFORMATIONEN Unter dem Begriff der **Affektivität** versteht man die **Gesamtheit des Gefühls- und Gemütslebens,** die sich aus Stimmung, Emotion und Motivation zusammensetzt, also die psychische und emotionale Gesamtsituation eines Menschen.

Die Affektivität eines Menschen ist auch eng mit dem verknüpft, was man als **Charakter** bezeichnet. Der etwas veraltete Begriff des Gemüts macht das auch noch einmal deutlich. Der Gesamtzustand des menschlichen Gefühlslebens ist also unterscheidbar von rein kognitiven Funktionen und den daraus folgenden Zuständen, die aber trotzdem die Grundlage für ihn bilden.

Verhalten

Das Verhalten soll an dieser Stelle nur kurz erwähnt werden; in erster Linie deshalb, weil unser Verhalten sehr stark von den bisher besprochenen psychischen Vorgängen abhängig ist. Emotionen haben einen großen Einfluss darauf, wie wir uns in bestimmten Situationen verhalten, genauso wie die Stimmung oder auch das Gemüt.

Forschungsergebnisse deuten darauf hin, dass die neuronalen Verschaltungen, die für die Entstehung von Emotionen verantwortlich sind, in einem phylogenetisch älteren Teil des Gehirns, vor allem im **limbischen System,** zu verorten sind. Dies erklärt auch den weitreichenden Einfluss, den Emotionen auf die kognitiven, biologischen und verhaltenssteuernden Vorgänge des Menschen haben. Sie sind so tief in uns und den Strukturen, die uns lenken und beeinflussen, verankert, dass wir dies gar nicht hinterfragen und auch oft nicht hinterfragen können, eben genau weil das, was wir sind und was uns ausmacht, so tief in Emotionen wurzelt.

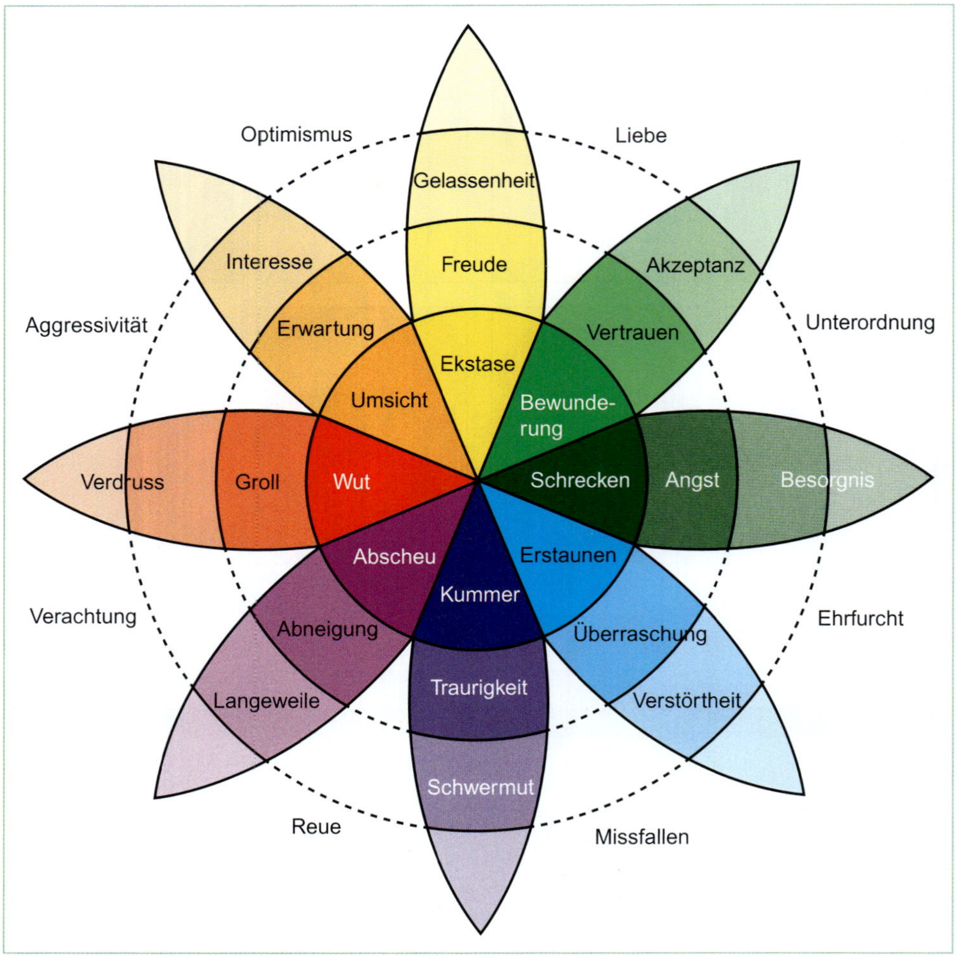

Abb. 9.2 Das Rad der Emotionen nach Robert Plutchik [G839]

Theorien und Modelle

Zur Entstehung von Gefühlen und Emotionen und zur Unterscheidung dieser Begrifflichkeiten gibt es verschiedene Theorien von einer Vielzahl von Autoren. Ein paar wenige sollen hier vorgestellt werden.

James-Lange-Theorie: Eine Ein-Komponenten-Theorie

Einen wesentlichen Beitrag zur Diskussion um die Emotionsentstehung leistet die *James-Lange-Theorie,* die fast gleichzeitig, aber unabhängig voneinander von *William James* im Jahre 1884 und *Carl Lange* im Jahre 1885 beschrieben worden ist. Sie besagt, dass Gefühle **Begleiterscheinungen körperlicher Vorgänge** seien, das heißt also, dass die Auslösung einer Emotion **unabhängig von ihrer kognitiven Bewertung** durch den sie erlebenden Menschen ist. Die Emotion sei sozusagen nur eine **psychisch-kognitive Folge der körperlichen Reaktion auf einen Reiz.** Man kann sich das ungefähr so vorstellen: In dem Moment, wenn beispielsweise ein Mensch einen Bären erblickt, erfolgen bei ihm zunächst reflexartige, körperliche Reaktionen, wie zum Beispiel das Weiten der Pupille, die Erhöhung der Herzfrequenz und das Zusammenziehen der Blutgefäße. Erst danach und wenn diese Reaktionen vom Menschen selbst bemerkt wurden, erfolgt die Bewertung, die letztendlich die Emotionsentwicklung weiterführt. James und Lange stützten dies erstens auf die zeitliche Trennung des emotionsauslösenden Reizes und seiner Bewertung, zweitens darauf, dass die Bewertung durchaus zur Emotion im Gegensatz stehen könne, und drittens auf die Möglichkeit, dass eine Emotion auch ohne eine Bewertung auftreten könne.
Diese Theorie stieß verständlicherweise auf einige Kritik, die wichtigste kam von Cannon und Bard.

Cannon-Bard-Theorie

Die *Cannon-Bard Theorie* (nach *Walter Cannon* und *Philip Bard*) ist eine Emotionstheorie, die eine Kritik an der James-Lange-Theorie darstellt. Sie besagt im Gegensatz zu dieser, dass sich die Emotionsentstehung **zeitgleich** mit der Bewertung durch das Individuum vollzieht. Die beiden Faktoren bedingen einander nicht, sondern seien **unabhängige Folgen auf denselben Reiz.** Sie sahen ihre Theorie durch einige wissenschaftliche Erkenntnisse bestätigt, wie zum Beispiel, dass die experimentelle Durchtrennung des Rückenmarks bei Hunden und Katzen und somit die Trennung des zentralen Nervensystems von vielen Reizen keine Änderung des emotionalen Erlebens nach sich zog. Des Weiteren würde die körperliche Reaktion auf einen Reiz mit anschließender Emotion zu lange dauern, um das plötzliche und spontane Auftreten von Emotionen erklären zu können. Und schließlich gäbe es keine Möglichkeit, von einem körperlichen Vorgang auf eine bestimmte Emotion zu schließen, da viele Emotionen mit denselben Reaktionen in Zusammenhang gebracht werden können.

Zwei-Komponenten-Theorie der Emotion nach Marañón

Die *Zwei-Komponenten-Theorie der Emotion* stellte der spanische Arzt *Gregorio Marañón* 1924 als Ergebnis seiner Forschungsbemühungen zur Psychologie und Psychopathologie vor. Marañón führte Forschungsreihen durch, in denen er gesunden und kranken Probanden parenteral Adrenalin applizierte und deren Reaktion und den Einfluss auf die Emotionsentstehung zu beurteilen versuchte. Er beobachtete nach der Verabreichung unterschiedlicher Dosen Adrenalin die Dauer, Latenzzeit, Intensität und Art der Reaktion und fragte die Probanden zusätzlich nach empfundenen Emotionen. Die Reaktionen ließen sich auf der Ebene der Emotionen grob in zwei Klassen einteilen: 70 % der Befragten gaben an, vor allem körperliche Reaktionen zu verspüren, die aber auch mit Emotionen einhergingen. Diese Emotionen wurden allerdings als **unbestimmt und kalt** beschrieben, es wurde oft der Ausdruck der **„Als-ob-Gefühle"** verwendet („Als ob ich Angst hätte", „Als ob ich Freude empfände"). Die verbleibenden 30 % berichteten über **echte und vollständige Emotionen,** die meist negativ waren. Es gelang Marañón ebenfalls, Emotionen zu induzieren, indem er die Probanden aufforderte, vor und während des Verabreichens des Adrenalins an bestimmte Situationen, z. B. den Tod eines Familienangehörigen, zu denken. Es gelang ihm dadurch, die hervorgerufene Emotion auszulösen oder zu verstärken.

Hieraus schloss er, dass das Wahrnehmen körperlicher Veränderungen zwar eine notwendige Bedingung für die Entstehung von Emotionen sein müsse, jedoch keine hinreichende, sprich alleinige sein könne. Er postulierte daher eine Theorie, die zwei Komponenten der Emotionsentstehung, eine **körperliche und eine psychische,** berücksichtigte. Die körperliche Komponente besteht laut Marañón aus der Wahrnehmung der körperlichen Veränderungen, die psychische Komponente steht dagegen für die kognitiven Prozesse, die zur subjektiven Interpretation der Ereignisse durch das Individuum führen. Eine vollständiges Emotionserleben ist also erst dann möglich, wenn beide Komponenten vorhanden sind.

Zwei-Faktoren-Theorie der Emotion

Im Jahre 1964 stellte der US-amerikanische Sozialpsychologe *Stanley Schachter* eine Emotionstheorie vor, die unter anderem auf den genannten Vorläufertheorien basiert. Sie greift viele Punkte und Kritikpunkte ihrer Vorläufer auf und soll hier lediglich übersichtsweise besprochen werden. Laut dieser *Zwei-Faktoren-Theorie der Emotion* können Emotionen als Gefüge zwischen einer **physiologischen Veränderung und einer kontextabhängigen kognitiven Interpretation** verstanden werden. Zuerst erfolgt die Wahrnehmung der körperlichen Erregung, danach der Versuch der kognitiven Interpretation. Eine bahnbrechende Erkenntnis hierbei war, dass die Interpretation derselben physiologischen Veränderung **situationsabhängig** anders erfolgen kann. Ein flaues Gefühl im Magen kann beispielsweise je nach Situation als Angst oder Verliebtheit („Schmetterlinge im Bauch") interpretiert werden. Bestimmten Konstellationen oder Mustern von körperlichen Erregungszuständen sind nicht wie in Vorläufertheorien nur ganz bestimmte Emotionen zugeordnet.

Das Affektsystem nach Krause

Der deutsche Psychologe und Psychoanalytiker *Rainer Krause* ordnet die Affekte in seinem Affektsystem in ein **hierarchisches** Organisationsystem der Triebe ein (➤ Tab. 9.3). Dieses System beinhaltet unterschiedliche Komponenten, die dem jeweiligen Affekt zugrunde liegen können. Je nachdem, welche davon mit einbezogen werden, wird das „psychologische Produkt" im System eingeordnet. So bedarf es bei der Entstehung eines Affektes beispielsweise keiner höheren kognitiven Funktionen, da daran vor allem das limbische System beteiligt ist. Für die Entstehung eines Gefühls zählt im Gegensatz zum Affekt das bewusste Erleben zu den ebenfalls notwendigen Bedingungen. Im nächsten Schritt kann Empathie nur unter Einbezug alles sechs Komponenten empfunden werden.

Tab. 9.3 Das Affektsystem nach Rainer Krause

1. Expressive Komponente	Affekt	Gefühl	Empathie
2. Physiologische Komponente			
3. Motivationale Komponente			
4. Wahrnehmung/Bewusstes Erleben			
5. Sprachliche Benennung			
6. Inneres Bild und situative Bedeutung			

Zusammenfassung

Wie wir gesehen haben, kann man sich in diesem Meer voller psychologischer Untiefen und Begrifflichkeiten tatsächlich leicht verirren, vor allem auch deshalb, weil es an vielen Stellen Berührungspunkte und Überschneidungen gibt. Die menschliche Psyche und ihre Mechanismen sind ein hochkomplexes Thema und liegen für uns Menschen in weiten Teilen noch vollkommen im Dunkeln. Alles, was wir daher tun können, ist, Heuristik zu betreiben und immer weiter Modelle zu entwickeln, die zumindest *nicht falsch* sind, und uns an Beschreibungen zu wagen, die der tatsächlichen Lage der Dinge so nahe wie möglich kommen.

Um dieses umfangreiche und anspruchsvolle Kapitel etwas verständlicher zu machen, könnte vielleicht folgende Analogie hilfreich sein (➤ Tab. 9.4):

Tab. 9.4 Analogie: Die Psyche als Gemälde

Psychologie	Analogie
Psyche	Gemälde
Fühlen und Gefühl	Pinsel, das Malen an sich
Stimmung	Hintergrund, Grundierung
Emotion	konkrete Objekte
Affekt	Farbspritzer, Ausrutscher
Affektivität/Gemüt	Art des Bildes
Verhalten	Verhalten beim Malen

Stellt euch die menschliche Psyche als ein Gemälde vor, dessen Künstler ihr seid. Das Fühlen bzw. das Gefühl sind so grundlegend und stellen die Basis für alles Weitere dar, dass wir sie als den Pinsel bezeichnen, mit dem wir das Gemälde entstehen lassen. Sie sind sozusagen das Malen an sich. Widmen wir uns nun dem Kunstwerk. Jedes Gemälde hat einen Hintergrund oder eine Grundierung, die über die Grundstimmung des Bildes maßgeblich entscheidet. In der Psyche entspräche dieser Hintergrund der Stimmung, die eben auch eine Art Hintergrund für das emotionale Erleben des Menschen bildet. Als nächstes fügen wir dem Bild mit jedem Pinselstrich bewusst konkrete Objekte mit relativ klaren Linien, also mit definierten Umrissen hinzu. Dies entspricht den Emotionen, die relativ klar definiert sind, einen Anfang und ein Ende haben und bewusst erlebt werden. Etwas chaotischer wird es nun, wenn uns Ausrutscher passieren oder wir in Wut sogar unbeabsichtigt Farbspritzer auf die Leinwand bringen. Diese größtenteils unkontrollierten Elemente des Gemäldes entsprechen den Affekten, die intensiv erlebt werden und sich der willentlichen Kontrolle meist entziehen. Die Art des Bildes, also ob es beispielsweise ein Stillleben, ein Portrait oder eine Bleistiftzeichnung wird, kann der Affektivität bzw. dem Gemüt zugeordnet werden. Je nachdem, welche Konstellation von Emotionen in seiner Gesamtheit gerade vorherrscht, werden wir uns für eine Art entscheiden. Nun bleibt noch das Verhalten. Das Verhalten können wir uns zum Beispiel als Verhalten beim Malen (z. B. ganz diszipliniert jeden Abend eine Stunde) vorstellen.

Im Folgenden stellen wir Euch nun eine umfangreiche Zusammenfassung der besprochenen Themen zur Verfügung (➤ Tab. 9.5):

Tab. 9.5 Zusammenfassung

Begriff	Merkmale	Beispiel
Fühlen/Gefühl	Psychologische Erfahrungen als Produkt der Verarbeitung von Reizen durch die Sinnesorgane wie auch der subjektiven Beurteilung; Zuordnung von Werten (Ethik); kognitive Erfahrung; Aufnahme und Kategorisierung	„sich gut/schlecht fühlen", „etwas fühlt sich falsch/richtig an", sich über etwas ärgern/freuen
Affekt	Überforderung der Willenskontrolle, geringe Latenz, intensiv	Rasende Wut, Gewalttat „aus dem Affekt"
Stimmung	Emotionaler Hintergrund, eher diffus, weniger intensiv, länger andauernd	„feeling blue", gedrückte Stimmung an grauen Herbsttagen, Stimmungsaufhellung im Frühling
Emotion	wird bewusst erlebt, klare Dauer, objektbezogen, weniger intensiv als ein Affekt, aber intensiver als die Stimmung, Produkte des Fühlens	Ärger über ein Ereignis, Freude über ein Geschenk, Trauer um ein zerbrochenes Erbstück, Angst nachts im Wald
Affektivität/Gemüt	Gesamtheit des Gefühls- und Gemütslebens, psychische und emotionale Gesamtsituation des Menschen, eng verbunden mit Charakter und Persönlichkeitszügen	Ein „sonniges Gemüt"
Verhalten	enge Verknüpfung von Emotionen, psychischem Zustand und dem daraus resultierenden Verhalten	Ein verliebter Mensch („durch die rosarote Brille") verhält sich in derselben Situation höchstwahrscheinlich anders als ein wütender

9.2.4 Therapie

Nachdem ihr euch nun ausführlich mit dem Aufbau und den Hintergründen des Testteils *Emotionen regulieren* auseinandergesetzt habt, ist es euch sicher verständlich, dass es schwierig ist, an dieser Stelle eine Schritt-für-Schritt-Anleitung für die optimale Lösung der Aufgaben zu geben. Dafür sind die abgeprüften Fähigkeiten und der Prüfungsmodus leider einfach zu **ungreifbar** und zu **abstrakt.**
Auch deshalb haben wir versucht, euch so viel **Theorie** und fachlichen **„Unterbau"** zu vermitteln, also eine **breite Basis an Wissen,** aus der ihr **selbst schöpfen** könnt und sollt, wenn es an die Bearbeitung der Aufgaben geht.

AUFGEPASST! Da es sich beim *Emotionen regulieren* um das Abprüfen eines *Soft Skills* handelt, ist von euch sehr viel Transferleistung gefordert! Ihr müsst lernen, vernetzend zu denken und aus einer theoretischen Basis zu schöpfen, um Probleme lösen zu können!

Nichtsdestotrotz wollen wir euch hier ein paar praktische Tipps und Anweisungen für das Lösen der Aufgaben geben:

1. Lest die Situationsbeschreibung **sorgfältig** durch und versucht, die **Ziele** der betroffenen Person, die ihr zur Verfügung stehenden **Mittel** und ihren **aktuellen emotionalen Zustand** zu verstehen.
2. Sucht euch hierzu **Schlüsselwörter** in der Situationsbeschreibung, die Rückschlüsse auf das Gefühlsleben der Person in der geschilderten Situation zulassen könnten. Eventuell hilft euch an dieser Stelle die ➤ Tab. 10.6 mit häufigen Emotionen weiter (➤ Kap. 10.2.4)!

AUFGEPASST! Versucht, euch die Definitionen der Emotionen so weit einzuprägen, dass ihr für jede der gegebenen Antwortmöglichkeiten die Definition der Emotion parat habt und sie mit dem möglichen Gefühlsleben der Person in der geschilderten Situation abgleichen könnt!

3. Mag banal klingen, ist aber wichtig: Versucht, euch in die Situation **hineinzuversetzen,** jedoch nicht als „ihr selbst", sondern versucht, so gut es geht, **neutral** die Position der beschriebenen Person einzunehmen. Dabei solltet ihr immer **Distanz** zu eurer eigenen Persönlichkeit wahren, denn es geht nicht darum, wie *ihr* entscheiden würdet, sondern die beschriebene Person. Dies ist natürlich schwer, da ihr kein umfangreiches und vollständiges Bild von dieser Person bekommt, sondern nur einen kleinen Ausschnitt.

4. Dieser Punkt ist sehr wichtig: Es geht bei diesem Aufgabetypus **nicht um eine moralische Bewertung der Antwortmöglichkeiten,** sondern lediglich um eine **Kategorisierung** in *richtig* und *falsch* unter dem Aspekt, ob sie dem Erreichen des geschilderten Ziels dienlich ist oder nicht. Beim Bearbeiten werdet ihr sicherlich ab und an denken, dass die eine Reaktion bzw. ein Gefühl besser sei als eine andere bzw. ein anderes. Solltet ihr euch dabei ertappen, macht euch sofort klar, dass dies **nicht gefragt und gefordert** ist und euch somit vom Ziel abbringt!
5. Prüft die vier Optionen, die für den Umgang mit den negativen Emotionen in der Situation angeboten werden.
6. Beurteilt jede der vier Möglichkeiten danach, wie gut sie der Person helfen würde, ihre Ziele zu erreichen und ihre Emotionen zu regulieren. Versucht dabei, jede Situation isoliert zu betrachten und einzeln zu prüfen! Das Ausblenden der anderen Antwortmöglichkeiten erleichtert das Fokussieren auf die Prüfung und Einordnung der einzelnen Strategien.
7. Wählt die Option aus, von der ihr glaubt, dass sie für die Person am besten geeignet ist, um mit ihren negativen Emotionen in dieser Situation umzugehen und das beschriebene Ziel zu erreichen.
8. **Die Lösung rückwärts angehen: Begründet eure Wahl,** indem ihr erklärt, wie die gewählte Option dazu beitragen würde, die Ziele der Person zu erreichen und ihre Emotionen zu regulieren. Fällt euch bei diesem Schritt auf, dass die Begründung nicht zu eurer Wahl oder den vorher angestellten Überlegungen passt, geht zurück zu Schritt 5. Dieser umgekehrte Ansatz zur Prüfung ist eine super Möglichkeit, die Chancen auf eine richtige Antwort zu erhöhen!
9. Wiederholt Schritt 8 für die Möglichkeiten der Aufgabe, von denen ihr denkt, dass sie die falschen Antworten sind. Wendet auch hier das umgekehrte Erklärverfahren an und begründet, warum ihr denkt, dass dies die falsche Strategie sei.
10. Richtig eintragen: Markiert lediglich eine einzige Möglichkeit als die richtige Antwort!

9.2.5 Empfehlung

Lernplan, Zeitmanagement und Intensität

Erinnert euch an eure Anamnese in ➤ Kap. 9.2.2. Wie geht es euch jetzt mit euren Schwächen – habt ihr sie verbessern können oder habt ihr sie sogar überwunden?
Außerdem fragt ihr euch bestimmt, **mit welchen Aufgaben, wann** und **wie intensiv** ihr diesen Untertest lernen solltet.

Welche Aufgaben?

Zu Beginn könnt ihr die übrig gebliebenen Beispielaufgaben dieses Kapitels (➤ Kap. 9.3) bearbeiten. Am Ende des Buches findet ihr außerdem weitere Aufgaben, die zu Test-„Simulationen" zusammengefasst sind. Auch diese sind zum Üben perfekt geeignet.

Wann?

Das *Wann* erübrigt sich, wenn ihr unseren Lernplan benutzt, da hier jegliche Lernzeit Tag für Tag durchgetaktet ist. Solltet ihr euch dafür entscheiden, euren eigenen Lernplan zu nutzen, empfehlen wir euch, die Übungsaufgaben immer nach dem Lernen bzw. Üben vom BMS-Teil zu bearbeiten, da das dem Ablauf beim MedAT entspricht und sich auch in der Gewichtung niederschlägt.

Wie intensiv sollt ihr lernen?

Da ihr alle individuelle Stärken und Schwächen habt, geben wir keine genauen Zeiten an, wie viele Stunden ihr lernen sollt. Wichtig ist nur, dass ihr am Ball bleiben müsst, da sich dieser Untertest zwar mühsam und mit viel Energie, jedoch erfolgreich trainieren lässt. Nehmt euch hier insbesondere eure Notizen zu euren Stärken und Schwächen zur Hand, um eure Lernstrategie danach auszurichten und daran anpassen zu können. Falls ihr mit der von uns vorgegebenen Struktur (➤ Kap. 9.2.4) nicht zurechtkommt, überlegt euch eine eigene, die euch besser liegt und eure Stärken und Defizite besser abbildet.

9.3 Beispielaufgaben

Wollen wir uns nun einigen Beispielaufgaben widmen, um einen Eindruck vom Prüfungsmodus zu bekommen und ein Gespür für die Aufgaben zu entwickeln. An dieser Stelle ist es wichtig, noch einmal die Empathie zu erwähnen. Wie in der Einleitung bereits besprochen, bezeichnet die Empathie die Fähigkeit zur emotionalen Resonanz und zur Übernahme der Sichtweise anderer. Genau dies wird bei den Aufgaben zum Erkennen von Emotionen gefordert. Es ist besonders wichtig, dass ihr euch in verschiedene Personen

und Situationen hineinversetzen könnt, um aus der Beschreibung auf die Gefühle der Person schließen zu können.
Schauen wir uns einmal die originale Arbeitsanweisung aus den Beispielen des *Virtuellen Medizinischen Campus der österreichischen Universitäten* an:

„Bei den Aufgaben der Aufgabengruppe Emotionen regulieren finden Sie Beschreibungen von unterschiedlichen sozialen Alltags- und Berufssituationen, in denen negative Emotionen von Personen erlebt werden. Ihre Aufgabe besteht darin, sich in die Situationen hinein zu versetzen. Achten Sie dabei darauf, welche **Ziele die betroffene Person** *in dieser Situation erreichen muss, welche Mittel* **ihr** *zur Verfügung stehen, wie* **sie** *sich in dieser Situation im Moment fühlt, und wie sie die Situation aktuell einschätzt. Anschließend sollen Sie beurteilen, mit welcher der vier Möglichkeiten die Ziele der Person, mit den Emotionen umzugehen, am besten zu erreichen sind. Hierfür finden Sie unterhalb der Situationsbeschreibungen vier Möglichkeiten, wie man mit der negativen Emotion in dieser Situation umgehen könnte.*

Und weiter:

Bitte beachten Sie:
Sie können sich jeweils **nur für eine der Möglichkeiten** *entscheiden. Dies bedeutet, dass Sie nie zwei oder mehr Möglichkeiten wählen können. Sollten Sie* **mehr als eine** *Möglichkeit oder keine Möglichkeit wählen, wird die betreffende Aufgabe* **mit null bewertet.** *Bitte vergewissern Sie sich daher bei jeder Aufgabe, dass Sie tatsächlich immer nur eine Möglichkeit ausgewählt haben.*

AUFGEPASST! Vergesst also nie: Es geht nicht darum, wie IHR euch in der angegebenen Situation fühlen würdet, sondern darum, euch in die Situation und in die Person hineinzuversetzen und **nur die vorhandenen** Informationen zur Beantwortung der Aufgabe zu benutzen. **Nehmt keine moralische Bewertung der Emotionen vor!**

AUFGEPASST! Es ist wichtig, dass ihr euch, wie in der Arbeitsanweisung beschrieben, bei **jeder** der Antwortmöglichkeiten für **eine Antwort** entscheidet. Tut ihr dies nicht, wird die **gesamte** Aufgabe mit **null Punkten** bewertet! Dies geschieht außerdem auch, wenn ihr mehrere Antworten ankreuzt.

Alles klar? Dann bearbeiten wir folgende Beispiele. Versucht dabei, die Aufgaben zunächst ohne das Lesen der Erklärungen zu lösen und erst danach zu schauen, ob und warum ihr falsch oder richtig gelegen habt.

9.3.1 Aufgaben

Musteraufgaben

1. Maria ist Projektmanagerin und muss ein wichtiges Projekt innerhalb einer knappen Frist abschließen. Sie hat viele Überstunden gemacht und fühlt sich durch die Arbeitsbelastung gestresst und überfordert. Es fällt ihr schwer, sich zu konzentrieren, und sie hat das Gefühl, dass sie das Projekt nicht rechtzeitig abschließen kann. Was soll Maria Ihrer Meinung nach in dieser Situation machen?

   (A) Ich mache eine Pause und unternehme etwas, das mir Spaß macht und mich von dem Projekt ablenkt.
   (B) Ich teile das Projekt in kleinere, besser zu bewältigende Aufgaben auf, um das Gefühl der Überforderung zu verringern.
   (C) Ich sage mir, dass ich um jeden Preis Erfolg haben muss, und treibe mich selbst an, härter zu arbeiten.
   (D) Ich ignoriere den Stress und ziehe es durch, indem ich weiterhin lange arbeite, um das Projekt abzuschließen.

Wollen wir uns nun mit der Besprechung und Erklärung der Antworten dieser Aufgabe befassen:
Aus der Situationsbeschreibung erfahren wir, dass Maria sich durch das Arbeitspensum **überfordert und gestresst** fühlt und **Mühe hat, sich zu konzentrieren.** Wenn sie sich immer mehr anstrengt und sich einredet, dass sie um jeden Preis erfolgreich sein muss, kann dies ihren **Stresspegel erhöhen** und es tatsächlich **schwieriger** machen, sich auf die anstehende Aufgabe zu konzentrieren. Den Stress zu ignorieren

und weiterhin lange zu arbeiten, kann im Laufe der Zeit auch zu Burn-out und geringerer Produktivität führen. Eine Pause einzulegen und etwas zu tun, was Spaß macht, kann zwar **vorübergehend** Erleichterung verschaffen, aber das eigentliche Problem, nämlich das Gefühl der Überforderung, **nicht beheben.** Die **Aufteilung** des Projekts in kleinere, leichter zu bewältigende Aufgaben kann Maria helfen, die Kontrolle zu behalten und das **Gefühl der Überforderung zu verringern,** sodass sie sich konzentrieren und das Projekt rechtzeitig abschließen kann.
Richtig wäre also, Antwort B als die richtige zu markieren.

Im Antwortbogen würde dies richtig eingetragen wie folgt aussehen:

	A	B	C	D
1	☐	☒	☐	☐

2. John ist Handelsvertreter und hat in einer Stunde einen Termin mit einem potenziellen Kunden. Er hat sich gründlich auf das Treffen vorbereitet und kennt die Bedürfnisse und Anliegen des Kunden sehr gut. Dennoch hat er Angst vor dem Treffen und ist besorgt, einen guten Eindruck zu hinterlassen. Was soll John Ihrer Meinung nach in dieser Situation machen?

   (A) Ich übe Entspannungstechniken, wie z. B. tiefes Atmen oder Meditation, um Angstgefühle zu reduzieren.
   (B) Ich konzentriere mich auf die potenziellen Vorteile des Treffens, z. B. den Aufbau einer neuen Kundenbeziehung und die Steigerung des Umsatzes.
   (C) Ich stelle mir vor, dass das Treffen gut verläuft und dass der Kunde von meiner Präsentation beeindruckt ist.
   (D) Ich erinnere mich selbst daran, dass ich mich gründlich auf das Treffen vorbereitet habe und gut gerüstet bin, um alle Herausforderungen zu meistern.

Widmen wir uns auch hier der Erklärung und Besprechung der Antwortmöglichkeiten:
Aus der Situationsbeschreibung erfahren wir, dass John **Angst** vor der Besprechung hat und besorgt ist, einen guten Eindruck zu hinterlassen. Die Anwendung von **Entspannungstechniken,** die Fokussierung auf die potenziellen Vorteile der Besprechung oder die Visualisierung des Erfolgs können **vorübergehend Erleichterung** verschaffen, gehen aber nicht auf das eigentliche Problem der Angst ein. Ebenfalls nur eine kurzfristige Lösung und vorübergehende Erleichterung bieten die Alternativen, sich auf die Vorteile des Treffens zu konzentrieren oder sich einen positiven Verlauf auszumalen. Das wirkliche Ziel wird dadurch allerdings nicht verfolgt. Stattdessen kann es ihm helfen, sich daran zu erinnern, dass er sich **gründlich auf die Besprechung vorbereitet** hat und gut gerüstet ist, um alle auftretenden Herausforderungen zu meistern. Dies kann ihm auch dabei helfen, Selbstwirksamkeit abzurufen, sich auf die anstehende Aufgabe zu konzentrieren und eine erfolgreiche Sitzung abzuhalten.
Richtig wäre also, Antwort D als die richtige zu markieren.

Im Antwortbogen würde dies richtig eingetragen wie folgt aussehen:

	A	B	C	D
2	☐	☐	☐	☒

Weitere Aufgaben zum Selbstüben

Nach den zwei Beispielaufgaben mit ausführlicher Beantwortung folgen nun noch einige Beispielaufgaben, die ihr selbst beantworten könnt. Die Lösungen findet ihr am Ende des Kapitels. Bei den Lösungen wird es sicherlich teilweise unterschiedliche Sichtweisen auf die korrekten Antworten geben, was – wie schon öfter betont – der schlechten Greifbarkeit der Thematik und auch den extrem unterschiedlichen Denkweisen und Lösungsansätzen geschuldet ist. Jeder Mensch ist von seinem Gedankengebäude her unterschiedlich, vor allem was das Soziale und den Charakter angeht. Diese Aufgaben und damit auch die Lösungen stellen lediglich einen Versuch dar, dies so weit und so gut wie möglich zu objektivieren.

3. Liam ist Projektmanager und hat seit mehreren Monaten an einem großen Projekt gearbeitet. Der Abgabetermin rückt immer näher, und Liam hat viele Überstunden und Wochenenden gearbeitet, um sicherzustellen, dass alles rechtzeitig fertig wird. Sein Team gerät jedoch in Rückstand, und Liam fühlt sich überfordert und gestresst. In einer Stunde hat er eine Besprechung mit seinem Chef, um den Fortschritt des Projekts zu besprechen. Was soll Liam Ihrer Meinung nach in dieser Situation machen?

   (A) Ich lege eine Pause ein und verlasse das Büro, um vor der Besprechung einen klaren Kopf zu bekommen.
   (B) Ich bleibe die ganze Nacht auf, um das Projekt zu beenden und meinen Chef zu beeindrucken.
   (C) Ich erinnere mich an meine bisherigen Leistungen und konzentriere mich auf die erzielten Fortschritte.
   (D) Ich lasse meine Frustration an meinem Team aus und übe Druck auf meine Mitarbeiter aus, damit sie härter arbeiten.

4. Alice ist Marketingmanagerin in einem großen Unternehmen. Ihr Team hat in den letzten sechs Monaten an einem großen Projekt gearbeitet, und heute ist der Abgabetermin. Alice ist sehr besorgt, weil sie befürchtet, dass in der Abschlusspräsentation Fehler enthalten sein könnten, die das Team das Projekt kosten könnten. Das Projekt ist sehr wichtig für das Unternehmen, und Alice weiß, dass der Erfolg des Projekts ihre Leistung als Managerin widerspiegeln wird. Sie hat in den letzten Tagen lange gearbeitet und nicht gut geschlafen. Sie fühlt sich erschöpft und ist gereizt. Eines ihrer Teammitglieder, Tom, hat ihr gerade mitgeteilt, dass er einen Fehler in der Präsentation entdeckt hat, der seiner Meinung nach leicht behoben werden kann. Alice fühlt sich jedoch bereits überfordert und gestresst und ist sich nicht sicher, ob sie die Energie hat, weitere Änderungen an der Präsentation vorzunehmen. Was soll Alice Ihrer Meinung nach in dieser Situation machen?

   (A) Ich sollte Tom bitten, den Fehler zu korrigieren und die Präsentation noch einmal zu überprüfen, um sicherzustellen, dass keine weiteren Fehler vorhanden sind.
   (B) Ich sollte Tom bitten, den Fehler zu korrigieren, ihm aber sagen, dass ich die Präsentation später noch einmal überprüfen werde und er nichts überstürzen soll.
   (C) Ich sollte die Aufgabe, den Fehler zu beheben, an ein anderes Teammitglied delegieren, da ich zu müde und gestresst bin, um es selbst zu erledigen.
   (D) Ich sollte eine kurze Pause einlegen und versuchen, mich zu entspannen, bevor ich mich wieder der Präsentation widme, damit ich mit klarem Kopf und frischem Blick an die Sache herangehen kann.

5. Sarah ist Lehrerin und bereitet sich auf ihre jährliche Leistungsbeurteilung durch ihren Vorgesetzten vor. Sie hat Angst vor der Beurteilung und befürchtet, dass ihr Vorgesetzter ihre Lehrmethoden kritisieren wird. Sie hat in der Vergangenheit die Rückmeldung erhalten, dass ihr Unterricht unorganisiert und für manche Schüler schwer nachvollziehbar ist. Sarah möchte bei der Überprüfung gut abschneiden und ihrem Vorgesetzten beweisen, dass sie eine kompetente und effektive Lehrerin ist. Was soll Sarah Ihrer Meinung nach in dieser Situation machen?

   (A) Ich sollte versuchen, meine Ängste zu ignorieren und mich auf die positiven Aspekte meines Unterrichts zu konzentrieren.
   (B) Ich sollte mich auf die Überprüfung vorbereiten, indem ich einen detaillierten Unterrichtsplan erstelle, der alle in der Vergangenheit festgestellten Schwachstellen berücksichtigt.
   (C) Ich sollte mit meinen Kollegen sprechen und sie um ein Feedback zu meinen Lehrmethoden bitten.
   (D) Ich sollte es vermeiden, bis zum Tag des Treffens an die Prüfung zu denken, um Angstgefühle zu vermeiden.

Notizen

6. Nathan ist Projektmanager und für die Fertigstellung eines kritischen Projekts mit einer knappen Frist verantwortlich. Vor kurzem hat er jedoch die Nachricht erhalten, dass sein Vater schwer erkrankt ist und sich sein Zustand rapide verschlechtert. Nathan ist hin- und hergerissen zwischen seinen beruflichen Verpflichtungen und seinem Wunsch, in dieser schwierigen Zeit bei seiner Familie zu sein. Er fühlt sich überfordert und ist verunsichert, wie er sein Privat- und Berufsleben effektiv managen soll. Was soll Nathan Ihrer Meinung nach in dieser Situation machen?

   (A) Ich beschließe, mich ausschließlich auf das Projekt zu konzentrieren, um sicherzustellen, dass es pünktlich und nach bestem Wissen und Gewissen abgeschlossen wird.
   (B) Ich spreche mit meinem Team, informiere es über die Situation und bitte um Verständnis und Unterstützung.
   (C) Ich nehme eine Auszeit von der Arbeit, um bei meiner Familie zu sein, und überlasse es meinem Team, das Projekt in meiner Abwesenheit fertigzustellen.
   (D) Ich versuche, meine persönliche Situation zu ignorieren und den Stress zu bewältigen, indem ich alles daran setze, das Projekt rechtzeitig fertig zu stellen.

7. Samantha ist Schülerin auf dem Gymnasium und bereitet sich seit Wochen auf einen wichtigen Debattierwettbewerb vor. Sie hat sich viel Mühe mit ihren Recherchen gegeben und ihre Rede viele Male geübt. Am Tag des Wettbewerbs fühlt sich Samantha nervös und ihr Herz beginnt schnell zu schlagen. Sie beginnt an ihren Fähigkeiten zu zweifeln und macht sich Sorgen darüber, was die Leute von ihr denken werden, wenn sie versagt. Was soll Samantha Ihrer Meinung nach in dieser Situation machen?

   (A) Ich atme tief durch und erinnere mich daran, wie hart ich gearbeitet habe und wie gut ich auf den Wettbewerb vorbereitet bin.
   (B) Ich sollte versuchen, mich abzulenken, indem ich auf mein Telefon schaue oder mich mit jemandem unterhalte, um mich von dem Wettbewerb abzulenken.
   (C) Ich sollte mir sagen, dass es egal ist, ob ich gewinne oder verliere, und dass es in Zukunft andere Gelegenheiten geben wird.
   (D) Ich sollte mich von meinen Nerven leiten lassen und mich auf die negativen Gedanken in meinem Kopf konzentrieren, weil ich glaube, dass ich sowieso scheitern werde.

8. Dr. Wagner ist Neurochirurg. Seit Wochen bereitet er sich auf eine risikoreiche Gehirnoperation vor, die in einer Stunde beginnen soll. Diese Operation ist eine besondere Herausforderung, da der Patient an einer seltenen Gehirnkrankheit leidet, die bisher noch nie aufgetreten ist. Dr. Wagner ist nervös und unsicher vor der Operation, da ein hohes Risiko von Komplikationen besteht und er diesen Eingriff noch nie durchgeführt hat. Er weiß jedoch, dass er der beste Neurochirurg des Krankenhauses ist und über eine gute Erfolgsbilanz bei Operationen verfügt. Was soll Dr. Wagner Ihrer Meinung nach in dieser Situation machen?

   (A) Ich lege eine Pause ein und versuche, mich auf meine Fähigkeiten und meine Ausbildung zu konzentrieren.
   (B) Ich gehe den Fall des Patienten noch einmal durch, um mich sicherer zu fühlen.
   (C) Ich hole den Rat eines älteren Kollegen ein, um eine zweite Meinung zu hören.
   (D) Ich atme tief durch und konzentriere mich auf positive Selbstgespräche, um motiviert zu bleiben.

9. Maria ist Krankenschwester und arbeitet in einer stark frequentierten Notaufnahme. Sie arbeitet seit 12 Stunden am Stück, es ist ein besonders stressiger Tag. Ständig kommen neue Patienten an, und sie hat Mühe, mit der Arbeitsbelastung Schritt zu halten. Ein Patient, ein Kind mit einer schweren Verletzung, erfordert ihre sofortige Aufmerksamkeit. Sie fühlt sich überfordert und hat Angst vor der Situation. Was soll Maria Ihrer Meinung nach in dieser Situation machen?

   (A) Ich atme ein paar Mal tief durch und mache dann weiter, weil ich Krankenschwester bin.
   (B) Ich suche mir einen ruhigen Ort, an dem ich mich hinsetzen und ein paar Minuten Pause machen kann.
   (C) Ich bitte eine Kollegin um Hilfe mit dem Kind und mache danach eine Pause, um frische Luft zu schnappen und den Kopf frei zu bekommen.
   (D) Ich setze meine Arbeit ohne Pausen fort, da es noch andere Patienten gibt, die meine Aufmerksamkeit erfordern

10. Emma wartet seit Wochen auf ein Vorstellungsgespräch und hat endlich einen Rückruf für ein Vorstellungsgespräch erhalten. Am Tag des Vorstellungsgesprächs bleibt Emma im Verkehr stecken und kommt 10 Minuten zu spät zum Vorstellungsgespräch. Sie ist aufgeregt und befürchtet, dass ihre Verspätung ihre Chancen auf den Job zunichte macht. Als sie das Gebäude betritt, bemerkt sie, dass ihre Bluse einen Kaffeefleck hat, was sie noch mehr in Verlegenheit bringt. Was soll Emma Ihrer Meinung nach in dieser Situation machen?

   (A) Ich entschuldige mich ausgiebig für die Verspätung und erwähne den Verkehr, um dann zu versuchen, den Kaffeefleck schnell auf der Toilette zu reinigen.
   (B) Ich versuche, trotz der Verspätung und des Kaffeeflecks auf meiner Bluse ruhig und gelassen zu bleiben.
   (C) Ich erläutere kurz die Verkehrssituation, aber entschuldige mich nicht übermäßig. Ich weise auf den Kaffeefleck hin, aber versichere dem Gesprächspartner, dass ich mich immer noch über die Gelegenheit zum Vorstellungsgespräch freue.
   (D) Ich erwähne weder die Verspätung noch den Kaffeefleck und konzentriere mich darauf, die Fragen so gut wie möglich zu beantworten.

11. Sarah hat gerade einen Ablehnungsbescheid von ihrer Traumuniversität erhalten, trotz all ihrer Bemühungen. Sie ist am Boden zerstört und enttäuscht, da dies ihre erste Wahl für ihre zukünftige Karriere war. Sarahs Eltern sind ebenfalls enttäuscht und versuchen, sie zu trösten, aber ihre Versuche scheinen sie nur noch mehr zu verunsichern. Sarahs jüngere Schwester, die zu Sarah aufschaut, ist ebenfalls anwesend und versucht, sie aufzumuntern, indem sie ihr Witze erzählt. Was soll Sarah Ihrer Meinung nach in dieser Situation machen?

   (A) Ich bedanke mich bei meiner Schwester für den Versuch, mich aufzumuntern, sage ihr aber, dass ich etwas Zeit für mich brauche.
   (B) Ich erlaube meinen Eltern, mich zu trösten, auch wenn das im Moment nicht viel hilft.
   (C) Ich weine und bringe meine Enttäuschung zum Ausdruck, erinnere mich aber auch daran, dass es andere Universitäten gibt, die ich besuchen könnte.
   (D) Ich beschließe, meinen Berufswunsch aufzugeben und mich stattdessen für einen anderen Studiengang zu bewerben.

12. Es ist der erste Schultag und Ethan hat Angst, neue Freunde zu finden. Er ist in einer neuen Schule, in der er niemanden kennt, und er macht sich Sorgen, dass er nicht dazugehören wird. Er fühlt sich langsam überfordert und unsicher. Was soll Ethan Ihrer Meinung nach in dieser Situation machen?

   (A) Ich gehe in der Mittagspause in die Bibliothek und bleibe für mich.
   (B) Ich sollte versuchen, in der Pause oder nach der Schule mit einigen Mitschülern zu sprechen.
   (C) Ich sollte es vermeiden, mit jemandem zu sprechen, bis ich mich in der neuen Schule wohler fühle.
   (D) Ich sollte die Schule schwänzen und den Tag frei nehmen, um mich zu entspannen.

Notizen

9.3.2 Lösungen

3 C
4 D
5 B
6 B
7 A
8 A
9 C
10 C
11 C
12 B

Notizen

KAPITEL

10 Emotionen erkennen

Sinan Barus

10.1 Einführung

EMPFOHLENER ZEITPUNKT: TAG 8

Nach dem Lernplan steht dieses Kapitel für **Tag 8** an. Ihr solltet Euch für Emotionen regulieren und Emotionen erkennen **einen Tag** Zeit nehmen.

Im Jahr 2017 wurden die sozial-emotionalen Kompetenzen um das *Erkennen von Emotionen* erweitert. Der Aufgabenstil des bereits 2015 eingeführten Untertests *Soziales Entscheiden* (➤ Kap. 11) wurde hier fortgeführt: Es wird eine Person in einer Situation beschrieben, als Antwortmöglichkeiten werden fünf Alternativen angegeben, wie sich die Person in der Situation fühlen könnte. Die Antworten werden in eine Antwortmatrix eingetragen und nach „eher wahrscheinlich“ und „eher unwahrscheinlich“ klassifiziert.

Wie viele Aufgaben muss man in welcher Zeit absolvieren?

- **14 Aufgaben** in **21 Minuten**
- Pro Aufgabe **1 Minute und 30 Sekunden**

Welche Fähigkeiten werden geprüft?

- **Einfühlungsvermögen**
- Fähigkeit zum **Herauslesen von Gefühlen** einer Person in einer Situationsbeschreibung

Wie sehen die Aufgaben aus?

Aufgabenstellung

Die Aufgabenstellung sieht **kurze Situationsbeschreibungen** vor, in denen Personen in **alltäglichen Situationen** dargestellt werden. Überwiegend sind dies Situationen, die prekäre und komplexe emotionale Zustände hervorrufen.

Antwortmöglichkeiten

Die Antwortmöglichkeiten umfassen **fünf Gefühle bzw. Emotionen,** die für die zuvor gegebene Situationsbeschreibung entweder der Möglichkeit „eher wahrscheinlich“ oder „eher unwahrscheinlich“ zugeordnet werden müssen. Dies ist also ein Untertest, der kein klassisches *Multiple Choice* verwendet; die Antwortmöglichkeiten müssen vielmehr in eine **Antwortmatrix** eingetragen werden.

Beispiel

Eine Aufgabe dieses Untertests könnte folgendermaßen aussehen:

Maria ist Studentin und hat dementsprechend begrenzte finanzielle Mittel. Um Geld zu sparen, fährt sie viel mit dem Fahrrad. Durch die häufige Nutzung ist dieses aber schon länger reparaturbedürftig, besonders die Bremsen sind in Mitleidenschaft gezogen und funktionieren nicht einwandfrei. Eines Tages, auf dem Weg zum Supermarkt, übersieht sie beim Abbiegen einen älteren Herrn, der gerade sehr langsam die Straße überquert. Sie verursacht wegen ihrer schlecht funktionierenden Bremsen einen Unfall, bei dem sich der ältere Mann den Oberschenkelknochen bricht und große Schmerzen hat. Wie fühlt sich Maria in dieser Situation?

Notizen

	eher wahrscheinlich	eher unwahrscheinlich
Sie ist hoffnungsvoll.	☐	☐
Sie fühlt sich schuldig.	☐	☐
Sie empfindet Reue.	☐	☐
Sie ist verärgert.	☐	☐
Sie ist besorgt.	☐	☐

Was muss man bei den Aufgaben beachten?

Laut den offiziellen Unterlagen des MedAT sollen diese Aufgaben die Fähigkeit prüfen, aus einer Beschreibung von Personen und Situationen herauszulesen, wie sich eine bestimmte Person in diesen Situationen wahrscheinlich fühlt. Für den Aufbau einer vertrauensvollen Beziehung sei es eine wesentliche Voraussetzung, dass man sich in andere Personen einfühlen könne. Das ist im Grunde natürlich nicht verkehrt, aber auch bei diesem Untertest zeigt sich die durchaus schwierige Abprüfbarkeit von Aspekten dieses Themas, da sich diverse Fragen aufdrängen, die euch nach den ersten Übungs- und Beispielaufgaben vertraut vorkommen könnten, die Ihr Euch aber genau nicht stellen sollt.

Völlig verständlich, dass ihr euch einige der folgenden Fragen beim Bearbeiten stellen werdet, deshalb sind hier beispielhaft ein paar davon aufgeführt. Beachtet bitte, dass diese Fragen meistens **nicht relevant** sind. Wir haben sie deshalb aufgeführt, um euch die Identifizierung dieser Fragen etwas leichter zu machen.

- **Wie ist die Person in diese Situation gekommen?** Was hat dazu geführt? Was ist davor passiert? Wir können aus einer kurzen Situationsbeschreibung schlecht Informationen in dem Umfang entnehmen, wie wir sie vielleicht zur eindeutigen Beantwortung der Frage benötigen würden. Auch können wir die Situation und damit die Gefühle der Person schlechter in einen größeren Kontext einordnen. Dies kann allerdings unter Umständen wichtig sein, da Emotionen von verschiedenen Faktoren beeinflusst werden, wie wir noch sehen werden.
- **Wie ist die Person veranlagt?** Neigt die Person zu bestimmten Emotionen eher als zu anderen? Wie ist das Gemüt der Person? Zur Beantwortung der Fragen sind auch dies Überlegungen, die unter Umständen mit einbezogen werden müssen. Im Alltag tun wir dies ja immer ganz automatisch.
- **Was geschieht außerdem gerade noch?** Um uns ein möglichst umfassendes Bild von einer Situation machen zu können, sammeln wir als Menschen gerne so viele Informationen wie möglich.
- Was ist mit Mischemotionen, also **„gemischten Gefühlen"?** Emotionen sind doch nicht immer so klar, wie in den Antwortmöglichkeiten angegeben?
- **Was ist überhaupt eine Emotion? Was ein Gefühl?**
- Wie kann etwas derart Komplexes wie diese Fähigkeiten überhaupt sinnvoll abgefragt werden? **Was soll das überhaupt?**

Meist drängen sich Fragen dieser Art ohne unser Zutun auf und stehen uns bei der Beantwortung im Wege, ob wir es wollen oder nicht. Um das zu vermeiden, wollen wir uns einen Weg erarbeiten, wie sie an Bedeutung verlieren. Meist sind sie nämlich **irrelevant** und rauben uns nur Gedächtniskapazität und einen klaren Blick auf die Aufgabe.

Was auch uns schleierhaft geblieben ist, ist, wie eine vollständige und möglichst sinnvolle Abprüfbarkeit einer solch komplexen Fähigkeit möglich sein soll, wenn gerade die essenziellen Bestandteile seitens der Testersteller leider eliminiert werden.

Es geht bei den Aufgaben **ausschließlich um die gegebene Situation** und die darin agierenden Personen. Ihr solltet also ausschließlich mit den **vorliegenden Informationen** arbeiten, alle anderen sind irrelevant!

10.2 Lehrkapitel

10.2.1 Status praesens

Bevor wir mit den Bearbeitungsstrategien des Untertests *Emotionen erkennen* beginnen, möchten wir euch bitten, euch auf einem Timer **21 Minuten** einzustellen und das **erste Aufgabenset** aus ➤ Kap. 10.3 in dieser Zeit zu bearbeiten.

Fertig? Dann schreibt euch hier euer Ergebnis auf: ________ (von 14)

10.2.2 Anamnese

Ohne gezielte Vorbereitung werden euch einige Aufgaben sicher schwergefallen sein. Dabei kann es insbesondere sein, dass ihr euch bei der einen oder anderen Aufgabe oder Antwortmöglichkeit einfach nicht ganz sicher wart – das ist völlig normal. Ihr solltet euch deshalb im Notizbereich unbedingt eure **Stärken**

und Schwächen aufschreiben, die ihr bei der Bearbeitung dieses Untertests erkannt habt. Geht hierbei ehrlich, gewissenhaft und gründlich vor.
Auch fertig? Gut. Von diesem Punkt an solltet ihr die nächsten Kapitel stets mit dem Fokus auf das **Verbessern eurer Schwächen** bearbeiten.

10.2.3 Diagnostik

Die theoretischen Grundlagen für dieses Kapitel haben wir bereits in ➤ Kap. 9.2.3 erarbeitet. Bei Bedarf könnt ihr also gerne noch einmal zurückblättern und nachlesen.

10.2.4 Therapie

Da auch ihr euch nun ausführlich mit dem Aufbau und den Hintergründen des Testteils *Emotionen erkennen* auseinandergesetzt habt, ist es euch sicher verständlich, dass es schwierig ist, an dieser Stelle eine Schritt-für-Schritt-Anleitung für die optimale Lösung der Aufgaben zu geben. Dafür sind die abgeprüften Fähigkeiten und der Prüfungsmodus leider einfach zu **ungreifbar** und zu **abstrakt.**
Auch deshalb haben wir versucht, euch so viel **Theorie** und fachlichen **„Unterbau"** zu vermitteln, also eine **breite Basis an Wissen,** aus der ihr **selbst schöpfen** könnt und sollt, wenn es an die Bearbeitung der Aufgaben geht.

AUFGEPASST! Da es sich beim *Emotionen erkennen* um das Abprüfen eines *Soft Skills* handelt, ist von euch sehr viel Transferleistung gefordert! Ihr müsst lernen, vernetzend zu denken und aus einer theoretischen Basis zu schöpfen, um Probleme lösen zu können!

Nichtsdestotrotz wollen wir euch hier ein paar praktische Tipps und Anweisungen für das Lösen der Aufgaben geben:

1. Die Antwortmöglichkeiten im MedAT orientieren sich, natürlich mit Ergänzungen, an den Basisemotionen und Grundgefühlen, deren Mischungen und Varianten. Deshalb wollen wir uns die Antwortmöglichkeiten, die im MedAT gerne verwendet werden, nun etwas genauer ansehen. Dies soll euch dabei helfen, um die geschilderten Situationen etwas besser einschätzen zu können. Damit ihr sie besser nachschlagen könnt und die Aufzählung übersichtlich bleibt, haben wir euch die Emotionen in einer Tabelle aufgelistet (➤ Tab. 10.1). Beachtet hierbei bitte, dass diese Liste unter Umständen nicht vollständig ist. Der Untertest *Emotionen erkennen* ist noch nicht sehr lange Bestandteil des MedAT und deshalb auch ein Teil, der ständig viel Veränderungen unterliegt. Eine vollständige Aufzählung aller jemals vorgekommenen Emotionen ist deshalb nicht möglich.

Tab. 10.1 Zusammenfassung der Antwortmöglichkeiten bei *Emotionen erkennen*

Emotion/Gefühl	Merkmale
Abneigung	Bewusste Empfindung, etwas oder jemanden nicht zu mögen
Akzeptanz	Bereitschaft, etwas oder jemanden zu akzeptieren
Angst	Beklemmendes, banges Gefühl, bedroht zu sein
Ausgeglichenheit	Ruhiges und entspanntes Verhalten; Zustand, in dem man sich der Umwelt gegenüber neutral verhält und schwer reizbar ist; Gemütsruhe; oft mit Zufriedenheit assoziiert
Dankbarkeit	Positives Gefühl mit dankbarer Gesinnung in Anerkennung einer materiellen oder immateriellen Zuwendung, die man bekommen wird oder bereits bekommen hat
Eifersucht	Starke, übersteigerte Furcht, jemandes Liebe und Zuneigung mit einem oder mehreren anderen teilen zu müssen oder an andere zu verlieren
Ekel/Abscheu	Gefühl der starken Abneigung und des Widerwillens vor etwas, das man als widerlich empfindet
Empörung	Entrüstung als Reaktion auf Verstöße gegen moralische Konventionen
Enttäuschung	Gefühl, eine Hoffnung sei zerstört oder es sei einem unerwartet Kummer bereitet worden
Erleichterung	Gefühl einer inneren Freiheit oder Befreiung nach einer Belastung
Erwartung	Zustand des Wartens oder der Spannung
Freude	Gefühl des Frohseins, ausgelöst durch eine angenehme Situation oder durch die Erinnerung daran
Frustration	Gefühl der Enttäuschung und Machtlosigkeit, wenn unfreiwillig auf Erfüllung einer Erwartung oder eines Wunschs verzichtet werden muss

Tab. 10.1 Zusammenfassung der Antwortmöglichkeiten bei *Emotionen erkennen (Forts.)*

Emotion/Gefühl	Merkmale
Herausforderung/Motivation	Gesamtheit der Motive und Gefühle, die zu einer Handlungsbereitschaft führen, zielgerichtet
Hoffnung	Vertrauen in die Zukunft; Zuversicht, Optimismus in Bezug auf die Zukunft, positive Erwartungshaltung
Liebe	Starkes Gefühl des Hingezogenseins, Empfinden einer starken Zuneigung zu einem anderen Menschen, die den Zweck oder Nutzen einer zwischenmenschlichen Beziehung übersteigt
Mitleid	Gefühlte Anteilnahme an Schmerz und Leid anderer
Neid	Empfindung oder Haltung, bei der jemand einem anderen einen Erfolg oder einen Besitz nicht gönnt oder Gleiches besitzen möchte
Reue	Tiefes Bedauern über eine als übel, unrecht oder falsch erkannte Handlungsweise
Scham	Gefühl der Verlegenheit, quälende Empfindung, ausgelöst durch das Bewusstsein, versagt zu haben, und das Gefühl, sich eine Blöße gegeben zu haben
Schuld	Eindruck, durch das eigene, falsche Denken und Handeln etwas Negatives verursacht oder nicht verhindert zu haben
Sorge/Besorgnis	Bedrückendes Gefühl der Unruhe und Angst, oft auch um etwas oder jemanden
Stolz	Gefühl einer großen Zufriedenheit mit sich selbst oder anderen; entspringt der Gewissheit, etwas Besonderes, Anerkennenswertes oder Zukunftsträchtiges geleistet zu haben; Selbstbewusstein oder Freude über einen Besitz oder eine Leistung
Trauer	Seelischer Schmerz über einen Verlust oder ein Unglück
Überraschung	Erleben unvorhergesehener Situationen, Gefühle oder Begegnungen, positiv oder negativ, verknüpft mit Verwirrung
Verachtung	starke Geringschätzung basierend auf der Überzeugung des Unwertes von Personen oder Institutionen
Wut/Ärger	Gefühl des Unwillens, ausgelöst durch Missfallen, Enttäuschung oder Unzufriedenheit, Wut ist die Steigerung des Ärgers
Zufriedenheit	Innere Ausgeglichenheit, Zufriedenheit mit den gegebenen Verhältnissen, Leistungen oder Ähnlichem, eng verbunden mit Ausgeglichenheit
Zuversicht	Gefühl des festen Vertrauens auf etwas zu erwartendes Gutes

2. Benutzt nun diese Aufzählung, um die Antwortmöglichkeiten einer Aufgabe mit den jeweiligen Definitionen **abzugleichen** und zu **beurteilen,** wie gut oder ob diese überhaupt für die geschilderte Situation zutrifft. Bei zur Situation passenden Emotionen und solchen, die zur momentanen Situation der Person zutreffen, scheint eine Zuordnung zu „eher wahrscheinlich" nahe zu liegen. Bei völlig unpassenden Emotionen, also solchen, die nicht zur geschilderten Situation passen, scheint dagegen eine Zuordnung zu „eher unwahrscheinlich" nahe zu liegen. **Dies ist der wichtigste Schritt!**

AUFGEPASST! Versucht, euch die Definitionen der Emotionen so weit einzuprägen, dass ihr für jede der gegebenen Antwortmöglichkeiten die Definition der Emotion parat habt und sie mit dem möglichen Gefühlsleben der Person in der geschilderten Situation abgleichen könnt!

3. Sucht euch hierzu **Schlüsselwörter** in der Situationsbeschreibung, die Rückschlüsse auf das Gefühlsleben der Person in der geschilderten Situation zulassen könnten.
4. Da ihr die Liste im MedAT nicht habt, versucht, sie zu lernen und euch einzuprägen. Um euch dies einfacher zu machen, folgender Trick: Überlegt euch für jede Emotion eine ganz **persönliche Situation oder ein Ereignis,** das ihr damit verbindet. So könnt ihr verschiedene Gefühle ganz leicht mit der jeweiligen Definition verknüpfen.
5. Mag banal klingen, ist aber wichtig: Versucht, euch in die Situation **hineinzuversetzen,** allerdings nicht als „ihr selbst", sondern versucht, so gut es geht **neutral** die Position der beschriebenen Person einzunehmen. Dabei solltet ihr immer **Distanz** zu eurer eigenen Persönlichkeit wahren, denn es geht nicht darum, wie *ihr* entscheiden würdet, sondern die beschriebene Person. Dies ist natürlich schwer, da ihr kein umfangreiches und vollständiges Bild von dieser Person bekommt, sondern nur einen kleinen Ausschnitt. Deshalb:

6. Ruft euch nochmal die **irrelevanten Fragen** vom Anfang des Kapitels ins Gedächtnis (➤ Kap. 10.1). Versucht, diese so gut es geht zu ignorieren. Leider werdet ihr bei diesem Testteil dazu angehalten, Situationen einseitig und stur zu betrachten, anstatt sie differenziert und tiefgreifend anzugehen.
7. Dieser Punkt ist sehr wichtig: Es geht bei diesem Aufgabetypus **nicht um eine moralische Bewertung der Antwortmöglichkeiten,** sondern lediglich um eine **Kategorisierung** in *wahrscheinlich* und *unwahrscheinlich.* Beim Bearbeiten werdet ihr sicherlich ab und an denken, dass die eine Reaktion bzw. ein Gefühl besser sei als eine andere bzw. ein anderes. Solltet ihr euch dabei ertappen, macht euch sofort klar, dass dies **nicht gefragt und gefordert** ist und euch somit vom Ziel abbringt!

10.2.5 Empfehlung

Lernplan, Zeitmanagement und Intensität

Erinnert euch an eure Anamnese in ➤ Kap. 10.2.2. Wie geht es euch jetzt mit euren Schwächen – habt ihr sie verbessern können oder habt ihr sie sogar überwunden?
Außerdem fragt ihr euch bestimmt, **mit welchen Aufgaben, wann** und **wie intensiv** ihr diesen Untertest lernen solltet.

Welche Aufgaben?

Zu Beginn könnt ihr die übrig gebliebenen Beispielaufgaben dieses Kapitels (➤ Kap. 10.3) bearbeiten. Am Ende des Buches findet ihr außerdem weitere Aufgaben, die zu Test-„Simulationen“ zusammengefasst sind. Auch diese sind zum Üben perfekt geeignet.

Wann?

Das *Wann* erübrigt sich, wenn ihr unseren Lernplan benutzt, da hier jegliche Lernzeit Tag für Tag durchgetaktet ist. Solltet ihr euch dafür entscheiden, euren eigenen Lernplan zu nutzen, empfehlen wir euch, die Übungsaufgaben immer nach dem Lernen bzw. Üben vom BMS-Teil zu bearbeiten, da das dem Ablauf beim MedAT entspricht und sich auch in der Gewichtung niederschlägt.

Wie intensiv sollt ihr lernen?

Da ihr alle individuelle Stärken und Schwächen habt, geben wir keine genauen Zeiten an, wie viele Stunden ihr lernen sollt. Wichtig ist nur, dass ihr am Ball bleiben müsst, da sich dieser Untertest zwar mühsam und mit viel Energie, jedoch erfolgreich trainieren lässt. Nehmt euch hier insbesondere eure Notizen zu euren Stärken und Schwächen zur Hand, um eure Lernstrategie danach auszurichten und daran anpassen zu können. Falls ihr mit der von uns vorgegebenen Struktur (➤ Kap. 10.2.4) nicht zurecht kommt, überlegt euch eine eigene, die euch besser liegt und eure Stärken und Defizite besser abbildet.

10.3 Beispielaufgaben

Wollen wir uns nun einigen Beispielaufgaben widmen, um einen Eindruck vom Prüfungsmodus zu bekommen und ein Gespür für die Aufgaben zu entwickeln. An dieser Stelle ist es wichtig, noch einmal die Empathie zu erwähnen. Wie in der Einleitung bereits besprochen, bezeichnet die Empathie die Fähigkeit zur emotionalen Resonanz und zur Übernahme der Sichtweise anderer. Genau dies wird bei den Aufgaben zum Erkennen von Emotionen gefordert. Es ist besonders wichtig, dass ihr euch in verschiedene Personen und Situationen hineinversetzen könnt, um aus der Beschreibung auf die Gefühle der Person schließen zu können.
Schauen wir uns einmal die originale Arbeitsanweisung aus den Beispielen des *Virtuellen Medizinischen Campus der österreichischen Universitäten* an:

„Bei den folgenden Aufgaben finden Sie kurze Situationsbeschreibungen, in denen geschildert wird, wie bestimmte Personen eine Situation sehen. Aus **diesen** *Informationen sollen Sie herausfinden, wie sich eine bestimmte Person in dieser Situation wahrscheinlich fühlt. Unterhalb der Situationsbeschreibungen finden Sie fünf Möglichkeiten, wie sich die Person in dieser Situation fühlen könnte. Sie sollten für jede der Möglichkeiten angeben, ob sie eher wahrscheinlich oder eher unwahrscheinlich ist.*
Aus theoretischen Modellen und empirischen Studien ist bekannt, welche Emotionen in den betreffenden Situationsbeschreibungen eher wahrscheinlich und welche eher unwahrscheinlich auftreten. Eine Aufgabe gilt als richtig gelöst, wenn Sie alle eher wahrscheinlich auftretenden Emotionen und alle eher unwahrscheinlich auftretenden Emotionen richtig erkannt haben.
Bitte überlegen Sie nun anhand der vorgegebenen Informationen, welche Emotionen in der betreffenden Situation bei einer bestimmten Person eher wahrscheinlich und welche eher unwahrscheinlich sind. **Orien-**

tieren Sie sich dabei bitte nur an den Situationsbeschreibungen und den Informationen, die Sie über die betreffenden Personen haben. *Es geht nicht darum, wie Sie sich in der betreffenden Situation fühlen würden. Sie sollen sich vielmehr in eine bestimmte Situation und Person hineinversetzen und anhand der vorliegenden Informationen entscheiden, welche Emotionen eher wahrscheinlich und welche eher unwahrscheinlich auftreten."*

AUFGEPASST! Vergesst also nie: Es geht nicht darum, wie IHR euch in der angegebenen Situation fühlen würdet, sondern darum, euch in die Situation und in die Person hineinzuversetzen und **nur die vorhandenen** Informationen zur Beantwortung der Aufgabe zu benutzen. **Nehmt keine moralische Bewertung der Emotionen vor!**

AUFGEPASST! Es ist wichtig, dass ihr euch, wie in der Arbeitsanweisung beschrieben, bei **jeder** der Antwortmöglichkeiten **für eine Zuordnung entscheidet.** Tut ihr dies nicht, wird die **gesamte** Aufgabe mit **null Punkten** bewertet! Dies geschieht außerdem auch, wenn ihr einer oder mehreren Antwortmöglichkeiten **beide Zuordnungen** zuweist.

Alles klar? Dann bearbeiten wir folgende Beispiele. Versucht dabei, die Aufgaben zunächst ohne das Lesen der Erklärungen zu lösen und erst danach zu schauen, ob und warum ihr falsch oder richtig gelegen habt.

10.3.1 Aufgaben

Musteraufgaben

1. Anna und Markus sind ein frisch verheiratetes, junges Ehepaar. Schon seit Zeiten vor ihrer Heirat versuchten sie, bisher immer erfolglos, Kinder zu bekommen. Nach Beratung bei diversen Ärzten und frustrierenden Besuchen in Fertilitätskliniken hatten sie die Hoffnung schon so gut wie aufgegeben und versucht, sich mit der Kinderlosigkeit abzufinden, als Anna unerwartet doch noch schwanger wird. Wie fühlt sich Markus in dieser Situation?

	eher wahrscheinlich	eher unwahrscheinlich
Er ist überrascht.	□	□
Er ist stolz.	□	□
Er ist erfreut.	□	□
Er ist hoffnungsvoll.	□	□
Er fühlt sich schuldig.	□	□

Wollen wir uns nun mit der Besprechung und Erklärung der Antworten dieser Aufgabe befassen:
Aus der Situationsbeschreibung erfahren wir, dass Markus sich als Ehepartner von Anna, als Teil des Ehepaars, genau wie sie ein Kind wünscht. Da er nach den unzähligen frustranen Versuchen und Arztbesuchen die längste Zeit in dem Glauben gelebt hat, sein Leben kinderlos führen zu müssen, können wir annehmen, dass er sowohl überrascht als auch erfreut ist, als er erfährt, dass seine Frau schwanger ist. Wichtige Signalwörter in der Situationsbeschreibung sind **„erfolglos"** und **„unerwartet".** Menschen sind normalerweise *überrascht*, wenn etwas Unerwartetes, oft Positives, geschieht. Markus wird in dieser Situation wahrscheinlich überrascht sein, da er nicht mehr damit gerechnet hatte, ein Kind zu bekommen und schon begann, sich mit der Kinderlosigkeit abzufinden, als sich die Umstände plötzlich völlig änderten. Eng hiermit verbunden ist natürlich auch die Freude über die Erfüllung des langjährigen Kinderwunsches, weshalb es wahrscheinlich ist, dass er sich *freut.*
Richtig wäre also, bei „Er ist überrascht" und bei „Er ist erfreut" die Antwort „eher wahrscheinlich" zu geben.
Wir erfahren aus der Situationsbeschreibung außerdem, dass der Kinderwunsch der beiden eine lange gehegte Hoffnung war, die sich nun erfüllt hat. Markus wird sich also wohl eher nicht hoffnungsvoll fühlen. Menschen fühlen sich für gewöhnlich hoffnungsvoll, wenn sie einen Glauben oder eine Erwartung, meist gepaart mit positiven Gefühlen, an die Zukunft haben, ohne dass Gewissheit darüber besteht, ob sich diese Hoffnung bewahrheiten wird oder nicht. Dies trifft auf die gegebene Situation nicht (mehr) zu. Wir erfahren nur etwas über den nun erfüllten Kinderwunsch, über andere Aspekte im Leben von Markus könnten wir nur Mutmaßungen anstellen.

Ähnlich verhält es sich mit dem Stolz. Man ist stolz auf etwas, wenn man von einem Gefühl der großen Zufriedenheit mit sich selbst oder anderen erfüllt ist. Hierbei ist die Freude an die Gewissheit gebunden, etwas Besonderes oder Anerkennenswertes geleistet zu haben. Auch dies trifft in dieser Situation eher nicht zu, da Markus die Schwangerschaft seiner Frau eher nicht als eine außergewöhnliche Leistung seinerseits betrachten wird. Abgesehen vom Geschlechtsverkehr und seinem Timing ist die Schwangerschaft ein Vorgang, der willentlich nur sehr wenig von den Betroffenen kontrolliert werden kann, also wahrscheinlich auch wenig als wirkliche Errungenschaft betrachtet werden wird.
Und schließlich wird Markus sich auch nicht schuldig fühlen, da Menschen sich schuldig fühlen, wenn sie den Eindruck haben, durch das eigene, falsche Denken und Handeln etwas Negatives verursacht oder nicht verhindert zu haben. Auch das trifft auf Markus in der geschilderten Situation nicht zu.
Richtig wäre also, bei „Er ist stolz", „Er ist hoffnungsvoll" und bei „Er fühlt sich schuldig" die Antwort „eher unwahrscheinlich" zu geben. Die richtig ausgefüllte Antwortmatrix würde folgendermaßen aussehen:

	eher wahrscheinlich	**eher unwahrscheinlich**
Er ist überrascht.	☒	☐
Er ist stolz.	☐	☒
Er ist erfreut.	☒	☐
Er ist hoffnungsvoll.	☐	☒
Er fühlt sich schuldig.	☐	☒

2. Sophie und Hannes, langjährige Schulfreunde, haben beide nach dem Ablegen der Matura die Ambition, Medizin zu studieren, und nahmen im vergangenen Jahr am MedAT teil. Sophie war immer eine strebsame Schülerin und musste dies auch sein, da ihr das Lernen nicht unbedingt leichtfällt. Trotzdem schaffte sie es bisher, gute Noten zu schreiben, was sie sich allerdings immer hart, lange und ausdauernd erarbeiten musste. Hannes hingegen erbrachte auch ohne große Anstrengungen meist gute Leistungen in der Schule. Er schaffte den MedAT folglich auch mit nur zwei Wochen Vorbereitungszeit gleich beim ersten Versuch. Sophie hingegen schaffte dies auch trotz intensivem Lernen über drei Monate nicht. Wie fühlt sich Sophie in dieser Situation?

	eher wahrscheinlich	**eher unwahrscheinlich**
Sie ist stolz.	☐	☐
Sie bereut etwas.	☐	☐
Sie ist frustriert.	☐	☐
Sie empfindet Verachtung.	☐	☐
Sie ist zuversichtlich.	☐	☐

Widmen wir uns auch hier der Erklärung und Besprechung der Antwortmöglichkeiten:
Aus der Situationsbeschreibung erfahren wir, dass Sophie trotz harter und andauernder Bemühungen ihr Ziel, den MedAT erfolgreich zu schreiben, verfehlt hat. Sie wird deshalb wohl *frustriert* sein.
Es wäre daher richtig, bei „Sie ist frustriert" die Antwort „eher wahrscheinlich" zu geben.
Wir erfahren, dass Sophie den MedAT nicht erfolgreich abgelegt hat. Sie wird sich deshalb wohl kaum stolz fühlen, da sie dies nicht als erfolgreiche Leistung ihrerseits werten wird.
Reue empfinden Menschen im Falle der Unzufriedenheit, der Abscheu, des Schmerzes und Bedauerns über das eigene, fehlerhafte Tun und Lassen. Hiermit verbunden ist die Gewissheit über dessen Unwert oder Unrecht und meist auch der Willensvorsatz zur Besserung. Sophie allerdings hat sich nichts vorzuwerfen: Sie hat monatelang hart gelernt und ihr Bestes gegeben. Reue wird sie demnach nicht empfinden.
Auch Verachtung wird Sophie wohl eher nicht empfinden. Verachtung ist das Gefühl der starken Geringschätzung, Abscheu oder Missachtung gegenüber einer Person oder Institution. Hierfür hat Sophie keine Gründe. Erst recht nicht gegenüber Hannes, der ihr langjähriger Schulfreund ist.
Um zu beurteilen, ob Sophie zuversichtlich ist oder nicht, liegen uns in der Situationsbeschreibung nicht genügend Informationen vor. Wir erfahren sehr wenig über ihre aktuelle Situation, die Handlungsalternativen oder wie sie die Zukunft sieht. Daher können wir nicht sagen, ob sie zuversichtlich ist oder nicht.
Es wäre also richtig, bei „Sie ist stolz", „Sie bereut etwas", „Sie empfindet Verachtung" und bei „Sie ist zuversichtlich" die Antwort „eher unwahrscheinlich" zu geben. Die richtig ausgefüllte Antwortmatrix würde folgendermaßen aussehen:

Notizen

	eher wahrscheinlich	**eher unwahrscheinlich**
Sie ist stolz.	☐	☒
Sie bereut etwas.	☐	☒
Sie ist frustriert.	☒	☐
Sie empfindet Verachtung.	☐	☒
Sie ist zuversichtlich.	☐	☒

Weitere Aufgaben zum Selbstüben

Nach den zwei Beispielaufgaben mit ausführlicher Beantwortung folgen auf den nächsten Seiten noch einige Beispielaufgaben, die ihr selbst beantworten könnt. Die Lösungen findet ihr am Ende des Kapitels. Bei den Lösungen wird es sicherlich teilweise unterschiedliche Sichtweisen auf die korrekten Antworten geben, was – wie schon öfter betont – der schlechten Greifbarkeit der Thematik und auch den extrem unterschiedlichen Denkweisen und Lösungsansätzen geschuldet ist. Jeder Mensch ist von seinem Gedankengebäude her unterschiedlich, vor allem was das Soziale und den Charakter angeht. Diese Aufgaben und damit auch die Lösungen stellen lediglich einen Versuch dar, dies so weit und so gut wie möglich zu objektivieren.

3. Melanie ist Studentin und hat sich kürzlich von ihrem festen Freund getrennt. Die Beziehung war eine Fernbeziehung, was Melanie auf Dauer nicht ertragen konnte. Als sie in den Semesterferien wieder einmal zu Besuch in ihrem Heimatort ist, lernt sie Martin kennen, der sich in sie verliebt und gerne eine Beziehung mit ihr eingehen möchte. Melanie lehnt das mit der Begründung ab, dann wieder eine Fernbeziehung führen zu müssen. Ein paar Wochen später erfährt Martin, dass Melanie wieder einen festen Freund hat. Dieser kommt aus dem gleichen Ort wie er und wohnt nur ein paar Straßen weiter. Wie fühlt sich Martin in dieser Situation?

	eher wahrscheinlich	eher unwahrscheinlich
Er fühlt sich schuldig.	☐	☐
Er ist eifersüchtig.	☐	☐
Er ist traurig.	☐	☐
Er ist hoffnungsvoll.	☐	☐
Er ist verärgert.	☐	☐

4. Maria ist Studentin und hat dementsprechend begrenzte finanzielle Mittel. Um Geld zu sparen, fährt sie viel mit dem Fahrrad. Durch die häufige Nutzung ist dieses aber schon länger reparaturbedürftig, besonders die Bremsen sind in Mitleidenschaft gezogen und funktionieren nicht einwandfrei. Eines Tages, auf dem Weg zum Supermarkt, übersieht sie beim Abbiegen einen älteren Herrn, der gerade sehr langsam die Straße überquert. Sie verursacht wegen ihrer schlecht funktionierenden Bremsen einen Unfall, bei dem sich der ältere Mann den Oberschenkelknochen bricht und große Schmerzen hat. Wie fühlt sich Maria in dieser Situation?

	eher wahrscheinlich	eher unwahrscheinlich
Sie ist hoffnungsvoll.	☐	☐
Sie fühlt sich schuldig.	☐	☐
Sie empfindet Reue.	☐	☐
Sie ist verärgert.	☐	☐
Sie ist besorgt.	☐	☐

5. Laura und Paul sind Kommilitonen und Freunde. Sie treffen sich oft in der Bibliothek ihrer Universität, um gemeinsam zu lernen. Als Paul eine kleine Pause machen möchte, findet er auf dem Weg zu Cafeteria einen 20-Euro-Schein und steckt ihn ein, da er nicht weiß, wem er gehört. In der Cafeteria bezahlt er damit seinen Kaffee und ein Brötchen. Als Laura später zu ihm stößt, erzählt sie ihm etwas besorgt, dass ihr 20 Euro fehlen, die sie nur lose in eine Außentasche ihres Rucksacks gesteckt hatte und für ihr Mittagessen ausgeben wollte. Paul traut sich nun nicht mehr, seiner Freundin zu sagen, dass er die 20 Euro gefunden hat, auch deshalb, weil er das Geld schon ausgegeben hat. Wie fühlt sich Paul in dieser Situation?

	eher wahrscheinlich	eher unwahrscheinlich
Er schämt sich.	☐	☐
Er ist besorgt.	☐	☐
Er ist traurig.	☐	☐
Er bereut etwas.	☐	☐
Er fühlt sich schuldig.	☐	☐

6. Ann-Kathrin ist berufstätig und wohnt und arbeitet im Ausland. Sie führt dort ein glückliches Leben. Als sie seit längerer Zeit wieder einmal ihre Eltern in der Heimat besucht, begegnet sie beim Einkaufen ihrer alten Schulfreundin Brigitte, die während der Schulzeit ihre beste Freundin war, mit der sie aber seitdem keinen Kontakt mehr hatte. Ann-Kathrin bleibt stehen und möchte sie begrüßen und sich mit ihr austauschen, wird allerdings von Brigitte, die sich in Begleitung von mehreren Freundinnen befindet und auch sogleich weiterläuft, kaum beachtet. Wie fühlt sich Ann-Kathrin in dieser Situation?

	eher wahrscheinlich	eher unwahrscheinlich
Sie ist enttäuscht.	☐	☐
Sie ist neidisch.	☐	☐
Sie ist eifersüchtig.	☐	☐
Sie ist traurig.	☐	☐
Sie ist hoffnungsvoll.	☐	☐

7. Daniel ist Neurowissenschaftler und beschäftigt sich mit der Integration der verschiedenen Hirnfunktionen zu einem funktionierenden System. Heute soll er eine Präsentation über sein Fachgebiet für die Max-Planck-Gesellschaft halten, die er sicher beherrscht. Er hat die Präsentation gut vorbereitet und auf einen USB-Stick kopiert. Außerdem hat er etliche Male überprüft, ob dieser funktioniert und ob sich die Präsentation vom USB-Stick aus öffnen lässt. Als er den USB-Stick kurz vor seinem Vortrag an den auf dem Podium vorhandenen Computer anschließen möchte, während das ganze Publikum wartet, funktioniert dieser nicht und die Präsentation lässt sich nicht öffnen. Wie fühlt sich Daniel in dieser Situation?

	eher wahrscheinlich	eher unwahrscheinlich
Er ist überrascht.	☐	☐
Er ist empört.	☐	☐
Er ist traurig.	☐	☐
Er ist zuversichtlich.	☐	☐
Er schämt sich.	☐	☐

8. Manfred und Alexander sind beste Freunde. Alexander erzählt Manfred aufgeregt und freudig von einer verheirateten Frau, die er auf einer Geschäftsreise kennengelernt hat, und dass er nun eine Affäre mit ihr begonnen habe. Manfred ließ sich allerdings erst vor ein paar Monaten von seiner Frau scheiden, da sie ihn mit einem anderen Mann betrogen hatte. Wie fühlt sich Manfred in dieser Situation?

	eher wahrscheinlich	eher unwahrscheinlich
Er ist traurig.	☐	☐
Er empfindet Mitleid.	☐	☐
Er ist empört.	☐	☐
Er ist eifersüchtig.	☐	☐
Er empfindet Verachtung.	☐	☐

Notizen

9. Franziska ist 6 Jahre alt und hat sich zu Weihnachten eine Puppe gewünscht, die sie schon oft in einem Schaufenster gesehen hat. Nachdem an Weihnachten alle Geschenke ausgepackt wurden, war für sie keine Puppe dabei. Gerade als sie enttäuscht und schmollend den Raum verlassen möchte, zieht ihre Mutter unter dem Tisch ein weiteres Geschenk für sie hervor. Darin ist ihre lang ersehnte Puppe eingepackt. Wie fühlt sich Franziska in dieser Situation?

	eher wahrscheinlich	**eher unwahrscheinlich**
Sie ist erleichtert.	□	□
Sie freut sich.	□	□
Sie fühlt sich schuldig.	□	□
Sie ist stolz.	□	□
Sie ist überrascht.	□	□

10. Susanne arbeitet in einem großen Unternehmen und möchte Karriere machen. Sie hat deshalb in letzter Zeit sehr viel Stress. Auf ihrem Nachhauseweg mit dem Auto nach einem langen Arbeitstag ist sie sichtlich unkonzentriert und verursacht einen Autounfall, bei dem sie das Auto einer jungen Familie von der Straße abdrängt. Sie überstand den Unfall unbeschadet, alle Insassen des anderen Fahrzeugs wurden allerdings verletzt ins Krankenhaus transportiert. Bei Susanne herrscht Ungewissheit über die Schwere der Verletzungen, die sie durch den Unfall bei der Familie verursacht hat. Hierüber macht sie sich viele Gedanken. Ein paar Tage später erfährt sie, dass die Familie glücklicherweise nur leicht verletzt gewesen und schon wieder nach Hause entlassen worden sei. Wie fühlt sich Susanne in dieser Situation?

	eher wahrscheinlich	**eher unwahrscheinlich**
Sie fühlt sich schuldig.	□	□
Sie fühlt sich innerlich ausgeglichen.	□	□
Sie ist besorgt.	□	□
Sie ist erleichtert.	□	□
Sie ist überrascht.	□	□

11. Maja ist Studentin und muss eine Hausarbeit schreiben. Sie hatte mehrere Wochen Zeit, um daran zu arbeiten, aber sie ist noch nicht sehr weit gekommen. Der Abgabetermin rückt immer näher und sie fühlt sich langsam gestresst. Ihre Freunde haben ihr angeboten, ihr zu helfen, aber sie möchte ihnen nicht zur Last fallen. Wie fühlt sich Maja in dieser Situation?

	eher wahrscheinlich	**eher unwahrscheinlich**
Sie fühlt sich ängstlich.	□	□
Sie ist erleichtert.	□	□
Sie ist dankbar.	□	□
Sie empfindet Gleichgültigkeit.	□	□
Sie fühlt sich schuldig.	□	□

Notizen

12. Laura hat in den letzten Monaten hart gearbeitet, um für einen Marathon in Form zu kommen. Sie hat sich an ein strenges Diät- und Trainingsprogramm gehalten, musste aber auch einige Rückschläge hinnehmen. Letzte Woche zog sie sich bei einem Trainingslauf eine Muskelzerrung zu und musste einige Tage mit dem Training aussetzen. Sie macht sich Sorgen, dass sich dies auf ihre Leistung beim Marathon auswirken wird. Wie fühlt sich Laura in dieser Situation?

	eher wahrscheinlich	eher unwahrscheinlich
Sie ist motiviert.	□	□
Sie ist zuversichtlich.	□	□
Sie ist entmutigt.	□	□
Sie ist frustriert.	□	□
Sie ist stolz.	□	□

13. Sabrina hat gerade ihre Abschlussprüfungen an der Universität beendet. Sie ist sehr glücklich, denn sie findet, dass sie die Prüfungen sehr gut bestanden hat. Jetzt freut sie sich darauf, einen neuen Lebensabschnitt zu beginnen. Sie möchte für drei Monate nach Australien reisen, um ihr Englisch zu verbessern und mehr über das Land zu erfahren. Ihre Eltern unterstützen diese Idee jedoch nicht, da sie der Meinung sind, dass dies zu teuer ist und Sabrina so bald wie möglich arbeiten sollte. Wie fühlt sich Sabrina in dieser Situation?

	eher wahrscheinlich	eher unwahrscheinlich
Sie ist aufgeregt.	□	□
Sie ist enttäuscht.	□	□
Sie ist verärgert.	□	□
Sie ist frustriert.	□	□
Sie ist hoffnungslos.	□	□

14. Manuel ist junger Arzt und arbeitet seit zwei Jahren in einer kleinen Klinik in einer ländlichen Gegend. Seine Arbeit gefällt ihm, aber er interessiert sich auch für andere Bereiche der Medizin, zum Beispiel für die Chirurgie. Deshalb hat er sich um eine Stelle in einem großen Krankenhaus in der Stadt beworben. Er wurde zu einem Vorstellungsgespräch eingeladen und es verlief sehr gut. Eine Woche später erhielt Manuel jedoch eine E-Mail, in der ihm mitgeteilt wurde, dass er nicht für die Stelle ausgewählt worden ist. Wie fühlt sich Manuel in dieser Situation?

	eher wahrscheinlich	eher unwahrscheinlich
Er ist traurig.	□	□
Er ist wütend.	□	□
Er ist enttäuscht.	□	□
Er ist hoffnunglos.	□	□
Er ist erleichtert.	□	□

Notizen

10.3.2 Lösungen

3.	**eher wahrscheinlich**	**eher unwahrscheinlich**
Er fühlt sich schuldig.	☐	☒
Er ist eifersüchtig.	☒	☐
Er ist traurig.	☒	☐
Er ist hoffnungsvoll.	☐	☒
Er ist verärgert.	☒	☐

4.	**eher wahrscheinlich**	**eher unwahrscheinlich**
Sie ist hoffnungsvoll.	☐	☒
Sie fühlt sich schuldig.	☒	☐
Sie empfindet Reue.	☒	☐
Sie ist verärgert.	☐	☒
Sie ist besorgt.	☒	☐

5.	**eher wahrscheinlich**	**eher unwahrscheinlich**
Er schämt sich.	☒	☐
Er ist besorgt.	☐	☒
Er ist traurig.	☐	☒
Er bereut etwas.	☒	☐
Er fühlt sich schuldig.	☒	☐

6.	**eher wahrscheinlich**	**eher unwahrscheinlich**
Sie ist enttäuscht.	☒	☐
Sie ist neidisch.	☐	☒
Sie ist eifersüchtig.	☐	☒
Sie ist traurig.	☒	☐
Sie ist hoffnungsvoll.	☐	☒

7.	**eher wahrscheinlich**	**eher unwahrscheinlich**
Er ist überrascht.	☒	☐
Er ist empört.	☐	☒
Er ist traurig.	☐	☒
Er ist zuversichtlich.	☐	☒
Er schämt sich.	☐	☒

8.	**eher wahrscheinlich**	**eher unwahrscheinlich**
Er ist traurig.	☐	☒
Er empfindet Mitleid.	☐	☒
Er ist empört.	☒	☐
Er ist eifersüchtig.	☐	☒
Er empfindet Verachtung.	☒	☐

9.	**eher wahrscheinlich**	**eher unwahrscheinlich**
Sie ist erleichtert.	☐	☒
Sie freut sich.	☒	☐
Sie fühlt sich schuldig.	☐	☒
Sie ist stolz.	☐	☒
Sie ist überrascht.	☒	☐

10.	**eher wahrscheinlich**	**eher unwahrscheinlich**
Sie fühlt sich schuldig.	☒	☐
Sie fühlt sich innerlich ausgeglichen.	☐	☒
Sie ist besorgt.	☐	☒
Sie ist erleichtert.	☒	☐
Sie ist überrascht.	☐	☒

11.	**eher wahrscheinlich**	**eher unwahrscheinlich**
Sie fühlt sich ängstlich.	☒	☐
Sie ist erleichtert.	☐	☒
Sie ist dankbar.	☐	☒
Sie empfindet Gleichgültigkeit.	☐	☒
Sie fühlt sich schuldig.	☐	☒

12.	**eher wahrscheinlich**	**eher unwahrscheinlich**
Sie ist motiviert.	☐	☒
Sie ist zuversichtlich.	☐	☒
Sie ist entmutigt.	☒	☐
Sie ist frustriert.	☒	☐
Sie ist stolz.	☐	☒

13.	**eher wahrscheinlich**	**eher unwahrscheinlich**
Sie ist aufgeregt.	☒	☐
Sie ist enttäuscht.	☒	☐
Sie ist verärgert.	☐	☒
Sie ist frustriert.	☐	☒
Sie ist hoffnungslos.	☐	☒

14.	**eher wahrscheinlich**	**eher unwahrscheinlich**
Er ist traurig.	☒	☐
Er ist wütend.	☐	☒
Er ist enttäuscht.	☒	☐
Er ist hoffnunglos.	☐	☒
Er ist erleichtert.	☐	☒

KAPITEL

11 Soziales Entscheiden

Sinan Barus

11.1 Einführung

EMPFOHLENER ZEITPUNKT: TAG 9
Nach dem Lernplan steht dieses Kapitel für **Tag 9** an. Ihr solltet Euch hierfür **einen ganzen Tag** Zeit nehmen.

Mit den Aufgaben von *Soziales Entscheiden* soll laut den Testerstellern des MedAT herausgefunden werden, wie in sozialen Situationen Entscheidungen getroffen werden und welche Überlegungen hierbei angestellt werden. Weiter heißt es, dass Menschen in Alltagssituationen und auch im Beruf Entscheidungen treffen und dabei Informationen einholen und bedenken müssen. Außerdem könnten Menschen aus bereits getroffenen Entscheidungen lernen, damit sie zukünftig in neuen Situationen leichter Entscheidungen treffen können. Bei diesen Entscheidungen ist die priorisierte Reihung der Alternativen wichtig – genau das soll mit diesem Test erfasst werden. In den Aufgaben werden Situationen beschrieben, in die ihr euch im Test hineinversetzen sollt, um die als Antwortmöglichkeiten gegebenen Überlegungen ihrer Wichtigkeit nach zu ordnen. Es soll hierbei laut den Testentwicklern nicht um die Antwort selbst, sondern um die dabei angestellten Überlegungen gehen. Dies aber soll interessanterweise mit Hilfe eines Prüfungsmodus umgesetzt werden, der nur die Antworten prüft und keine richtigen Teilantworten zulässt geschweige denn Argumente prüft, sondern nur eine einzige Reihung als richtig ansieht. Dies spiegelt sich auch in sehr unterschiedlichen Testvaliditäten wider. Eine Variante des Tests, der in Belgien zur Zulassung zum Medizinstudium eingesetzt wurde, zeigte eine Korrelation von 0,10 mit der Prüfungsleistung und eine Korrelation von nur 0,08 mit den „interpersonellen Fähigkeiten".

DEFINITIONEN & INFORMATIONEN Die **Validität** ist ein statistisches Maß dafür, wie stark die durch eine Methode gemessenen Daten auch tatsächlich die zu messende Größe repräsentieren. In unserem Fall bedeutet das vereinfacht: In welchem Maße prüft der Untertest tatsächlich die sozial-emotionalen Kompetenzen des Prüflings?

Zur erschwerten Messbarkeit von solchen Fähigkeiten trägt außerdem die Idee der sozialen Erwünschtheit zu. Dies bedeutet, dass die Testergebnisse durch Antworttendenzen verfälscht werden, die nicht auf den eigenen Intentionen, sondern auf der angenommenen Akzeptanz durch andere basieren. Der Proband gibt also unter Umständen Antworten, von denen er *glaubt,* sie seien sozial erwünschter als die eigene „wahre" Antwort. Von außen gibt es in solchen Testsituationen kaum eine Möglichkeit, entscheiden zu können, aus welcher Intention heraus der Befragte seine Antwort gibt.

Wieviele Aufgaben muss man in welcher Zeit absolvieren?

- **14 Aufgaben** in **21 Minuten**
- Pro Aufgabe **1 Minute und 30 Sekunden**

Was wird geprüft?

- Art der **Überlegungen bei sozialen Entscheidungen**
- Fähigkeit zum **Einholen von Informationen** und **Priorisieren** bestimmter Überlegungen zum **Treffen von Entscheidungen**
- Fähigkeit zum **Lernen aus bereits getroffenen Entscheidungen**

Wie sehen die Aufgaben aus?

Aufgabenstellung

Trotz der schwierigen Abprüfbarkeit muss es wohl aus Sicht der Prüfungskommission einen Prüfungsmodus für diese Fähigkeiten geben, der hier auf eben diese Weise umgesetzt wurde. Es handelt sich bei der Art der Aufgaben dieses Untertests um einen sogenannten **Situational Judgement Test,** also einen Test zur Situationsbeurteilung. Der Aufbau der Aufgaben ist wie folgt: Es wird eine Situation beschrieben, mit der als Antwortmöglichkeiten fünf verschiedene Überlegungen assoziiert sind. Diese sollen nun nach ihrer moralischen Wichtigkeit geordnet und in eine Antwortmatrix, also in Form von Kreuzen eine Tabelle, eingetragen werden. Dabei muss eine eindeutige Rangfolge festgelegt werden.
Dieser und der Teil *Emotionen erkennen* sind die einzigen Testteile, die **nicht im Multiple-Choice-Modus** beantwortet werden sollen.

Antwortmöglichkeiten

Interessanterweise scheinen die Antwortmöglichkeiten mehr oder weniger den verschiedenen Stadien im **Stufenmodell der Moralentwicklung nach Lawrence Kohlberg** zu entsprechen, weshalb wir dieses später noch in aller Ausführlichkeit behandeln werden. Die Antwortmöglichkeiten lassen sich den Stufen im Modell zuordnen, das so zu einem Leitfaden für das moralische „Ranking" der Aussagen wird. Dies hilft euch immens bei der Angabe der von der Prüfungskommission *gewünschten* Antwort. Natürlich soll sich euer Arbeiten mit den Aufgaben dadurch nicht auf eine reine Textanalyse reduzieren, vielmehr soll euch das Stufenmodell als Orientierungshilfe dienen. Wir werden uns deshalb im Folgenden mit vielen verschiedenen Aspekten der gesamten Thematik beschäftigen.

Beispiel

Eine Aufgabe dieses Untertests könnte folgendermaßen aussehen:

Marius fährt mit seinem Auto zur Arbeit, als er eine Unfallstelle passiert und eine leblose Person auf dem Boden liegen sieht. Ersthelfer oder medizinisches Personal sind nicht in Sicht. Er ist in Eile und daher unsicher, wie er reagieren soll. Wie relevant sollten ihrer Meinung nach die folgenden Überlegungen, die Marius bei seiner Entscheidung angestellt haben könnte, sein?
Überlegungen:
(A) „Würden meine Freunde und Bekannten mich als Held sehen, wenn ich anhalten würde?"
(B) „Würden andere für mich anhalten, wenn ich der Verunglückte wäre?"
(C) „Würde ich mich in Gefahr begeben, wenn ich an der Unfallstelle exponiert wäre?"
(D) „Würde es nicht meine Pflicht sein, Menschen in Not zu helfen?"
(E) „Würde es nicht zum Problembewusstsein für fehlende Courage in der Zivilbevölkerung beitragen und andere dazu motivieren, Ersthelfer zu sein, wenn ich der Person helfen würde?"

	1	2	3	4	5
A	☐	☐	☐	☐	☐
B	☐	☐	☐	☐	☐
C	☐	☐	☐	☐	☐
D	☐	☐	☐	☐	☐
E	☐	☐	☐	☐	☐

Was muss man bei den Aufgaben beachten?

1. Es ist wichtig, dass ihr euch, wie in der Arbeitsanweisung beschrieben, für eine **eindeutige** Ordnung entscheidet. Jede Wichtigkeitsstufe darf nur **einmal** vergeben werden, außerdem müssen auch **alle fünf** Wichtigkeitsstufen einmal vergeben worden sein. Sollte dies nicht der Fall sein, solltet ihr also eine Stufe doppelt oder mehrfach vergeben oder einer oder mehreren Überlegungen keine Stufe zugeordnet haben, so wird die **gesamte Aufgabe mit null Punkten** gewertet!
2. Es geht bei den Aufgaben **ausschließlich um die gegebene Situation** und die darin agierenden Personen. Ihr solltet also ausschließlich mit den **vorliegenden Informationen** arbeiten, alle anderen sind irrelevant!

Notizen

11.2 Lehrkapitel

11.2.1 Status praesens

Bevor wir mit den Bearbeitungsstrategien des Untertests *Sozialen Entscheidens* beginnen, möchten wir euch bitten, euch auf einem Timer **21 Minuten** einzustellen und das **erste Aufgabenset** aus ➤ Kap. 11.3 in dieser Zeit zu bearbeiten.

Fertig? Dann schreibt euch hier euer Ergebnis auf: ________ (von 14)

11.2.2 Anamnese

Ohne gezielte Vorbereitung werden euch einige Aufgaben sicher schwergefallen sein. Dabei kann es insbesondere sein, dass ihr euch bei der einen oder anderen Aufgabe oder Antwortmöglichkeit einfach nicht ganz sicher wart – das ist völlig normal. Ihr solltet euch deshalb im Notizbereich in der Randspalte unbedingt eure **Stärken und Schwächen** aufschreiben, die ihr bei der Bearbeitung dieses Untertests erkannt habt. Geht hierbei ehrlich, gewissenhaft und gründlich vor.

Auch fertig? Gut. Von diesem Punkt an solltet ihr die nächsten Kapitel stets mit dem Fokus auf das **Verbessern eurer Schwächen** bearbeiten.

11.2.3 Diagnostik

In den folgenden Kapiteln wollen wir uns mit den Grundlagen dieses Testteils beschäftigen.

Moral und Ethik

Zunächst einmal erscheint es vielleicht sinnvoll, auf die Begriffe *Moral* und *Ethik* einzugehen und den Unterschied zwischen beiden zu klären.

DEFINITIONEN & INFORMATIONEN Unter **Moral** versteht man laut Definition die **Gesamtheit von ethisch-sittlichen Normen,** Grundsätzen und Werten, die das zwischenmenschliche Verhalten einer Gesellschaft regulieren und die von ihr als verbindlich akzeptiert werden. Die Moral stellt also ein Normensystem dar, dessen Gegenstand das richtige Handeln von Menschen in einer Gesellschaft ist.
Die **Ethik** ist im Gegensatz hierzu die philosophische Disziplin oder auch die eigenständige Lehre, die das sittliche Verhalten des Menschen selbst zum Gegenstand hat.
Die Ethik ist also die **wissenschaftliche Beschäftigung mit der Moral** und steht somit eine Reflexionsstufe über ihr, da sie diverse Moralen reflektiert, analysiert und systematisiert. Die Moral ist umgekehrt die **Anwendung der Ethik.**

Man unterscheidet drei Teilbereiche der Ethik (➤ Tab. 11.1). Die *deskriptive Ethik* beschäftigt sich mit der Frage, welche Normensysteme die Menschen de facto vertreten, unternimmt also den Versuch einer empirischen Beschreibung der Moral. Die *normative Ethik* fragt, welche Normensysteme die Menschen vertreten sollten und versucht, Prinzipien, Kriterien und Maßstäbe moralisch richtigen Handelns zu finden. Es bleibt die *Metaethik,* auch theoretische Ethik genannt, die sich mit der Frage befasst, wie ethische und moralische Urteile selbst zu verstehen sind.

Tab. 11.1 Teilbereiche der Ethik

Teilbereich	Typische Frage
Deskriptive Ethik	Sehen Menschen Lügen immer als falsch an?
Normative Ethik	Ist Lügen immer falsch?
Metaethik	Ist Lügen moralisch immer falsch? Wie könnte dies begründet werden? Unter welchen Bedingungen ist es richtig oder falsch?

Soziale Normen

Diese wissenschaftlichen Theorien und philosophischen Tätigkeitsfelder stehen über dem, was für uns im Alltag tatsächlich als relevant und vor allem erfahr- und anwendbar erlebt wird, nämlich den sozialen Normen. Sie sind sozusagen die **Anwendung der Moral** und deren unterschiedliche Auslegungen, mit denen wir uns tagtäglich konfrontiert sehen. Soziale Normen machen das geregelte Zusammenleben von Menschen und somit eine strukturierte Gesellschaft erst möglich. Sie können hierbei unterschiedlichste Ausprägungen haben und sich uns auf unterschiedlichen Ebenen präsentieren, die von ungeschriebenen Gesetzen, also sozial und gesellschaftlich anerkannten Gepflogenheiten, über Regeln und Verbote bis hin zum tatsächlich geschriebenen Gesetz reichen können. Obwohl sich viele dieser Normen beim Vergleich der verschiedenen Kulturen und Völker auf der Erde ähneln, sind die meisten doch sehr kulturspezifisch und lassen sich schlecht vergleichen.

FUN FACT **„Andere Länder, andere Sitten".** Dieser wohl jedem bekannte Spruch lässt sich leicht erklären, indem wir unterschiedliche soziale Normen und deren kulturspezifische Entwicklung betrachten. Wichtig ist, dass es auf der Stufe der Moral hierbei kein „besser" oder „schlechter" gibt. Dies ist eine Frage, die nur die Ethik beantworten kann.

Die Moralentwicklung nach Piaget

Jean Piaget (1896–1980) war ein Schweizer Biologe, der sich zeitlebens mit kognitiver Entwicklungspsychologie und genetischer Epistemologie, einem Zweig der philosophischen Erkenntnistheorie, beschäftigte. Ihm wird auf beiden Gebieten bahnbrechende Pionierarbeit zugeschrieben, deren Bedeutung sich unter anderem in der Anerkennung von über 30 Ehrendoktorwürden niederschlägt. Einer der zentralen Gedanken in Piagets Werk ist der vom Menschen als **„offenes, biologisches System"** (➤ Abb. 11.1). Der Mensch sei ein Organismus, der sich frei wandelt, anpasst und auf Umwelteinflüsse reagiert, sich allerdings immer durch seine biologischen Grenzen beschränkt sieht. Folglich müsse man auch die Identität, das Lernen, die Intelligenz und vor allem die Erkenntnis immer vor dem **Hintergrund der Biologie** und der Interaktion des Menschen mit seiner Umwelt sehen. Das fundamentale Erkenntnisproblem sah er in der Diskrepanz zwischen dem handelnden und denkenden Subjekt und den Objekten seiner Erfahrungen. Er versuchte daher, die Erkenntnis, den Wissenserwerb und sämtliche kognitiven Funktionen unter Berücksichtigung der Biologie auf eine **empirische Grundlage** zu stellen.

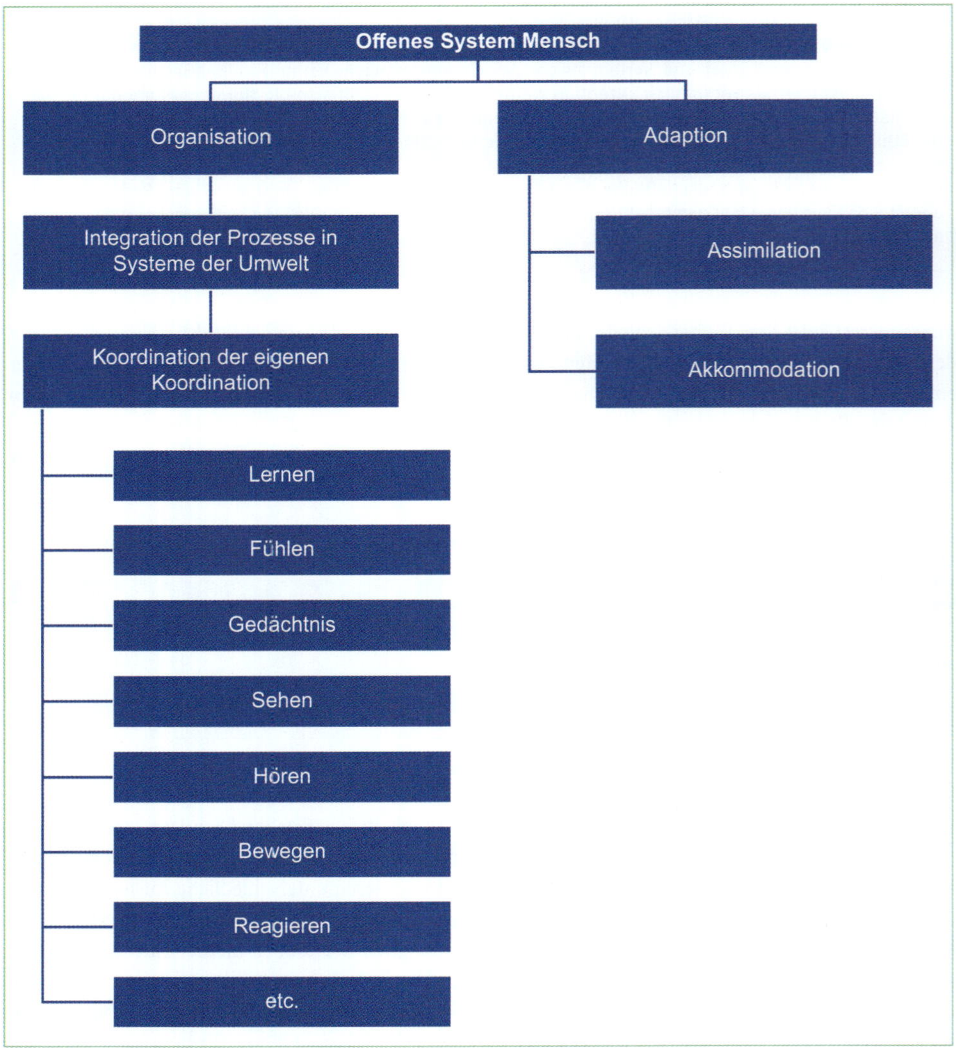

Abb. 11.1 Piagets Modell vom offenen System [P604]

DEFINITIONEN & INFORMATIONEN Unter **Moralentwicklung** versteht man die Entwicklung des Moralbewusstseins des Menschen. Sie ist ein wesentlicher Bestandteil der Sozialisation. Es wird davon ausgegangen, dass sich diese Entwicklung zwar kontinuierlich vollzieht, aber grob in Stadien einteilen lässt. Diese Stadien haben je nach Theorie unterschiedliche Charakteristika.

In seinem Werk finden sich als Konzepte mit besonderer Bedeutung immer wieder die Begriffe **Adaptation** (Assimilation und Akkommodation) und **Organisation.** Unter Adaptation versteht man hierbei die Tendenz zur Anpassung an die Umgebung, die in zwei komplementäre Prozesse unterteilt werden kann: *Assimilation* (Anpassung des eigenen Verhaltens an die Umwelt) und *Akkommodation* (Anpassung der Umwelt an das eigene Verhalten). Die Organisation beschreibt die Integration der eigenen, gelernten Prozesse in kohärente Systeme der Umwelt.

Stufenmodell der kognitiven Entwicklung

Die besprochenen Tendenzen beeinflussen laut Piaget die psychologische Struktur des Menschen, die aus Verhaltens- und kognitiven Schemata, also abstrahierten Denk- und Verhaltensmustern besteht und je nach momentanem Entwicklungsstadium unterschiedlich gewichtet sind. Er beschreibt die kognitive Entwicklung des Menschen in **vier Stadien** (➤ Tab. 11.2):

Tab. 11.2 Das Stufenmodell der kognitiven Entwicklung nach Piaget

Entwicklungsstufe	Merkmale
Sensomotorisch (0–2 Jahre)	Reflexe, Objektpermanenz, sensomotorische Koordination, praktische Intelligenz
Präoperational (2–7 Jahre)	Egozentrismus, Vorstellung und Sprache
Konkret-operational (7–11 Jahre)	Logisches Denken (konkret)
Formal-operational (ab 11 Jahren)	Logisches Denken (hypothetisch)

1. **Stadium der sensomotorischen Intelligenz (0–2 Jahre):** Auf dieser Stufe verfügt das Kind nur über angeborene Reflexe und eignet sich über Kreis- und Rückkopplungsprozesse (Wahrnehmung-Handlung-Wirkung) kognitive Schemata an, die nur von sensomotorischen abgeleitet sind. Es entwickelt sich die sensomotorische Koordination, die Objektpermanenz und die praktische Intelligenz.
2. **Stadium der präoperationalen Intelligenz (2–7 Jahre):** Dieses Stadium ist gekennzeichnet durch Egozentrismus und kann unterteilt werden in die Substadien des symbolischen bzw. vorbegrifflichen Denkens und des anschaulichen Denkens. Auf dieser Stufe wird außerdem das Sprach- und Vorstellungsvermögen erworben. Durch das *symbolische Denken* kann nun zwischen einem Objekt und einer mentalen Simulation, also einem Symbol des Objekts unterschieden werden. Im Gegensatz hierzu entwickelt das Kind im Stadium des *anschaulichen Denkens* echte Begriffe und versucht, Kausalitäten und Kategorien zu finden.
3. **Stadium der konkret-operationalen Intelligenz (7–11 Jahre):** Die Kognition ist auf dieser Stufe zwar immer noch an anschauliche und erfahrbare Inhalte gebunden, wird jedoch durch den Erwerb der Fähigkeit zum logischen Denken in Bezug auf konkrete Sachverhalte erweitert. Das Kind kann also Merkmale zueinander in Beziehung setzen und erwirbt dadurch die Fähigkeit zum Vorausdenken und Reflektieren.
4. **Stadium der formal-operationalen Intelligenz (ab 11 Jahren):** Auf dieser Stufe vollzieht sich die Entwicklung des logischen Denkens des dritten Stadiums weiter zum hypothetisch-deduktiven Denken des vierten Stadiums. Das Kind kann nun mit hypothetischen Abstrahierungen und Hypothesen umgehen und diese theoretisch analysieren. Dies entspricht der höchsten Form des logischen Denkens.

All diesen Stufen ist gemein, dass sie in allen Kulturen vorkommen und aufeinander folgen; es kann kein Stadium übersprungen werden. Die Reifung des Menschen innerhalb dieser Stufen geschieht außerdem zum großen Teil durch die bereits vorgestellten Prozesse Assimilation und Akkommodation.

Stufenmodell der moralischen Entwicklung

Bei seinen Untersuchungen zur moralischen Entwicklung des Menschen konzentrierte sich Piaget hauptsächlich auf den Sinn der Kinder für soziale Gerechtigkeit, die Entwicklung ihrer moralischen Vorstellungen und auf die Frage nach dem Moralbegriff in den unterschiedlichen Entwicklungsstadien. Beim Entwurf seines Modells berücksichtigte er außerdem, ob Kinder bestehende Regeln beachteten oder hinterfragten und ob sie sich der Bedeutung von Regeln überhaupt bewusst waren. Als Ergebnis seiner Forschung konnte er auch die moralische Entwicklung in, je nach Quelle, **drei bis vier Stadien unterteilen.** Diese Stufen und ihre Entwicklung ähneln denen des Modells der kognitiven Entwicklung, da sie eine sehr starke Korrelation aufweisen und auch qualitativ sehr eng miteinander verknüpft sind (➤ Tab. 11.3).

Tab. 11.3 Das Stufenmodell der moralischen Entwicklung nach Piaget

Entwicklungsstufe	Merkmale
Amoralisch/prämoralisch, einfacher moralischer Realismus (bis 5 Jahre)	• Orientierung an Strafe • Verboten ist, was bestraft wird • Erlaubt ist, was nicht bestraft wird
Heteronom (5–7/8 Jahre)	• Fremdbestimmte, übernommene Moral • Regeln werden als unveränderlich wahrgenommen • Orientierung an Autoritäten
Übergang (7/8–10 Jahre)	• Erkennen der Veränderlichkeit von Regeln
Autonom (ab 11/12 Jahren)	• Selbstbestimmte, erarbeitete Moral • Veränderliche Regeln als Produkt sozialer Interaktion • Beurteilung der Moral unabhängig von Autoritäten • Berücksichtigung der Absicht der handelnden Person

1. **Prämoralisches oder amoralisches Stadium, einfacher moralischer Realismus (bis zum 5. Lebensjahr):** In diesem Stadium orientieren sich die Kinder in ihren Handlungen ausschließlich am Konzept der **Strafe.** Alles, was keine Strafe nach sich zieht, ist erlaubt; alles, was bestraft wird, ist verboten.
2. **Stadium der heteronomen Moral (5–7/8 Jahre):** Auf dieser Entwicklungsstufe werden Regeln zwar als solche erkannt, allerdings nicht ihrer Struktur oder ihrem Sinn nach verstanden, sondern lediglich befolgt. Die Moral des Kindes und auch die Konzepte von Gerechtigkeit und Strafe sind fremdbestimmt und übernommen und leiten sich ausschließlich von den bereits aufgestellten Regeln einer **Autorität** ab. Diese Regeln werden als unveränderbar begriffen. Eine Handlung wird anhand ihrer Folgen moralisch eingestuft.
3. **Phase des Übergangs (7/8–10 Jahre):** Die Fähigkeit zur Reflexion und moralischen Einordnung der eigenen Gedanken und Handlungen beginnt, sich zu entwickeln. Die Kinder erkennen zunehmend, dass Regeln **veränderbar** und durch den Konsens einer Gruppe zustande gekommen sind.
4. **Stadium der autonomen Moral (ab 11/12 Jahren):** Erst ab diesem Stadium sind Kinder zur vollständigen Beurteilung der eigenen Handlung in der Lage. Als Folge entwickelt sich ein Moralbegriff, der nicht mehr von Autoritäten bestimmt wird, damit **selbstbestimmt** ist und folglich erarbeitet werden muss. Regeln werden als veränderliche Produkte sozialer Interaktion wahrgenommen und müssen je nach Kontext, Entstehung, Sinn und Inhalt unterschiedlich bewertet werden.

Vielleicht wird das Stufenmodell anhand des folgenden Beispiels von Piaget selbst noch konkreter:
Piaget erzählte einem 6-jährigen Kind zwei Geschichten und versuchte im anschließenden Gespräch, die moralische Urteilsfähigkeit des Kindes zu erfragen.

„Ein kleiner Junge namens Hans ist in seinem Zimmer. Man ruft ihn zum Essen. Er geht ins Speisezimmer. Aber hinter der Tür stand ein Stuhl. Auf dem Stuhl war ein Tablett und auf dem Tablett standen fünfzehn Tassen. Hans konnte nicht wissen, dass all dies hinter der Tür war. Er tritt ein: Die Tür stößt an das Tablett und bums!, die fünfzehn Tassen sind zerbrochen."
„Es war einmal ein kleiner Junge, der hieß Heinz. Eines Tages war seine Mama nicht da und er wollte Marmelade aus dem Schrank nehmen. Er stieg auf einen Stuhl und streckte den Arm aus. Aber die Marmelade war zu hoch und er konnte nicht drankommen. Als er doch versuchte, daran zu kommen, stieß er an eine Tasse. Die Tasse ist heruntergefallen und zerbrochen."

Und so lief das anschließende Gespräch:
„Sind diese Kinder beide gleich schlimm?"
- *„Beide sind gleich schlimm."*

„Du würdest sie genauso bestrafen?"
- *„Nein, den, der fünfzehn Teller zerbrochen hat."*

„Ist es schlimmer oder weniger schlimm als das andere?"
- *„Ein wenig schlimmer. Es hat fünfzehn Teller zerbrochen."*

„Warum hat es sie zerbrochen?"
- *„Weil es nicht wusste, dass da fünfzehn Teller waren."*

„Und das andere, würdest du es mehr oder weniger bestrafen?"
- *„Das erste hat viel zerbrochen, das andere weniger."*

„Wie würdest du sie bestrafen?"
- *„Das, welches die fünfzehn Tassen zerbrochen hat: zwei Ohrfeigen; das andere: eine!"*

Es wird deutlich, dass das Konzept einer Regel und das einer Strafe zwar begriffen, allerdings nicht differenziert und dem Sinn nach verstanden wurde. Das Kind bildet seinen Moralbegriff vollständig durch den moralischen Zwang einer Autorität und sieht dies als etwas Unveränderliches, Äußerliches und objektiv Gegebenes. Ausschließlich die Handlungsfolgen sind ausschlaggebend für die moralische Qualität einer Handlung.

Die Stufentheorie der Moralentwicklung nach Kohlberg

Auch *Lawrence Kohlberg* (1927–1987), ein US-amerikanischer Psychologe und Professor in Harvard, beschäftigte sich intensiv mit dem menschlichen Moralbegriff und stellte als Ergebnis seiner Forschungen ein Stufenmodell vor, das auf dem des Schweizers Piaget aufbaut. Moralisches Denken und seine Entwicklung sieht Kohlberg dabei eng mit dem Begriff der **Gerechtigkeit** verknüpft; für ihn stellt die Entwicklung also eine Änderung in der Denkweise darüber dar, wie moralische Ansprüche gerecht verhandelt werden können. Seine Forschungen basierten hierbei auf **Dilemmasituationen,** in die er seine Probanden versetzte und anhand deren Antworten er versuchte, deren moralische Urteilsfähigkeit abzuschätzen und einzuordnen.

FUN FACT

Das wohl berühmteste Dilemma Kohlbergs ist das „Heinz-Dilemma":
Eine Frau, die an einer besonderen Krebsart erkrankt war, lag im Sterben. Es gab eine Medizin, von der Ärzte glaubten, sie könne die Frau retten. Es handelte sich um eine besondere Form von Radium, die ein Apotheker in der gleichen Stadt erst kürzlich entdeckt hatte. Die Herstellung war teuer, doch der Apotheker verlangte zehnmal mehr dafür, als ihn die Produktion gekostet hatte. Er hatte 2.000 Dollar für das Radium bezahlt und verlangte 20.000 Dollar für eine kleine Dosis des Medikaments.
Heinz, der Ehemann der kranken Frau, suchte all seine Bekannten auf, um sich das Geld auszuleihen, und er bemühte sich auch um eine Unterstützung durch die Behörden. Doch er bekam nur 10.000 Dollar zusammen, also die Hälfte des verlangten Preises. Er erzählte dem Apotheker, dass seine Frau im Sterben lag und bat, ihm die Medizin billiger zu verkaufen bzw. ihn den Rest später bezahlen zu lassen. Doch der Apotheker sagte: „Nein, ich habe das Mittel entdeckt und ich will damit viel Geld verdienen."
Heinz hat nun alle legalen Mittel erschöpft; er ist ganz verzweifelt und überlegt, ob er in die Apotheke einbrechen und das Medikament für seine Frau stehlen soll.

An das Dilemma schloss sich ein ausführliches Interview mit verschiedenen Fragen an, anhand deren Beantwortung Kohlberg versuchte, etwas über das moralische Denken der befragten Personen herauszufinden. Im Falle des Heinz-Dilemmas waren einige Fragen beispielsweise so geartet:
- Sollte Heinz in die Apotheke einbrechen?
- Warum? Warum nicht?
- Macht es einen Unterschied, ob Heinz seine Frau liebt oder nicht?
- Warum? Warum nicht?
- Angenommen, die Person, die im Sterben liegt, ist ein Fremder: Sollte Heinz das Medikament dann stehlen?
- Warum? Warum nicht?
- Stehlen ist gegen das Gesetz. Ist diese Handlungsweise deshalb moralisch falsch?

Es wird deutlich, dass bei der Beantwortung dieser Fragen zahlreiche völlig verschiedene Faktoren auf das moralische Urteil von Menschen Einfluss nehmen und somit berücksichtigt werden müssen. Prinzipiell stehen sich zwei oder mehrere moralische Normen gegenüber, die nicht in Einklang miteinander gebracht werden können. Hierbei ist die schlussendlich gewählte Alternative zweitrangig. Kohlberg interessierte sich für die Struktur der moralischen Argumente, die Begründung und die Denkweise, die dazu geführt hatte, und nicht dafür, ob die Entscheidung moralisch „gut" oder „schlecht" war. Hieraus konnte er auf die Stufe der moralischen Entwicklung rückschließen. Er beobachtete, dass sich die Antworten, trotz sehr unterschiedlicher und individueller Färbung, in Kategorien einteilen ließen (➤ Tab. 11.4).

Präkonventionelle Ebene In diesem Stadium ist die moralische Einordnung vorrangig durch eine starke Orientierung an den **Konsequenzen,** die eine Handlung nach sich zieht, bestimmt. Autoritäten verleihen den Handlungen Prädikate wie „gut" und „böse" oder „richtig" und „falsch", die als gegeben betrachtet werden.

1. Stufe Kennzeichen dieser ersten Stufe der Moralentwicklung sind die **heteronome Moral** und der **Egozentrismus.** Als richtig wird erfahren, was keine von einer Autorität auferlegte Strafe nach sich zieht. Das bedeutet, dass keine tiefere Auseinandersetzung mit der Struktur und dem Sinn einer moralischen Ordnung zur Entwicklung dieses Moralbegriffs geführt hat und die folgende Handlung

Tab. 11.4 Die Stufentheorie der Moralentwicklung nach Lawrence Kohlberg

Entwicklungsniveau	Stufe	Merkmal
Präkonventionelle Ebene	1. Stufe	Orientierung an Autorität, Strafe und Gehorsam, heteronome Moral
	2. Stufe	Instrumentell-relativistische, individualistische Moral, naiver Egoismus
Konventionelle Ebene	3. Stufe	Interpersonal-normative Moral, sozialer Vergleich an Bezugspersonen
	4. Stufe	Sozialsystemorientierte Moral, Orientierung an Gesetz und Ordnung
Zwischen-/Übergangsstufe	4½. Stufe	Hinterfragen von Normen und Autoritäten
Postkonventionelle Ebene	5. Stufe	Legalistische Orientierung am Sozialvertrag, Menschenrechte und Wohlfahrt
	6. Stufe	Orientierung am universalen ethischen Prinzip, allgemeine ethische Prinzipien als Fundament der Moral

eine Achtung dieser Ordnung darstellt, sondern dass umgekehrt die Konsequenzen einer Handlung zu einer moralischen Einordnung führen. Die daraus resultierenden Handlungen sind rein egoistisch, also an der Befriedigung der eigenen Bedürfnisse und vor allem an der **Strafvermeidung** orientiert. Eine andere soziale Perspektive kann noch nicht eingenommen werden, der Moral- und Gerechtigkeitsbegriff wird also fast ausschließlich von **Autoritäten** abgeleitet (heteronom = unselbstständig, abhängig).

2. Stufe Auf dieser Stufe erkennen Kinder Handlungen als gegenseitige, soziale **Interaktionen,** die dann als Maßstab für das eigene Handeln interpretiert werden. Ganz nach dem Motto „Wie du mir, so ich dir" sind soziale Interaktionen also eine Art Tauschhandel, deren Motivation sich allerdings nicht aus tieferen Motiven wie z. B. einer eigenen Moralstruktur, Dankbarkeit oder Loyalität, sondern aus der **instrumentellen Befriedigung der eigenen Bedürfnisse** und aus der **Gegenseitigkeit** der erfahrenen Handlungen ableiten lässt. Die Kinder erkennen außerdem, dass der Gerechtigkeitsbegriff unterschiedlich ausgelegt werden kann, der Standpunkt bleibt allerdings weiter individualistisch.

Konventionelle Ebene Ist die Moralentwicklung eines Menschen auf diese Stufe vorangeschritten, so stellt die **Konformität** des eigenen moralischen Standpunktes mit dem einer Gruppe und die **Erwartungshaltung anderer** den hauptsächlichen Maßstab für das eigene Handeln dar. Die Motivation kann auch unabhängig von den direkten Konsequenzen einer Handlung entstehen.

3. Stufe Zum ersten Mal ändert sich ab hier die Perspektive, von der aus soziale Handlungen betrachtet werden. Es kann also auch die Sichtweise des Gegenübers verstanden und nachvollzogen werden, um die **Absichten und Motive** des Handelns verstehen zu können. Die eigenen Handlungen und moralischen Bewertungen werden mit denen anderer verglichen. Hieraus folgt auch, dass die Erwartungen der Bezugspersonen erkannt werden können und sich das Handeln an der Erfüllung dieser Erwartungen orientiert, um anerkannt und gelobt zu werden („good boy"/„nice girl").

4. Stufe Die vierte Stufe ist geprägt vom Erkennen und Befolgen von für das Funktionieren einer Gesellschaft notwendigen **moralischen und sozialen Normen.** Der Gerechtigkeits- und Moralbegriff wird nun auch unter Berücksichtigung von Erwartungen gebildet, die nicht von Bezugspersonen und Autoritäten abhängig sind. Es wird erkannt, dass Regeln im Dienste des Zusammenlebens stehen und deshalb befolgt werden müssen. **Recht und Ordnung** wie auch Pflicht sind Begriffe, die mit den Moralvorstellungen auf dieser Stufe assoziiert sind.

Zwischen-/Übergangsstufe

4½. Stufe Um zur nächsten Stufe zu gelangen, müssen auf dieser Stufe **Normen und Autoritäten** hinterfragt werden. Dadurch kann es passieren, dass, von außen betrachtet, moralische Urteile gemäß einer vermeintlich niedrigeren Stufe gefällt werden, da die Begründung bzw. die Rechtfertigung der Entscheidungen durch ein Gedankengebäude einer höheren Stufe noch nicht entwickelt wurde, der Wille zum Hinterfragen allerdings schon vorhanden ist.

Postkonventionelle Ebene Der Moralbegriff dieser Stufe ist dahingehend weiterentwickelt worden, dass eine Loslösung vom ausschließlichen Orientieren an sozialen Normen erfolgt ist. Autoritäten und sozial akzeptierte Normen werden **kritisch geprüft und hinterfragt,** bevor sie in eigene Moralvorstellungen übernommen werden. Es wird versucht, Prinzipien und Werte auf ein Fundament zu stellen, das seine Gültigkeit auch außerhalb der Gruppe, in der es akzeptiert wird, behält.

5. Stufe Die bestehenden Normen werden hinterfragt und müssen gut begründet sein, um dieser kritischen Prüfung standhalten zu können. Bei den Überlegungen zur Gerechtigkeit fließen ganz **persönliche Werte und Meinungen** ebenso mit ein wie die Gedanken zur Relativität ebendieser.

6. Stufe Die getroffenen Entscheidungen werden auf dieser Stufe nun von **abstrakten und ethischen Prinzipien** abgeleitet, die sich von konkreten moralischen Regeln klar abgrenzen lassen. Es wird vom Standpunkt von selbst gewählten, widerspruchsfreien und allgemeingültigen ethischen Prinzipien aus argumentiert. Diese Stufe erreichen nur sehr wenige Menschen.

Diese Theorie Kohlbergs findet bis heute viel Zustimmung, aber auch einiges an **Kritik.** Einer der wichtigsten Punkte der Kritiker ist die Kulturabhängigkeit der Moral und der damit verbundenen Ziele des Handelns. Es mag zwar in allen Kulturen und Subkulturen eine Entwicklung der Moral geben, diese ist jedoch oft unterschiedlich aufgebaut und hat unterschiedliche Endpunkte. Was in Westeuropa als moralisch und angebracht gilt, muss es Asien nicht unbedingt sein. In der Geschäftswelt werden Handlungsweisen einer anderen Stufe verfolgt als im Gerichtssaal oder am Familientisch.

Ein weiterer, oft vorgebrachter Kritikpunkt ist der, dass dieses Stufenmodell lediglich kognitive Aspekte beschreibe, andere mögliche Dimensionen der Moralentwicklung würden nicht berücksichtigt.

Nichtsdestotrotz ist das Stufenmodell der Moralentwicklung nach Lawrence Kohlberg weithin akzeptiert und eine wichtige Theorie in der Entwicklungspsychologie und in der Moralphilosophie.

11.2.4 Therapie

Da auch ihr euch nun ausführlich mit dem Aufbau und den Hintergründen des Testteils *Emotionen erkennen* auseinandergesetzt habt, ist es euch sicher verständlich, dass es schwierig ist, an dieser Stelle eine Schritt-für-Schritt-Anleitung für die optimale Lösung der Aufgaben zu geben. Dafür sind die abgeprüften Fähigkeiten und der Prüfungsmodus leider einfach zu **ungreifbar** und zu **abstrakt.**

Auch deshalb haben wir versucht, euch so viel **Theorie** und fachlichen **„Unterbau"** zu vermitteln, also eine **breite Basis an Wissen,** aus der ihr **selbst schöpfen** könnt und sollt, wenn es an die Bearbeitung der Aufgaben geht.

AUFGEPASST! Da es sich beim *Sozialen Entscheiden* um das Abprüfen eines *Soft Skills* handelt, ist von euch sehr viel Transferleistung gefordert! Ihr müsst lernen, vernetzend zu denken und aus einer theoretischen Basis zu schöpfen, um Probleme lösen zu können!

Nichtsdestotrotz wollen wir euch hier ein paar praktische Tipps und Anweisungen für das Lösen der Aufgaben geben.

Vor dem Test

1. **Das Stufenmodell lernen.**
   Das Stufenmodell nach Lawrence Kohlberg scheint den Testerstellern als maßgebliche Orientierung gedient zu haben. Daher eignet es sich hervorragend auch zur Beantwortung der Fragen, da sich jede Antwortmöglichkeit einer Stufe in Kohlbergs Modell zuordnen lässt. Ihr solltet das Modell und die Merkmale der Stufen daher gelernt und gut im Kopf haben, damit ihr die Antwortmöglichkeiten im Test in die richtige Reihenfolge bringen könnt. **Beachtet hierbei, dass die 6. Stufe des Modells keine Entsprechung findet, die Rangfolge der Antwortmöglichkeiten endet bei der 5. Stufe!**

AUFGEPASST! Lernt das Stufenmodell, dies ist essenziell wichtig!

Während des Tests bzw. beim Lösen der Aufgaben

TRICKKISTE Zur besseren Übersichtlichkeit und damit ihr beim Denken und Merken keinen Knoten in die Hirnwindungen bekommt, empfehlen wir euch, Notizen zu machen bzw. Stufen und Ränge **aufzuschreiben.**

2. **Stufe 1 und Stufe 5**
   Identifiziert zunächst die Aussagen, die sich Stufe 1 und Stufe 5 zuordnen lassen, also die moralisch **„wertvollste"** und die moralisch **„am wenigsten wertvolle"** Antwortmöglichkeit. Dies ist als erster Schritt am einfachsten, da diese Möglichkeiten wohl am einfachsten zu identifizieren sind.

AUFGEPASST! Die Antwortmöglichkeiten sind immer nach dem gleichen Prinzip strukturiert. Vor allem für die Aussagen an den Enden des moralischen Spektrums ist dies besonders prägnant:
Die moralisch wertvollste Aussage (**Stufe 5** im Stufenmodell) ist diejenige, die das **Wohl eines anderen Menschen** miteinbezieht. Sie zeigt, dass über soziale Konventionen hinaus reflektiert und gedacht wird.
Die moralisch am wenigsten wertvolle Aussage (**Stufe 1** im Stufenmodell) ist diejenige, die **Strafe bzw. Vermeidung von Strafe und negativen Konsequenzen** beinhaltet. Es geht also nur um Gehorsam gegenüber einer Autorität. Reflektiert oder hinterfragt wird nichts.

3. **Stufe 3**
   Identifziert im nächsten Schritt die Aussage der 3. Stufe des Stufenmodells. Diese ist ebenfalls sehr gut zu erkennen, da sie immer den Vergleich mit Bezugspersonen beinhaltet. Sie stellt also immer die Frage „Wie würde XY an meiner Stelle entscheiden?".

AUFGEPASST! Auch die Mitte des moralischen Spektrums lässt sich einfach und gut identifizieren:
Die Aussage der mittleren Stufe (**Stufe 3** im Stufenmodell) ist diejenige, die einen Vergleich mit einer Bezugsperson anstellt. Die Bezugspersonen können hierbei zum Beispiel Eltern, Geschwister oder andere Familienmitglieder, Kollegen, Freunde, Vorgesetzte, Passanten oder auch die Gesellschaft im Allgemeinen sein.
Oft wird auch die Überlegung angestellt, wie es sich verhalten würde, wenn die Situation umgekehrt wäre. Dies sind Signale für die 3. Stufe.
Allgemeiner gesagt wird ein *Vergleich* mit den moralischen Prinzipien anderer angestellt.

4. **Vervollständigen**
   Es fehlen euch nun noch die Zuordnungen zur 2. und 4. Stufe. Nachdem ihr die 1., 3. und 5. Stufe schon identifiziert habt, sollte dies ein leichtes sein: Nehmt euch die beiden übrig gebliebenen Aussagen und **vergleicht sie miteinander.** Die moralisch „wertvollere" ist die der höheren, also der 4. Stufe, die „weniger wertvolle" die der niedrigeren, also der 2. Stufe. Auf diese Weise ergibt sich die korrekte Reihung dann meist sogar schon intuitiv.

AUFGEPASST!

Der Vollständigkeit halber auch hier die Merkmale der Aussagen der 2. und 4. Stufe:
Die Aussage der **4. Stufe** ist diejenige, die sich an **Regeln** orientiert. Diese Regeln können hierbei Recht und Gesetz, ethische Berufsordnungen (z.B. ärztliche Schweigepflicht) oder ganz allgemein sozial akzeptierte Normen sein.
Die Aussage der **2. Stufe** ist diejenige, die den eigenen Vorteil beinhaltet. Sie ist sozusagen als die **„egoistische Aussage"** zu identifizieren.

5. **Abgleichen mit Stufenmodell**
   Im nächsten Schritt empfehlen wir euch, eure Zuordnungen nochmals mit den Stufen des Modells nach Kohlberg **abzugleichen.** Vergewissert euch dabei, dass ihr nichts durcheinander gebracht habt und geht eure Zuordnungen systematisch durch. Dies dauert nicht sehr lange, dient aber dazu, Leichtsinnsfehler zu vermeiden. Auch dies wird euch leichter fallen, wenn ihr euch Notizen zu den Aufgaben gemacht habt.
6. **Richtig eintragen**
   Nachdem ihr die Antworten nun erfolgreich in die richtige Reihung gebracht habt, bleibt das Übertragen in die Antwortmatrix. Hierbei müsst ihr unbedingt beachten, dass die Aussage, die ihr Stufe 5 im Modell zugeordnet habt, Rang 1 (am wichtigsten) erhält, die der Stufe 4 zugeordnete Rang 2 usw. bis hin zur Stufe 1, die den 5. und letzten Rang (am wenigsten wichtig) erhält. Die Reihungen verhalten sich also genau umgekehrt zueinander. Macht euch den Unterschied zwischen Stufe (Modell nach Kohlberg) und Rang (Antwortmöglichkeiten im MedAT, moralische „Güte") unbedingt bewusst, damit ihr keine Übertragungsfehler macht!

Tab. 11.5 Richtiges Eintragen der Antwortmöglichkeiten

Stufe im Modell nach Kohlberg	Rang in der Antwortmatrix
5. Stufe, **Wohl eines anderen Menschen**	1
4. Stufe, **Regeln**	2
3. Stufe, **Vergleich mit Bezugsperson**	3
2. Stufe, **eigener Vorteil, Egoismus**	4
1. Stufe, **Strafe und Gehorsam**	5

AUFGEPASST! Es ist absolut wichtig, dass ihr beim Eintragen eurer Antworten in die Antwortmatrix nicht durcheinanderkommt. Macht euch klar, welcher Rang in der Reihung der Antwortmöglichkeiten welcher Stufe entspricht. Danach könnt ihr ganz entspannt übertragen. An dieser Stelle hilft euch Stufe Nummer 3, da sich hier Stufe und Rang entsprechen. Auch dieser Schritt wird euch sehr viel leichter fallen, wenn ihr euch zuvor Notizen gemacht habt.

11.2.5 Empfehlung

Lernplan, Zeitmanagement und Intensität

Erinnert euch an eure Anamnese in ➤ Kap. 11.2.2. Wie geht es euch jetzt mit euren Schwächen – habt ihr sie verbessern können oder habt ihr sie sogar überwunden?
Außerdem fragt ihr euch bestimmt, **mit welchen Aufgaben, wann** und **wie intensiv** ihr diesen Untertest lernen solltet.

Welche Aufgaben?

Zu Beginn könnt ihr die übrig gebliebenen Beispielaufgaben dieses Kapitels (➤ Kap. 11.3) bearbeiten. Am Ende des Buches findet ihr außerdem weitere Aufgaben, die zu Test-„Simulationen" zusammengefasst sind. Auch diese sind zum Üben perfekt geeignet.

Wann?

Das *Wann* erübrigt sich, wenn ihr unseren Lernplan benutzt, da hier jegliche Lernzeit Tag für Tag durchgetaktet ist. Solltet ihr euch dafür entscheiden, euren eigenen Lernplan zu nutzen, empfehlen wir euch, die Übungsaufgaben immer nach dem Lernen bzw. Üben vom BMS-Teil zu bearbeiten, da das dem Ablauf beim MedAT entspricht und sich auch in der Gewichtung niederschlägt.

Wie intensiv sollt ihr lernen?

Da ihr alle individuelle Stärken und Schwächen habt, geben wir keine genauen Zeiten an, wie viele Stunden ihr lernen sollt. Wichtig ist nur, dass ihr am Ball bleiben müsst, da sich dieser Untertest zwar mühsam und mit viel Energie, jedoch erfolgreich trainieren lässt. Nehmt euch hier insbesondere eure Notizen zu euren Stärken und Schwächen zur Hand, um eure Lernstrategie danach auszurichten und daran anpassen zu können. Falls ihr mit der von uns vorgegebenen Struktur (➤ Kap. 11.2.4) nicht zurechtkommt, überlegt euch eine eigene, die euch besser liegt und eure Stärken und Defizite besser abbildet.
Auch hier handelt es sich um ein sog. *Soft Skill,* also eine Fähigkeit, die schlecht greif- und abprüfbar ist. Dies bedeutet unter Umständen auch, dass das Erlernen und Verbessern Durchhaltevermögen und Disziplin erfordern, da langfristig gearbeitet und gedacht werden muss.

11.3 Beispielaufgaben

Um das Modell weiter zu erläutern und die trockene Theorie mit ein wenig Praxis zu verknüpfen, wollen wir im Folgenden eine Beispielaufgabe ausführlich unter Zuhilfenahme des Stufenmodells beantworten. Hierzu ist es hilfreich, dass wir uns die originale Arbeitsanweisung aus den Beispielen des *Virtuellen Medizinischen Campus der österreichischen Universitäten* anschauen:

Bei den folgenden Aufgaben finden Sie Beschreibungen von unterschiedlichen sozialen Alltags- und Berufssituationen, in denen eine Person eine Entscheidung treffen muss. Unterhalb der Situationsbeschreibungen finden Sie fünf mögliche Überlegungen, die bei der Entscheidung eine Rolle spielen könnten. Versetzen Sie sich bitte in die jeweiligen Entscheidungssituationen. Überlegen Sie dabei, wie wichtig die einzelnen Überlegungen aus Ihrer Sicht für diese Entscheidungssituation wären. Ordnen Sie die fünf Überlegungen nach ihrer Wichtigkeit.
Wie wichtig sind Ihrer Meinung nach die folgenden Überlegungen für diese Entscheidungssituation? Ordnen Sie die Überlegungen a) bis e) der Wichtigkeit nach, wobei 1 die Ihrer Meinung nach (relativ) wichtigste und 5 die für Sie am wenigsten wichtige Überlegung ist. Hierbei ist es wichtig, dass Sie sich für eine ***eindeutige Ordnung*** *der Wichtigkeit der Überlegungen entscheiden. Dies bedeutet also, Sie können nicht zwei Überlegungen auf die gleiche Wichtigkeitsstufe stellen.*

Notizen

AUFGEPASST! Es ist wichtig, dass ihr euch, wie in der Arbeitsanweisung beschrieben, für eine **eindeutige** Ordnung entscheidet. Jede Wichtigkeitsstufe darf nur **einmal** vergeben werden, außerdem müssen auch **alle fünf** Wichtigkeitsstufen einmal vergeben worden sein. Sollte dies nicht der Fall sein, solltet ihr also eine Stufe doppelt oder mehrfach vergeben oder einer oder mehreren Überlegungen keine Stufe zugeordnet haben, so wird die **gesamte Aufgabe mit null Punkten** gewertet!

AUFGEPASST! Beim Durchgehen der Aufgaben kann man in Hinblick auf die eigentliche Fragestellung verwirrt werden. Dazu also noch folgende Erläuterung:
Man würde nach dem Durcharbeiten der psychologischen Grundlagen und des Stufenmodells erwarten, dass sich die geschilderte Person aufgrund der von ihr persönlich durchlaufenen Entwicklung für eine der Antwortmöglichkeiten entscheidet und dann so handelt, je nachdem, auf welcher Stufe der moralischen Entwicklung sie sich eben befindet.
Menschen entscheiden jedoch nicht immer nur stur nach der Stufe, auf der sie sich befinden, es gibt hier teils weitreichende **Überschneidungen.** Gerade bei Überlegungen, die zu Entscheidungen führen, wird oft auf **mehreren Stufen** gedacht. Man darf sich das Modell nicht als starre Struktur vorstellen, sondern muss es eher als **volatilen Rahmen** für moralische Entscheidungen sehen.
Dies schlägt sich auch in den Aufgaben nieder. Hier verhält es sich nämlich so, dass man sich vorstellen muss, dass dieselbe Person in der geschilderten Situation **alle Überlegungen miteinbezieht.** Es geht also für euch nicht darum, die Frage zu beantworten, wie sich die Personen entscheidet oder moralisch gesehen entscheiden soll, sondern lediglich darum, die **Möglichkeiten in eine Reihung zu bringen, die die moralische Wertigkeit der einzelnen Aussagen widerspiegelt.**

11.3.1 Aufgaben

Setzen wir dies nun an folgendem Beispiel um. Bearbeitet die Aufgabe hierbei zunächst, ohne die Erklärungen gelesen zu haben, und schaut hinterher, ob ihr richtig gelegen habt.

Musteraufgaben

1. Carla ist alleinerziehende Mutter und hat kürzlich ihren Job verloren. Glücklicherweise hat sie schon eine neue Stelle gefunden, die sie jedoch erst in zwei Monaten antreten kann. Daher ist sie momentan sehr knapp bei Kasse. Als sie mit der Straßenbahn zum Einkaufen fahren möchte, sieht sie, wie einem Herrn am Bahnsteig das Portemonnaie aus der Hosentasche rutscht und zu Boden fällt. Sie bemerkt, dass in dem Portemonnaie über 200 Euro stecken, als sie es kurz darauf aufhebt. Carla ist unsicher, wie sie reagieren soll. Wie relevant sollten ihrer Meinung nach die folgenden Überlegungen, die Carla bei ihrer Entscheidung angestellt haben könnte, sein?
Überlegungen:
(A) „Würde ich nicht die Verpflichtung haben, dem Eigentümer das Portemonnaie zurückzugeben?“
(B) „Würde mir das Geld bei meinen momentanen Geldsorgen weiterhelfen?“
(C) „Benötigt der Mann das Geld eventuell dringender als ich?“
(D) „Würde jemand herausfinden, dass ich das Geld gefunden habe?“
(E) „Wie würde meine beste Freundin an meiner Stelle entscheiden?“

	1	2	3	4	5
A	☐	☐	☐	☐	☐
B	☐	☐	☐	☐	☐
C	☐	☐	☐	☐	☐
D	☐	☐	☐	☐	☐
E	☐	☐	☐	☐	☐

Schauen wir uns die Aufgabe und ihre Antwortmöglichkeiten nun etwas genauer an:

Überlegung A: *„Würde ich nicht die Verpflichtung haben, dem Eigentümer das Portemonnaie zurückzugeben?“*
Diese Aussage impliziert, dass Carla ein **Pflichtbewusstsein** gegenüber **Regeln der Gesellschaft** hat und dieses in ihre Überlegung mit einbezieht. In diesem Falle sind dies Ehrlichkeit und eine negative moralische Einstellung gegenüber Diebstahl. Sie stellt diese Regeln allerdings nicht in Frage. Die Überlegung spricht für ein schon relativ hohes Maß an Selbstreflektion und reiferer moralischer Entwicklung, weshalb wir ihr den **2. Rang** zuordnen.

Überlegung B: *„Würde mir das Geld bei meinen momentanen Geldsorgen weiterhelfen?"*
Es lässt sich erkennen, dass Carla hier über einen eigenen Vorteil, den sie aus der Situation ziehen könnte, nachdenkt. Der alleinige Gedanke an die **Befriedigung eigener Bedürfnisse** lässt erkennen, dass die Entwicklung der moralischen Urteilsfähigkeit noch nicht allzu weit fortgeschritten sein kann, weshalb wir dieser Überlegung den **4. Rang** zuordnen.

Überlegung C: *„Benötigt der Mann das Geld eventuell dringender als ich?"*
Carla zeigt hier, dass sie in der Lage ist, sich unter Berücksichtigung der sozialen Normen in eine andere Person einzufühlen. Sie versucht dabei, die **Tragweite ihres Handelns** abzuschätzen und berücksichtigt dabei die **Konsequenzen,** die ihrer Entscheidung folgen könnten. Die Orientierung erfolgt dabei nicht mehr nur an Gesetz und Ordnung. Ihre moralische Entwicklung scheint sehr weit vorangeschritten zu sein. Daher ordnen wir dieser Überlegung den **1. Rang** zu.

Überlegung D: *„Würde jemand herausfinden, dass ich das Geld gefunden habe?"*
Diese Aussage zeigt, dass eine Überlegung stattfindet, die sich lediglich an **Autorität, Strafe und Gehorsam** orientiert. Wenn niemand herausfinden würde, dass Carla das Geld genommen hat, wäre es in ihren Augen moralisch „erlaubt", da dies keine Strafe nach sich ziehen würde. Die moralische Entwicklung steckt bei einem Menschen, der nach diesen Überlegungen handelt, im wahrsten Sinne des Wortes noch in den Kinderschuhen. Daher ordnen wir dieser Überlegung den **5. Rang** zu.

Überlegung E: *„Wie würde meine beste Freundin an meiner Stelle entscheiden?"*
Mit dieser Überlegung zeigt Carla, dass sie darüber nachdenkt, ihr moralisches Urteil mit den Werten einer **Bezugsperson** zu vergleichen. Sie orientiert sich damit an den interpersonellen **Erwartungen** dieser Bezugsperson und versucht abzuschätzen, wie ihre beste Freundin in dieser Situation wohl handeln würde und was diese gutheißen würde. Dieser Art von Überlegung ordnen wir den **3. Rang** zu.

Die richtig ausgefüllte Antwortmatrix dieser Aufgabe würde damit wie folgt aussehen:

	1	2	3	4	5
A	☐	☒	☐	☐	☐
B	☐	☐	☐	☒	☐
C	☒	☐	☐	☐	☐
D	☐	☐	☐	☐	☒
E	☐	☐	☒	☐	☐

Nachdem wir versucht haben, das obenstehende Beispiel nach unserem eigenen Moralbewusstsein und Empfinden zu bearbeiten, wollen wir im nächsten Beispiel versuchen, unser Wissen aus den Lehrkapiteln bei der Lösung der Aufgabe anzuwenden und bei unseren Entscheidungen zu bedenken.

2. Felix ist Topmanager und gerade auf dem Weg zu einem Geschäftstermin, zu dem er verspätet eintreffen wird. Er stand schon eine geraume Zeit im Stau und quält sich in seinem Porsche gerade durch den dichten Stadtverkehr. In einer ruhigen und abgelegenen Seitenstraße übersieht er beim Abbiegen ein Auto und fährt dieses leicht an. Er sieht, dass am fremden Auto ein Schaden entstanden ist, nicht jedoch an seinem Porsche. Er ist unsicher, wie er reagieren soll. Wie relevant sollten ihrer Meinung nach die folgenden Überlegungen, die Felix bei seiner Entscheidung angestellt haben könnte, sein?
   Überlegungen:
   (A) „Bin ich verpflichtet, den Unfall anzuzeigen?"
   (B) „Wer würde denn bei so einem kleinen Unfall schon anhalten?"
   (C) „Würde mich jemand anzeigen, falls ich gesehen wurde?"
   (D) „Würde ich dem Besitzer des geschädigten Wagens viele Umstände bereiten?"
   (E) „Könnte ich die Situation so hindrehen, dass es aussieht, als sei der Besitzer des fremden Wagens der Verursacher des Unfalls gewesen?"

	1	2	3	4	5
A	☐	☐	☐	☐	☐
B	☐	☐	☐	☐	☐
C	☐	☐	☐	☐	☐
D	☐	☐	☐	☐	☐
E	☐	☐	☐	☐	☐

Wollen wir uns nun auch hier die Aufgabe und die zugehörigen Überlegungen einmal etwas genauer anschauen:

Überlegung A: *„Bin ich verpflichtet, den Unfall anzuzeigen?"*
Felix überlegt hier, ob es eine **soziale Regel oder sogar ein Gesetz** gibt, das ihm bei seiner Orientierung helfen würde, **ohne sie infrage stellen** zu wollen. Er fragt sich, ob es eine Pflicht gibt, der er nachzukommen hat, um die Konsequenzen seiner Handlung regelrecht zu tragen. In diesem Falle wären dies einerseits die Ehrlichkeit gegenüber sich selbst und gegenüber dem Geschädigten, andererseits das Gesetz, das vorschreibt, in einem solchen Falle Meldung machen zu müssen. Aus diesen Gründen können wir diese Überlegung der **Stufe 4** auf der „Konventionellen Ebene" in Kohlbergs Stufenmodell zuordnen. Die Orientierung an Gesetz und Ordnung ohne ein Infragestellen steht im Vordergrund. Damit geht **Rang 2** einher.

Überlegung B: *„Wer würde denn bei so einem kleinen Unfall schon anhalten?"*
Diese Überlegung zeigt, dass Felix sein Handeln gerne gegen das einer **Bezugsperson** abwägen würde, also einen **sozialen Vergleich** anstellen möchte. Er versucht dadurch, sich an den Erwartungen dieser Bezugsperson zu orientieren und zu mutmaßen, ob andere Personen in derselben Situation nicht ähnlich handeln würden. Dies steht für eine normativ-interpersonelle Entwicklungsstufe der Moral und passt damit zur **3. Stufe** der „Konventionellen Ebene" des Modells nach Kohlberg. Dies ergibt **Rang 3** in der Reihung der Antworten.

Überlegung C: *„Würde mich jemand anzeigen, falls ich gesehen wurde?"*
Durch diese Überlegung zeigt Felix, dass er sich in seinem Moralempfinden lediglich an **Autorität, Strafe und Gehorsam** orientiert. Die Handlungsalternative wäre in seinen Augen moralisch in Ordnung und erlaubt, wenn sie keine Strafe (durch eine Autorität) nach sich ziehen würde. Erlaubt ist also, was keine Strafe einer Autorität nach sich zieht, verboten hingegen, was eine Strafe zur Folge hat. Dies spricht für eine Zuordnung zur **Stufe 1** auf der „Präkonventionellen Ebene" im Stufenmodell. Für die Reihung der Antworten bedeutet dies **Rang 5.**

Überlegung D: *„Würde ich dem Besitzer des geschädigten Wagens viele Umstände bereiten?"*
Felix zeigt hier, dass er in der Lage ist, sich unter Berücksichtigung der sozialen Normen in eine andere Person **einzufühlen.** Er versucht dabei, die **Tragweite seines Handelns** abzuschätzen und berücksichtigt auch die **Konsequenzen,** die seiner Entscheidung folgen könnten. Seine Überlegung impliziert außerdem, dass er bereit ist, geltende soziale Normen in Hinblick auf ihre Sinnhaftigkeit und ihren Zweck zu **hinterfragen.** Die Orientierung erfolgt dabei nicht mehr ausschließlich an Gesetz und Ordnung und dem Befolgen dieser Regeln. Dies passt zur **Stufe 5** auf der „Postkonventionellen Ebene" im Stufenmodell nach Kohlberg und bedeutet daher **Rang 1** bei der Wichtigkeit der Überlegungen.

Überlegung E: *„Könnte ich die Situation so hindrehen, dass es aussieht, als sei der Besitzer des fremden Wagens der Verursacher des Unfalls gewesen?"*
Diese Aussage impliziert, dass Felix nur über den **Vorteil,** den er persönlich aus der Situation ziehen könnte, nachdenkt. Er erkennt zwar die Existenz einer anderen Person und damit sein Handeln als gegenseitige Interaktion, ist allerdings nicht in der Lage, die Situation aus der Sicht seines Gegenübers wahrzunehmen. Die Motivation seiner Überlegung begründet sich nicht in tieferen Motiven, wie einem eigenen Wertesystem, oder an allgemeinen moralischen Ordnungen, sondern lediglich an der **instrumentellen Befriedigung seiner eigenen Bedürfnisse.** Diese Befriedigung der eigenen Bedürfnisse steht für den naiven Egoismus der **Stufe 2** auf der „Präkonventionellen Ebene" in Kohlbergs Stufenmodell. Dies ergibt **Rang 4** bei der Reihung der Überlegungen.

Die richtig ausgefüllte Antwortmatrix dieser Aufgabe würde damit wie folgt aussehen:

	1	2	3	4	5
A	☐	☒	☐	☐	☐
B	☐	☐	☒	☐	☐
C	☐	☐	☐	☐	☒
D	☒	☐	☐	☐	☐
E	☐	☐	☐	☒	☐

Und nun weitere Aufgaben zum Selbstüben

Nach der etwas ausführlicheren Beantwortung folgen auf den nächsten Seiten noch einige Beispielaufgaben, die ihr selbst beantworten könnt. Die Lösungen findet ihr wieder am Ende des Kapitels. Es gilt auch hier, wie schon beim vorhergehenden Testteil: Bei den Lösungen wird es sicherlich sehr viele unterschiedliche Sichtweisen auf die korrekten Antworten geben, was wie schon öfter betont der schlechten Greifbarkeit der Thematik und auch den extrem unterschiedlichen Denkweisen und Lösungsansätzen geschuldet ist. Jeder Mensch ist, vor allem was das Soziale und den Charakter angeht, von seinem Gedankengebäude her zum Teil sehr unterschiedlich. Das Stufenmodell gibt jedoch einen sehr guten Anhaltspunkt und dient dazu, die Aufgaben und deren Antworten zu objektivieren.

AUFGEPASST! Das Stufenmodell nach Lawrence Kohlberg lässt sich sehr gut einsetzen, um diese Form von Aufgaben zu beantworten. Versucht, jeder Überlegung aus der Fragestellung eine Stufe des Modells zuzuordnen. So habt ihr einen objektiven Anhaltspunkt und könnt die Aussagen viel besser und direkter miteinander vergleichen und sie schließlich in die richtige Reihenfolge bringen.
Beachtet hierbei, dass sich die Reihung der Überlegungen umgekehrt zur Zuordnung zu einer Stufe verhält, d. h. je höher die Stufe im Modell nach Kohlberg, desto niedriger die Zahl bei der Reihung (= höhere Priorität).

3. Sandra ist Kassiererin in einem Supermarkt. An die Reihe kommt eine etwas ungepflegt aussehende Frau, die in der Gegend als Obdachlose bekannt ist. Als sie ihren bescheidenen Einkauf bei Sandra bezahlen möchte, fällt ihr auf, dass ihr 1 Euro fehlt. Sandra könnte das Geld aus eigener Tasche bezahlen, ist sich allerdings unschlüssig, wie sie sich verhalten soll. Wie relevant sollten Ihrer Meinung nach die folgenden Überlegungen, die Sandra bei ihrer Entscheidung angestellt haben könnte, sein?

Überlegungen:

(A) „Hat man nicht die Verpflichtung, den Armen zu helfen?"
(B) „Wie würden meine Kolleginnen in dieser Situation handeln?"
(C) „Könnte ich im Gegenzug für den Euro etwas von ihr verlangen?"
(D) „Wäre meine Handlung vielleicht eine große Erleichterung für die Frau?"
(E) „Würde ich eine Verwarnung von der Filialleitung riskieren?"

	1	2	3	4	5
A	☐	☐	☐	☐	☐
B	☐	☐	☐	☐	☐
C	☐	☐	☐	☐	☐
D	☐	☐	☐	☐	☐
E	☐	☐	☐	☐	☐

4. Hans und Stefan sind beste Freunde. Beide sind verheiratet und auch mit den Frauen des jeweils anderen sehr gut befreundet. Stefan langweilt sich schon lange in seiner Ehe, hat eine Affäre mit einer anderen Frau begonnen und erzählt nun Hans davon. Er bittet ihn, seiner Frau nichts zu erzählen. Als Hans in den nächsten Tagen zufällig seiner guten Freundin und Frau von Stefan begegnet, klagt sie, dass sich ihr Mann in den letzten Tagen sehr seltsam verhalte, und fragt ihn, ob er vielleicht um die Gründe wisse. Hans, der von Stefans Geheimnis weiß, ist unsicher, wie er reagieren soll. Wie relevant sollten ihrer Meinung nach die folgenden Überlegungen, die Hans bei seiner Entscheidung angestellt haben könnte, sein?

Überlegungen:

(A) „Könnte ich von Stefan etwas für mein Schweigen verlangen?"
(B) „Muss man nicht immer die Wahrheit sagen?"
(C) „Könnte ich Stefans Verhalten und damit auf lange Sicht seine Ehe und sein Verhältnis zu seiner Frau verbessern, wenn ich ihr davon erzähle und die beiden gezwungen sind, darüber zu reden?"
(D) „Könnte ich einen anderen Freund einweihen, der in einer ähnlichen Situation war?"
(E) „Könnte ich der Frau von Stefan anonym eine Nachricht schicken, um Stefans Ungnade zu entgehen?"

	1	2	3	4	5
A	☐	☐	☐	☐	☐
B	☐	☐	☐	☐	☐
C	☐	☐	☐	☐	☐
D	☐	☐	☐	☐	☐
E	☐	☐	☐	☐	☐

Notizen

5. Daniel ist Richter am Gericht und muss über einen jungen Mann urteilen, der zum wiederholten Male straffällig geworden ist. Seiner Meinung nach sind die vorangegangenen Urteile seiner Kollegen viel zu mild ausgefallen. Er überlegt, ob er seine Position dazu nutzen sollte, den Täter zu einer höheren Strafe zu verurteilen, als eigentlich gedacht, um der Ernsthaftigkeit der Situation und dem Gesetzesverstoß Nachdruck zu verleihen. Daniel ist unsicher, wie er sich verhalten soll. Wie relevant sollten ihrer Meinung nach die folgenden Überlegungen, die Daniel bei seiner Entscheidung angestellt haben könnte, sein?
Überlegungen:
(A) „Könnte ich einen Schöffen mit ins Boot holen?"
(B) „Verbietet meine Berufsordnung nicht eigentlich ein solches Handeln?"
(C) „Könnte meine Entscheidung dazu beitragen, dass aus dem jungen Mann wieder ein sozial verträgliches Mitglied der Gesellschaft wird, das die gesellschaftlichen Regeln beachtet? Trägt dies nicht zur Stabilität der Gesellschaft bei?"
(D) „Unrecht darf man mit Unrecht begegnen."
(E) „Als Richter bin ich die höchste Instanz der bürgerlichen Judikative und muss daher keine Überprüfung meiner Entscheidung fürchten. Ich kann entscheiden, wie ich möchte."

	1	2	3	4	5
A	□	□	□	□	□
B	□	□	□	□	□
C	□	□	□	□	□
D	□	□	□	□	□
E	□	□	□	□	□

6. Matthias ist Fondsmanager bei einer großen Bank und verkauft Aktienpakete an seine Kunden, deren Geld er dann verwaltet. Mit Hilfe neuester Fachliteratur hat er eine neue Anlagestrategie entwickelt, die 2,5 % mehr Gewinn einbringt als einige seiner älteren Produkte. Durch einen Druckfehler steht in einem Flyer der Bank, dass sich mit der neuen Strategie 25 % mehr Gewinn erwirtschaften ließen. Dementsprechend viele Kunden möchten Matthias' sagenhaftes Paket kaufen. Matthias weiß von dem Druckfehler und ist unsicher, wie er sich verhalten soll. Wie relevant sollten ihrer Meinung nach die folgenden Überlegungen, die Matthias bei seiner Entscheidung angestellt haben könnte, sein?
Überlegungen:
(A) „Würde ich mehr Geld verdienen, wenn ich die Kunden nicht auf den Druckfehler aufmerksam machen würde?"
(B) „Sollte man nicht immer ehrlich sein?"
(C) „Würde mich einer meiner Kunden auf den Fehler aufmerksam machen, wenn es umgekehrt wäre?"
(D) „Was würde passieren, wenn die Kunden nach dem Kauf herausfinden würden, dass es nicht 25 %, sondern nur 2,5 % Steigerung waren?"
(E) „Sollte ich den Kunden nicht die Wahrheit sagen, damit ein gesundes Vertrauensverhältnis zwischen Bank und Kunde ent- und bestehen kann?"

	1	2	3	4	5
A	□	□	□	□	□
B	□	□	□	□	□
C	□	□	□	□	□
D	□	□	□	□	□
E	□	□	□	□	□

7. Konrad ist Hausarzt in einer kleinen Stadt. Einer seiner Patienten kommt zu ihm in die Praxis und erzählt ihm am Ende des Besuchs von einer Straftat, die er plant zu begehen. Konrad ist unsicher, wie er reagieren soll. Wie relevant sollten ihrer Meinung nach die folgenden Überlegungen, die Konrad bei seiner Entscheidung angestellt haben könnte, sein?
Überlegungen:
(A) „Ist es nicht verboten, die ärztliche Schweigepflicht zu brechen, die auch gilt, wenn es um nichtmedizinische Dinge geht?"
(B) „Sollte ich die Situation nicht der Polizei schildern, um die Straftat möglicherweise noch verhindern zu können?"
(C) „Könnte ich durch mein Schweigen die Gunst meines Patienten gewinnen, damit er mich in seinem Umfeld empfiehlt?"
(D) „Sollte ich nicht die Erwartungen des Patienten an mein Schweigen erfüllen und sein Vertrauen nicht missbrauchen?"
(E) „Mach ich mich strafbar, indem ich den Plan meines Patienten nicht melde?"

	1	2	3	4	5
A	☐	☐	☐	☐	☐
B	☐	☐	☐	☐	☐
C	☐	☐	☐	☐	☐
D	☐	☐	☐	☐	☐
E	☐	☐	☐	☐	☐

8. Sonja arbeitet in einer Textilfabrik. Sie bemerkt, dass der Grenzwert einer Chemikalie um ein Vielfaches überschritten wurde und eine gesundheitliche Gefahr für die Arbeiter darstellt. Als die sie diese Tatsache dem Management der Fabrik melden möchte, wird sie mit Ausflüchten vertröstet. Zwei Wochen später findet sie in ihrem Briefkasten das Kündigungsschreiben der Fabrik. Sie ist wütend und unsicher, wie sie sich verhalten soll. Wie relevant sollten ihrer Meinung nach die folgenden Überlegungen, die Sonja bei ihrer Entscheidung angestellt haben könnte, sein?
Überlegungen:
(A) „Würden meine Kolleginnen genauso handeln?"
(B) „Sollte sich nicht auch diese Fabrik an die gesetzlichen Grenzwerte für die Chemikalie halten müssen?"
(C) „Sind nicht alle Arbeiter in Gefahr, wenn sie dauernd der Chemikalie ausgesetzt sind?"
(D) „Um Genugtuung zu erhalten, könnte ich die Information über die Grenzwertüberschreitung doch an die Presse weitergeben."
(E) „Würde ich ein schlechtes Arbeitszeugnis bekommen, wenn ich die Sache nicht auf sich beruhen lasse?"

	1	2	3	4	5
A	☐	☐	☐	☐	☐
B	☐	☐	☐	☐	☐
C	☐	☐	☐	☐	☐
D	☐	☐	☐	☐	☐
E	☐	☐	☐	☐	☐

9. Marius fährt mit seinem Auto zur Arbeit, als er eine Unfallstelle passiert und eine leblose Person auf dem Boden liegen sieht. Ersthelfer oder medizinisches Personal sind nicht in Sicht. Er ist in Eile und daher unsicher, wie er reagieren soll. Wie relevant sollten ihrer Meinung nach die folgenden Überlegungen, die Marius bei seiner Entscheidung angestellt haben könnte, sein?
Überlegungen:
(A) „Würden meine Freunde und Bekannten mich als Held sehen, wenn ich anhalten würde?"
(B) „Würden andere für mich anhalten, wenn ich der Verunglückte wäre?"
(C) „Würde ich mich in Gefahr begeben, wenn ich an der Unfallstelle exponiert wäre?"
(D) „Würde es nicht meine Pflicht sein, Menschen in Not zu helfen?"
(E) „Würde es nicht zum Problembewusstsein für fehlende Courage in der Zivilbevölkerung beitragen und andere dazu motivieren, Ersthelfer zu sein, wenn ich der Person helfen würde?"

	1	2	3	4	5
A	☐	☐	☐	☐	☐
B	☐	☐	☐	☐	☐
C	☐	☐	☐	☐	☐
D	☐	☐	☐	☐	☐
E	☐	☐	☐	☐	☐

10. Die kleine Anja ist 6 Jahre alt und hilft ihrer Mama beim Backen von Keksen. Die Kekse möchte die Mutter am nächsten Tag bei der Arbeit im Büro verteilen, um sich für die Unterstützung der Kollegen beim letzten Projekt zu bedanken. Anja durfte bereits einen Keks probieren und würde gerne noch ein paar mehr essen, was ihr die Mutter allerdings verboten hat. Als das Telefon klingelt, ist Anja ganz alleine mit den fertig gebackenen Keksen in der Küche. Sie überlegt nun, was sie tun soll. Wie relevant sollten ihrer Meinung nach die folgenden Überlegungen, die Anja bei ihrer Entscheidung angestellt haben könnte, sein?
Überlegungen:
(A) „Würde Mama sehr böse werden, wenn ich einen Keks essen würde?"
(B) „Würde ich meine Lust auf Kekse stillen können, wenn ich jetzt noch ein paar essen würde?"
(C) „Würde Papa sehr enttäuscht von mir sein, wenn er mitbekommen würde, dass ich heimlich einen Keks genommen habe?"
(D) „Würde ich nicht gegen etwas verstoßen, was man nicht tut, nämlich Kekse zu essen, obwohl es einem verboten wurde?"
(E) „Würde ich Mama viel Kummer bereiten, wenn sie morgen nicht genügend Kekse für ihre Kollegen hätte?"

	1	2	3	4	5
A	☐	☐	☐	☐	☐
B	☐	☐	☐	☐	☐
C	☐	☐	☐	☐	☐
D	☐	☐	☐	☐	☐
E	☐	☐	☐	☐	☐

11. Max ist Schüler und wurde zu einer Party eingeladen, auf der Alkohol ausgeschenkt wird. Er weiß, dass seine Eltern es nicht gutheißen würden, wenn er trinkt. All seine Freunde trinken Alkohol und wollten ihn schon öfter dazu überreden, dies auch zu tun. Wie relevant sollten ihrer Meinung nach die folgenden Überlegungen, die Max bei seiner Entscheidung angestellt haben könnte, sein?
Überlegungen:
(A) „Wird das Trinken meine Fähigkeit beeinträchtigen, sichere Entscheidungen zu treffen?"
(B) „Werde ich meinen Eltern danach gegenübertreten können?"
(C) „Werden meine Freunde mich zum Trinken drängen?"
(D) „Was sind die möglichen Folgen, wenn ich erwischt werde?"
(E) „Was sind die möglichen Folgen, wenn ich nicht trinke?"

	1	2	3	4	5
A	☐	☐	☐	☐	☐
B	☐	☐	☐	☐	☐
C	☐	☐	☐	☐	☐
D	☐	☐	☐	☐	☐
E	☐	☐	☐	☐	☐

12. Carla ist Managerin in einem Softwareunternehmen. Sie stellt fest, dass einer ihrer Angestellten, Tom, seine Zeiterfassungsbögen immer wieder gefälscht hat, um die Bezahlung für nicht geleistete Stunden zu erhalten. Carla ist unsicher, wie sie reagieren soll. Wie relevant sollten ihrer Meinung nach die folgenden Überlegungen, die Carla bei ihrer Entscheidung angestellt haben könnte, sein?
Überlegungen:
(A) „Was sind die Konsequenzen, wenn ich dieses Verhalten nicht meinen Vorgesetzten melde?"
(B) „Würde die Meldung dieses Verhaltens zu Spannungen oder Misstrauen zwischen mir und meinen Mitarbeitern führen?"
(C) „Wäre es meine Pflicht, dieses Verhalten zu melden, um Fairness und Verantwortlichkeit zu gewährleisten?"
(D) „Hätte Tom eine stichhaltige Erklärung für sein Verhalten?"
(E) „Würden andere davon erfahren, wenn ich Toms Verhalten nicht melde?"

	1	2	3	4	5
A	☐	☐	☐	☐	☐
B	☐	☐	☐	☐	☐
C	☐	☐	☐	☐	☐
D	☐	☐	☐	☐	☐
E	☐	☐	☐	☐	☐

Notizen

13. Maria ist Ärztin und wird von einem Patienten um ein Rezept für ein Medikament gebeten, von dem Maria weiß, dass es der Gesundheit des Patienten schaden könnte. Der Patient besteht auf der Verschreibung des Medikaments und behauptet, er habe sich selbst informiert und wisse, was das Beste für ihn ist. Wie relevant sollten ihrer Meinung nach die folgenden Überlegungen, die Maria bei ihrer Entscheidung angestellt haben könnte, sein?
Überlegungen:
(A) „Welche Folgen kann die Verabreichung des Medikaments an den Patienten haben?"
(B) „Habe ich eine moralische Pflicht, die Gesundheit und Sicherheit des Patienten zu schützen?"
(C) „Habe ich die berufliche Pflicht, etablierte medizinische Richtlinien und bewährte Verfahren zu befolgen?"
(D) „Würde die Verabreichung des Medikaments an den Patienten die Arzt-Patienten-Beziehung aufrechterhalten oder schädigen?"
(E) „Würden andere Ärzte dem Patienten das Medikament geben, wenn ich mich weigere?"

	1	2	3	4	5
A	□	□	□	□	□
B	□	□	□	□	□
C	□	□	□	□	□
D	□	□	□	□	□
E	□	□	□	□	□

14. Tim sieht das Auto seines Nachbarn mit heruntergelassenen Fenstern und steckendem Zündschlüssel vor seinem Haus stehen. Er erwägt, mit dem Auto eine Spritztour zu machen. Wie relevant sollten ihrer Meinung nach die folgenden Überlegungen, die Tim bei seiner Entscheidung angestellt haben könnte, sein?
Überlegungen:
(A) „Könnte ich erwischt werden?"
(B) „Würde mein Handeln gegen meine moralischen Grundsätze verstoßen?"
(C) „Würde mein Handeln meinem Nachbarn schaden?"
(D) „Würde mein Handeln mir schaden?"
(E) „Würden andere das Auto an meiner Stelle nehmen, wenn ich es nicht nehmen würde?"

	1	2	3	4	5
A	□	□	□	□	□
B	□	□	□	□	□
C	□	□	□	□	□
D	□	□	□	□	□
E	□	□	□	□	□

Notizen

11.3.2 Lösungen

3.	1	2	3	4	5
A	X				
B			X		
C				X	
D		X			
E					X

4.	1	2	3	4	5
A				X	
B		X			
C	X				
D			X		
E					X

5.	1	2	3	4	5
A			X		
B		X			
C	X				
D				X	
E					X

6.	1	2	3	4	5
A				X	
B		X			
C			X		
D					X
E	X				

7.	1	2	3	4	5
A		X			
B	X				
C				X	
D			X		
E					X

8.	1	2	3	4	5
A			X		
B		X			
C	X				
D				X	
E					X

9.	1	2	3	4	5
A					X
B			X		
C				X	
D		X			
E	X				

10.	1	2	3	4	5
A					X
B				X	
C			X		
D		X			
E	X				

11.	1	2	3	4	5
A	X				
B					X
C		X			
D			X		
E				X	

12.	1	2	3	4	5
A	X				
B			X		
C		X			
D				X	
E					X

13.	1	2	3	4	5
A		X			
B	X				
C			X		
D				X	
E					X

14.	1	2	3	4	5
A					X
B	X				
C		X			
D				X	
E			X		

Register